U0362869

荆楚中医药继承与创新出版工程·荆楚医学流派名家系列

（第一辑）

总 主 编　吕文亮

编　　委　（按姓氏笔画排序）

　　　　　巴元明　左新河　叶松　李家庚

编写秘书　孙易娜　杨云松　周琳

荆楚中医药继承与创新出版工程

荆楚医学流派名家系列（第一辑）

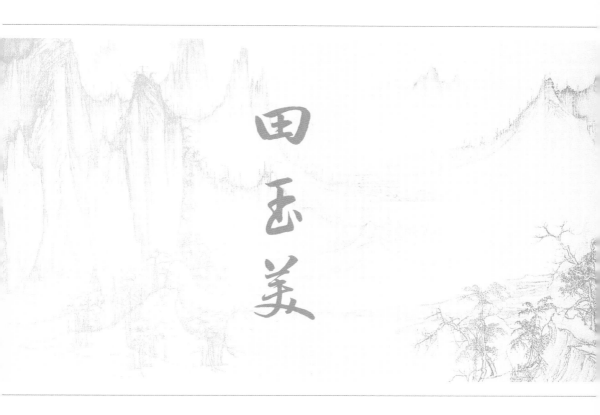

田玉美

编　著	田玉美	李云海			
副主编	田立群	林连美			
编　者	田玉美	李云海	田立群	林连美	桑红灵
	张志峰	刘缨红	曹　姗	蔡　蓉	杨　帆
	杨希茜	冯　婵	邱　悦	吴兴邦	冉昌阳
	宁美娟	陈奕真			

华中科技大学出版社
http://www.hustp.com
中国·武汉

图书在版编目(CIP)数据

田玉美/田玉美,李云海编著.—武汉:华中科技大学出版社,2022.4
(荆楚中医药继承与创新出版工程·荆楚医学流派名家系列.第一辑)
ISBN 978-7-5680-7588-6

Ⅰ.①田… Ⅱ.①田… ②李… Ⅲ.①中医临床-经验-中国-现代 Ⅳ.①R249.7

中国版本图书馆 CIP 数据核字(2022)第 049876 号

田玉美   田玉美　李云海　编著
Tian Yumei

策划编辑:周　琳
责任编辑:张　琴
封面设计:廖亚萍
责任校对:张会军
责任监印:周治超
出版发行:华中科技大学出版社(中国·武汉)　　电话:(027)81321913
　　　　　武汉市东湖新技术开发区华工科技园　　邮编:430223
录　　排:华中科技大学惠友文印中心
印　　刷:湖北新华印务有限公司
开　　本:710mm×1000mm　1/16
印　　张:19.25　插页:4
字　　数:285 千字
版　　次:2022 年 4 月第 1 版第 1 次印刷
定　　价:108.00 元

本书若有印装质量问题,请向出版社营销中心调换
全国免费服务热线:400-6679-118　竭诚为您服务
版权所有　侵权必究

田玉美

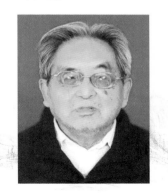

被评为第一批全国继承老中医药专家学术经验指导老师

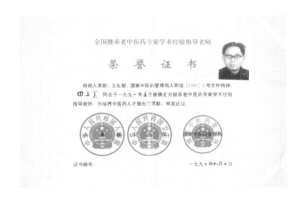

早期工作照

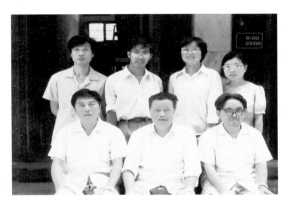

出席湖北省中医药学会经典专业委员会成立大会

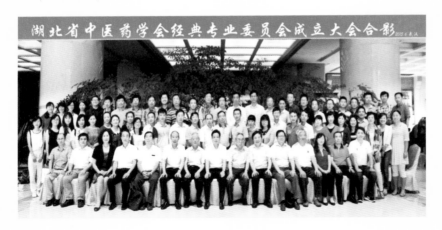

被评为第二批全国老中医药专家学术
经验继承指导老师

被评为湖北中医大师

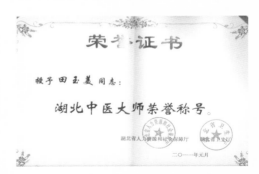

参与研究生培养工作

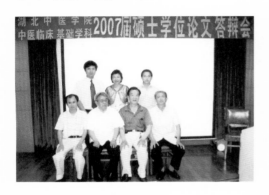
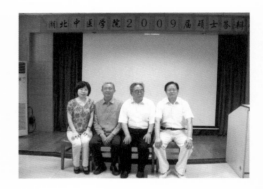

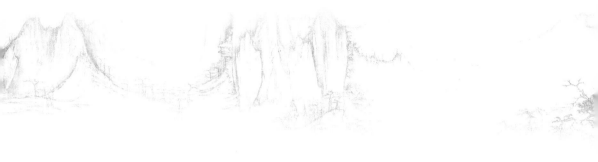

获得政府特殊津贴

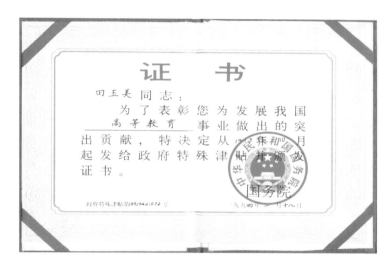

重视中青年教师培养

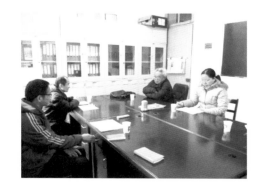

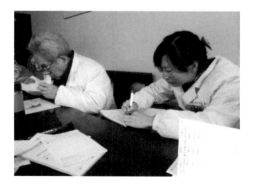

教书育人，诲人不倦

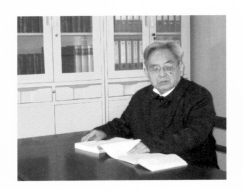
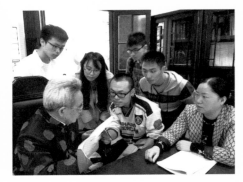

推进全国名老中医药专家田玉美传承工作室的建设

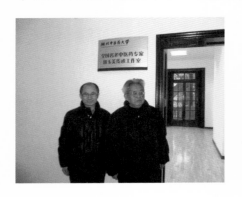
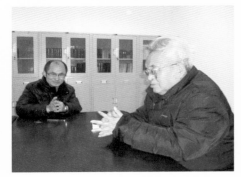

精耕于临床，除患者病痛

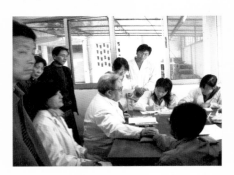
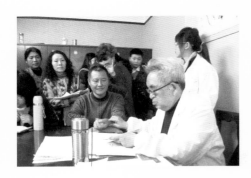

内容简介

　　本书是"荆楚中医药继承与创新出版工程·荆楚医学流派名家系列（第一辑）"之一。

　　全书分为六部分，包括医家传略、学术特色、医论医话、医案精选、创新成果、大事记。本书记载了田玉美多年来诊治疑难病证的经验，有案有论，论述简要，引证确切，经验独到，体会深刻。

　　本书可供中医及中西医结合临床医师、中医药院校师生以及中医爱好者参考阅读。

总 序

　　中医药传承与创新非常重要，没有传承，创新就是无根之木、无源之水，而只有不断实践、创新，才能发展，并得以很好地传承。因此，要加强中医药文献整理和学术流派的研究，以及地方名医学术经验的整理与发掘工作。近些年来，很多业内人士已经清楚地看到，中医药文献与学术流派是现代中医药科学研究、教育以及临床发展的重要基础，系统梳理中医药历史源流，整理中医药学术思想精华，总结历代名医名家临证经验、学术思想和治学方法，尤其是对具有地域特色的医学体系、学术流派和临证经验进行整理，对于继承和发展中医药事业具有重要意义，也是践行习近平总书记提出的"传承精华，守正创新"指示的具体举措。在这方面尚有很多工作可做，值得大家重视。

　　中医学术流派是在长期的历史过程中通过不断积淀、传承、演变并凝练出独具特色的学术思想和诊疗技术而形成的，具有一定的历史影响和社会公认度，也是中医药文化传承发展的重要载体。中医学术流派特别是名医的学术思想和临证经验作为中医传统技艺的重要组成部分，已经成为中医理论和临床经验传承发展的关键。湖北省（荆楚）地域辽阔，历史悠久，九省通衢，交通便利，文化积淀深厚，药物资源丰富，历代名医辈出，具有鲜明的发展特色和规律。

　　荆楚医学源远流长。神农尝百草是荆楚医药学研究的开端。到了商周时期，荆楚医学开始发展，出现了具有个别性、自发性的零散的经验和认识，这一点从先秦的文献中可以看出。正是这些前期积累为战国到两汉时期医学体系的构建奠定了基础。湖北江陵张家山汉墓出土的医书竹简包括《脉书》《引书》。从内容可以看出，其出现的时间早于《黄帝内经》。毫无疑问，这些著作为《黄帝内经》的成书做出了贡献。晋唐到宋这一时期可以说是荆楚医学的兴起时期，这一时期出现了以王叔和、庞安时为代表的名医大家。王叔和精于脉学，整理编次了《伤寒论》,庞安时提出寒温分治,两人对《伤寒论》都深有研究。明清时期是荆楚医学发展的鼎盛时期,这一时期出现了临床大家万全、伟大的医药学家李时珍,此外,还有本草学家刘若金、"戒毒神医"杨际泰、内科名家梁学孟、制药名家叶文机以及他开设的知名药店"叶开泰"。近现代,荆楚地域更是名医辈出,有倡导扶阳的王和安,有内科名家蒋玉伯、张梦侬、熊魁梧,有与哈荔田有"南黄北哈"之称的妇科名家黄绳武,有伤寒名家李培生、洪子云,除此之外,还有很多当代的名医名家,他们所做的工作不仅推动了荆楚地域中医学的发展,而且对中国传统医学的发展做出了巨大的贡献。因此,对荆楚地域医家的学术思想以及临证经验进行研究既有必要,也有可为。

本丛书通过深入研究文献,勾勒出从汉水流域至长江中段荆楚医学从源到流的发展脉络,揭示了从东汉末年到明清的荆楚中医药学的发展历史,延续至今,一代代中医名家学术相承赓续,不断地传承与创新,特别是通过对当代代表性医家的医学思想、理论、技术的挖掘,系统而深刻地梳理出荆楚医学的传承与发展脉络,具有重要的社会意义和文化影响,亦是对中医药传承创新的贡献,也为全国各地中医流派整理、发掘研究做出了示范。

本丛书适合中医医史学、中医学术流派、中医药临床及中医药文化的研究和学习者阅读。

书将付梓,先睹为快,不揣粗简,乐而为序。

张伯礼

中国工程院　院　　士

天津中医药大学　名誉校长

中国中医科学院　名誉院长

2021 年 7 月于天津团泊湖畔

前 言 |

2019 年,华中科技大学出版社组织编写"荆楚中医药继承与创新出版工程·荆楚医学流派名家系列(第一辑)"丛书,田玉美作为荆楚医学重要代表人物之一而入选。

田玉美(1928—　　),湖北名医,从事中医 70 余载,医德高尚,医术高超。他深谙《灵枢》《素问》,通晓《伤寒论》,执教"金匮要略"。刘、李、张、朱,穷源竟委;叶、吴、王、薛,潜心涉猎;讲学授徒,广植后进,桃李满园;擅长临证,拯溺扶危。

本书记载了田玉美多年来诊治疑难病证的经验——总共 100 多例临证实录,涉及内科、妇科、五官科、皮肤科等 30 余种难症,有案有论,论述简要,引证确切,经验独到,体会深刻;对胃病、肝胆病等有精辟专论。此外,本书还公开了一些治疗难症的秘方秘法,非常珍贵。

全书分为六部分,包括医家传略、学术特色、医论医话、医案精选、创新成果、大事记,后附参考文献。

本书可供中医及中西医结合临床医师、中医药院校师生以及中医爱好者参考阅读。

本书的编写得到了学校院系领导的大力支持,在此致以衷心的感谢。惟编者水平有限,其中错误之处,还请同行批评指正。

本书中引文,因来源资料年代久远,已无从查对最原始的版本,在编写过程中,编者和编辑对引文中少量明显错误之处,按现在的出版规范做了修改。

本书中方剂组成尽量与原方保持一致,但需关注国家重点保护野生药材的应用,此类药物在临床应用中应灵活处理,不可照搬照抄原方。

编者

目 录

荆楚中医药继承与创新出版工程·

荆楚医学流派名家系列（第一辑）

田玉美

医家传略

田玉美（1928—　），男，湖北仙桃人，中国民主同盟盟员，教授、主任医师、硕士研究生导师，湖北中医大师，第二届国医大师候选人之一，第一、二批全国老中医药专家学术经验继承指导老师，享受国务院政府特殊津贴。

一、庭训目染习岐黄

田玉美出生于中医世家，其曾祖父、祖父、父亲悉精医术，名闻遐迩，堪称当地名医。

田玉美的父亲和祖父都非常强调读书。其父亲认为天下之事，读书乃第一重要，非常推崇"万般皆下品，唯有读书高"之说，故读书人（"士"）应排在"农、工、商"之前，且引用宋代苏轼《读书歌》的诗句来勉励："读得书多胜大丘，不须耕种自然收。东家有酒东家醉，到处逢人到处留。日里不怕人来借，夜晚不怕贼来偷。水旱蝗虫无伤损，快活风流到白头。"在《三字经》"彼既老，犹悔迟，尔小生，宜早思"后面注释道："书籍是随身之宝，国家之珍。"并举上述诗句加以佐证。可见读书既是成长成才的需要，也是治国强国的需要。其祖父进一步强调读书的重要性："白日莫空过，青春不再来。窗前勤苦读，马上锦衣回。"前两句出自唐代林宽的《少年行》，后两句恐系其祖父所加。"马上锦衣回"一句，看起来强调的是衣锦还乡，但不乏积极进取之意。

田玉美的先辈都强调医生是天下最好的职业，因为行医能济世活人。田玉美深受家庭熏陶，立志从医，继承祖业。5岁开始在家读私塾，老师乃文、医兼通的父亲，主要研读"四书"及"五经"中的《诗经》，其次是《幼学》、"五经"中的《礼记》，以及《左传》及《纲鉴总论》等，还阅读了大量的中医药书籍。这对幼年时期田玉美的成长和进步助益颇大，使其具备了比较厚实的传统文化功底，为田玉美日后的行医打下了很好的基础。10岁时，其父病逝，后随从祖父，续读儒书，兼诵医籍，主要学习《药性赋》《幼幼集成》《医学心悟》《医宗说约》《本草从新》《温热经纬》《温病条辨》，以及张隐庵、马元台合注的《黄帝内经》；后又自学《女科要旨》、《外科金鉴》、《中西汇通医书五种》、《幼科三种》（《小儿推拿广意》、《幼科铁镜》、《幼科痘疹金镜录》)以及其父亲非常推崇的《医宗金鉴》《伤寒杂病论》等。14岁起伴祖父朝夕侍诊,急难重证,所见颇多。长期耳濡目染,勤苦数年,尽得三世家传秘旨和真谛。如凡治头面水肿,祖父每于方中必加白附子,以其性纯阳,面上百疾,行药势而克之,用之消肿甚捷。再如妇人腹部瘀血之疾,提倡蒲黄与五灵脂生炒各半并用,远较单纯生用或炒用效果更佳。若纯生用则破瘀太过,单炒用则止血偏重,生炒兼施,则既活血,又消瘀,而且止痛效果倍增。又如儿童疳疾之虚热,每以胡黄连、银柴胡、雷丸三味为伍,清虚热而杀疳虫效著。另如症见小便不利而尿黄者,以生栀子加之甚效,其作用远胜于茯苓、泽泻、木通之属。诸如此类,不胜枚举。

1944年,时值16岁,祖父不幸作古,田玉美拜当地名医王国瑭(长于中医内外科)、童万金(以中医内科为主)为师。跟师期间,敬遵严训(两位老师要求学医时一定要多听、多记,且以自学为主,不懂就问),精读《全国名医验案类编》、《中西汇通医书五种》、《通俗伤寒论》、《医宗金鉴》、《医方集解》(田玉美认为,高等中医药院校的《方剂学》教材虽先后编写了7版,但迄今为止尚未发现有超越《医方集解》水平的)以及陆渊雷《金匮要略今释》等。在先辈和老师的教诲下,田玉美对内科、外科、骨科、妇科、儿科、皮肤科等相关疾病,尤其是疑难杂症乃至许多急性病,皆可从容驾驭。

中医书籍,汗牛充栋,研读务必以实用为准则。选学精读,明其道理,知其精要,举一反三,触类旁通。回顾既往,田玉美虽对中医书籍广有涉猎,但对其学术思想的形成影响较深、使其受益较大者并不多。除中医四大经典著作外,中药方剂类,田玉美推崇《本草从新》和《医方集解》,提倡通篇熟读;选读精读者有《医宗金鉴·杂病心法要诀》、《医学心悟·医门八法》、《医宗说约》的外科部分、《幼科铁镜》的四诊和金口诀、唐容川的《血证论》、陈修园的《女科要旨》、《温病条辨》上焦篇、《温热经纬》外感温热篇等。吸取精华,日积月累,自成体系。后期喜读《景岳全书·杂证谟》《张氏医通》《类证治裁》《柳选四家医案》《重订通俗伤寒论》等切用佳作。

田玉美每读一书,莫不探微索隐,邃密底蕴;医学精粹之处,皆能达能背,深谙要旨。其虚怀若谷，不耻下问；旁搜博采，集思广益；由博返约，细为参详；勇于实践，锲而不舍。历经焚膏继晷，田玉美医技与日俱增，瘥病甚夥，蜚声故里。

二、躬行实践得真知

田玉美虽身居中医高等学府，但仍数十年如一日，始终抓住临床，毫不松懈。有课则授课，无课则多临床。他提出，读书为实用，要带着疑难学，因其深知"博学以增学识，实践以求真知"之道，颇明"中医之精华，全在于临床"之理，恪守"读书临证，应以提高疗效为本"之则。他主张即使从事中医教学工作的青年教师，也不应忽视或放弃临床，否则势必陷入纸上谈兵之泥潭，成为脱离中医临床实际的教书匠，还会把具有强大生命力的中医学引入死胡同，对此决不可等闲视之。

田玉美曾在故乡接诊一名老媪，满口牙痛，长达数月，诊时张口受限，咀嚼困难。延医多人，或以清胃散之类清热泻火，或以知柏地黄丸滋阴降火，然皆罔效。田玉美重温《医宗金鉴·牙齿口舌总括》，诊为风牙痛，处以书中温风散，加荆芥、防风、薄荷、生石膏。仅三剂而药到病除，饮食复故。

1957年夏日三伏，一名男性患者陈某腰痛不适，少腹胀痛，尿频、尿急、尿少多日，诊为淋证，曾用过八正散、五苓散，皆无转机。田玉美参考《金匮要略·血痹虚劳病》"虚劳腰痛，少腹拘急，小便不利者，八味肾气丸主之。"有是证，用是药，伏天仍处以原方而收立竿见影之效。

再如1962年，刘某，突发全身剧痛，每日非杜冷丁止痛不可，特转诊于田玉美。患者低热渴饮，排尿不利，脉浮，舌红苔薄黄，疼痛仍剧。始以五苓散加减不应，后读《伤寒论·辨阳明病脉证并治》"若脉浮发热，渴欲饮水，小便不利者，猪苓汤主之"而恍然，拟原方滋阴利水，服药四剂，陆续排出砂粒状异物约50 g，患者身痛渴饮诸症悉除而安。

田玉美在临床上辛勤耕耘数十年，坚持中医特色，发挥中医优势，为疑难危重患者诊治。田玉美高超之医术，是其在漫长的征途上千锤百炼、不断奋进的结果。田玉美治学的经验和方法，诚可为后学者借鉴之。

三、医德高尚暖人心

田玉美平易近人，和蔼可亲，从不摆教授的架子，高尚的医德风范令其名满天下，享誉九州。

田玉美曾在神农架从事教学、医疗工作 7 年。当时的神农架山大人稀，人们居住分散，整个林区才 31200 人，共 9 个伐木工程队。神农架人当时有个习惯，每年腊月三十晚上到正月初一的晚上十二点这个时间段，即使是急、重病证，也是绝对不看医生的。但除此时间段以外，患者均会就医。无论寒暑昼夜，眼睛高度近视达 1400 度的田玉美都会翻山越岭，送医送药上门，治愈患者无数。其曾为神农架一产妇治病，产妇坐在门槛内，医生坐在门槛外，只能望闻问三诊，而不允许切诊，难度较大。尽管如此，田玉美照看不误。田玉美这种不畏艰险、疲劳、困难的大无畏精神与当时伐木工人的冲天气概浑然一体。

无论是在学校的附属医院应诊还是应邀到基层会诊，就诊的患者无论是有职务的高级官员还是普通百姓，田玉美皆一视同仁，正所谓"若有疾厄来求救者，不得问其贵贱贫富，长幼妍媸，怨亲善友……普同一等，皆如至亲之想"。直至今日，在湖北中医药大学国医堂，找田玉美诊治的患者仍然络绎不绝。有限的门诊时间显然难以满足大量患者的需要。患者无奈，只好找到田玉美家里，田玉美仍无一例外地热情接诊。"省病诊疾，至意深心"，"无作功夫形迹之心"，田玉美总是让患者舒心而归。

某晚田玉美已经洗漱完回房准备休息，门铃响起，一众人扶着一老太前来求治，说老太突发精神病，时哭时笑，时默默无言，时喃喃自语。侍诊学生看时间不早，让其先行回去，次日再到门诊，但家属不肯，与学生在门前争执起来。田玉美听到声响，出来了解情况之后，忙招呼患者坐下，经四诊合参、辨证考量后，开出了处方，交代家属回去好生照顾，并亲自送出门。学生心有不悦，愤愤说了句："怎么还有这自私的人，只顾自己看病，不顾他人休息！"田玉美听到之后笑着说道:"如果那是你的家人,你也会一样紧张,一样迫切寻求救治,不是吗?"类似事件,比比皆是。

田玉美特别善于做患者的思想工作,许多患者紧张而来,轻松而去,这对于提高疗效、缩短疗程至关重要。田玉美曾诊治一肺癌妇人,病发时妇人疼痛难忍,彻夜难眠,田玉美与妇人交谈时其儿在旁频频插话,言之家境贫困,无余钱看病。田玉美见妇人泪眼婆娑,顿时生气,在斥责其儿的同时安慰妇人,并告知其病虽重,但胜在素体健朗,治之及时,必回天有力。田玉美所用之药力专价廉,调治年余,妇人未见不适,且还能下地干活。每逢复诊,总会提来新鲜土鸡蛋以表感激之情。2020年初,武汉是新冠肺炎疫情的重灾区,田玉美虽因行动不便而未能到临床一线,但依然通过网络进行新冠肺炎诊治,并经常联系仍在各自工作单位值守的学生,指导临床用药。其心系百姓之情,可见一斑。

四、言传身教育桃李

在教学上,田玉美提倡以教材内容为主,根据学生的不同层次设计相应的重点讲授、难点分析、疑点指导。

在治学上,田玉美多次参与《金匮要略》教材以及《金匮集释》《读医心得》《舌耕余话》等著作的编写。田玉美研究《金匮要略》的造诣颇深,他曾撰写《中风二则》《论〈金匮要略〉湿病与历节》《〈金匮要略〉中的四诊》《肺胀病病因证治述要》《痿症一例治验》等多篇学术和临床研究论文,先后发表在《湖北中医杂志》《浙江中医杂志》《陕西中医》等刊物上。1984年,他参与编写了《金匮集释》(湖北科学技术出版社),并担任副主编;1991年,他参与编写了《名医名方录》(中医古籍出版社)。

在育人上,田玉美几十年来一贯任劳任怨,爱岗敬业,热心带教,先后培养了13名硕士研究生,指导国家"二部一局"确定的学术经验继承人4名。1985年,湖北中医学院颁发给田玉美"忠诚人民的教育事业、光荣从教二十余年,为培养人才做出了贡献"的荣誉证书。1987年以来,田玉美先后被授予"优秀教师""教书育人先进积极分子"等荣誉称号,并获中华人民共和国国务院政府特殊津贴。田玉美总是诲人不倦,如今已桃李满天下,他的许多学生已成为当地学术带头人和全国知名学者,继续将他的临床经验和学术思想发扬光大。

现在,田玉美虽已过耄耋之年,但依然活跃在教学、临床第一线,热情服务于患者,热心于带教学生,深受患者、学生的爱戴。

五、潜心科研攀高峰

田玉美认为科学研究宜以"勤求古训、博采众方"为宗旨,认真研究古典医籍和后世医家著作,吸收近代医学的科学成果和技术,结合临床实践逐步摸索出疾病发生、发展、演变及治疗规律。

田玉美认为,中医科研不能脱离临床而孤立存在,而且临床研究是中医科研的重点。具体来讲,中医的科研应从临床实践中发现问题、提出问题,然后在中医理论的指导下,结合现代医学的技术手段,进行临床和实验研究,在疾病的理法方药等方面有所突破,将此成果应用于临床,即从临床中来,回到临床中去,这才是中医科研的初衷和方法,最后,服务于患者,造福于人类,推动中医学的发展。

个案的研究是临床科研中的重点内容,特别是对一些疑难病证的诊治研究尤为重要。许多慕名前来求诊的患者往往是西医治疗效果欠佳的疑难重症患者,经过田玉美的中医药治疗后,病情得到了较大的改善或痊愈。通过对这类疑难医案的回顾研究,总结整理出诊治该病的思路和方法,对该病今后的诊疗发展具有十分重要的意义。临床取效绝非偶然,须细心审辨,发现该病的突破口、诊疗的新思路。因此,田玉美经常叮嘱学生要重视医案的整理研究。本书中也有专栏列举医案,供同道赏析。

通过对数十年诊疗经验的总结,田玉美针对部分疑难病证研创出了一些新方,并指导学生及团队将其应用于临床观察和实验研究,进一步证实其疗效并研究其作用机制,以期为临床应用提供依据。如自拟益肺四号方治疗肺胀阳虚水泛证,结肠康方治疗慢性非特异性溃疡性结肠炎等,均已进行了一定规模的临床观察研究并证实了其方药的显著疗效。同时,他运用现代医学的方法和技术手段进行了动物实验,探讨方药可能的作用机制并取得了一些进展。本书选取了部分研究成果在相应栏目中列举。

目前,年逾九旬的田玉美仍引领学生及团队进行多项研究,以期能在部分疾病的诊断治疗等方面有所突破,为中医学的发展做出贡献。

荆楚中医药继承与创新出版工程·

荆楚医学流派名家系列（第一辑）

田玉美

学术特色

一、脏腑失调、气血阴阳虚实交错为基本病机

田玉美认为,人体患病,因病因、体质、性格、性别、年龄、生活环境、职业、季节等不同,以及治疗时间、方法等诸多因素影响,病证表现复杂,不少疾病往往寒热错杂,虚实同现,似热非热,似寒非寒,似实而虚,似虚而实,构成了人们常说的疑难病证。疑难病证的病机虽错综复杂,变化多端,但基本病机是脏腑失调,气血阴阳虚实交错。

脏腑是人体生命活动的核心,脏腑功能失调是疾病发生、演变的基础。疑难病证的发生、发展变化无不与脏腑功能失调相关。不同于常见病,疑难病证往往是多脏腑同病,如肺脾同病,或心肝肾同病等,并因各脏腑生理病理各异,病证呈多向性演变,使疾病症状层出不穷、千头万绪。但万变不离脏腑,都是脏腑生理功能的失调所致。气血阴阳是脏腑功能活动的物质基础,又是功能活动的产物。脏腑功能失调,其实质是气血阴阳失调,通过气血阴阳失调的虚实演变而表现出来。疑难病证气血阴阳虚实演变,不同于常见病证单纯表现为气虚、气滞、气逆、气陷、血虚、出血、血瘀或阴虚、阳虚、阴盛、阳盛,而往往是气血同病、虚实同存、阴阳各偏,相互交错演变发展。如至虚有盛候,外形体壮内在却气血亏虚在疑难病证中屡见不鲜。

疑难病证演变的多病位、多方位纵横的交错性,令临床精准辨识难于常见病证,须"审其阴阳""定其血气""有者求之,无者求之""盛者责之,虚者责之"。虽千头万绪,但仍要拨云见月,识表象,认清本质,方是关键。

二、治重在调,多法联用,补虚祛邪,乃以平为期

田玉美指出,疑难病证不同于外感病证,因热者,清透即解;因寒者,温散而安。亦不同于内伤杂病,实者一泻病除,虚者一补脏安。必须以"调"为治,以平为期。

（一）多法联用，调气血阴阳

所谓多法联用，是指施治同一病证，同时使用三种以上的治疗方法（或法则）。如内服药物、外用药物与非药物疗法同施，或补益法、温里法与活血化瘀法同用等。田玉美指出，多法联用优势在于整体调治。全方位治疗有利于纠偏补虚祛邪，非常适合疑难病证，用之临床，收效甚验。

如治糖尿病皮肤感染验案：张某，男，40 岁。1997 年 5 月 16 日初诊。患糖尿病 10 余年，半年前因腿部外伤，治疗不当，形成溃疡，多方医治无效。口干，多饮，尿频、量多，腰膝酸软，头昏，耳鸣，舌红，少苔，脉细数。左下肢可见一处 3 cm×3 cm 大小的溃疡面，有脓性分泌物。寻田玉美诊治，施之内服药以滋补肝肾，益气养血。处方：生地、枸杞、茯苓、石斛各 15 g，牡丹皮、泽泻、山茱萸各 10 g，天花粉、山药各 20 g。每日 1 剂。用金黄散外敷，并嘱饮食加强营养。调治 1 个月后溃疡愈合。

又如治复发性口腔溃疡验案：王某，女，60 岁。1997 年 6 月 14 日初诊。反复口腔多发溃疡 10 余年。近年加重，每月复发 2～3 次，中西药多方无效，口腔多处溃疡，疼痛难忍，口干，口苦，大便干结，小便黄，舌红、苔黄，脉细数。田玉美治以内服药，清胃泻热，滋阴降火。处方：生石膏 30 g，生地、麦冬、金银花、怀牛膝各 15 g，连翘、天花粉各 20 g，熟大黄、知母、牡丹皮各 10 g，黄连、升麻、生甘草各 6 g。每日 1 剂。局部用冰硼散吹擦患处，以清热解毒止痛。并嘱忌食辛辣煎煿之品。7 剂后口腔溃疡愈合，停用冰硼散，内服药中减少生石膏用量，去黄连以免苦寒伤胃，加山药 15 g，益脾胃。续药 14 剂后停药。随访半年，病证未发。

（二）重视脾肾，治佐以调肝

田玉美指出，肾为先天之本，藏真阴真阳。五脏六腑之阴非肾阴滋润不能充，五脏六腑之阳非肾阳温煦而不能旺。《类经附翼·求正录》曰："水亏其源，则阴虚之病迭出；火衰其本，则阳虚之证迭生。"脾胃为后天之本，气血生化之源泉,"五脏六腑皆赖以受气",五脏六腑之气血非此无以充沛,是以前人有"凡病颠倒难明,必从脾胃调整"之言。疑难病证气血阴阳失调,从生理病理看,多与脾肾相关联,调治脾肾是治本固本之法。诊治疑难病证时调治脾肾,有两层意义:一是脾肾未病时"先安未受邪之地",阻断和防止病证传变,把病变尽可能控制在较小范围内,并使所病脏腑源源不断地获得脾肾气血阴阳滋助补充,以利于疾病康复;二是脾肾患病时,及时调治,使失调的脏腑功能早日恢复。此方法是田玉美施治疑难病证时丝丝入扣、多法联用的体现,每每效如桴鼓。

如治支气管扩张并咯血验案:陈某,女,38 岁。1997 年 7 月 10 日初诊。支气管扩张并咯血反复发病 16 年。近 3 年频发,因感冒诱发,又易感冒,使病无愈期。咳嗽迁延难愈,咯血兼作,时大声嬉笑或急行走亦见咯血,多方治疗无效,舌淡,苔薄黄,脉弦、细数。田玉美初治拟清肺化痰,止咳止血,以泻白散化裁。处方:桑白皮、地骨皮各 12 g,白茅根 30 g,百部 15 g,川贝母、紫菀、款冬花、黄芩各 10 g。上药 7 剂,咯血止,仍咯吐少许白痰,少气懒言,胸闷,咽喉干燥,头昏,舌红,苔薄白,脉弦细。结合平素易感冒,治拟调补脾肾,益气固表。处方:生地、山药、茯苓、泽泻、黄芪、党参、百部、炒白术各 15 g,牡丹皮、山茱萸、陈皮、法半夏、紫菀、款冬花各 10 g,防风 6 g。上药随后酌加调整,治疗 1 个月,诸症悉除。为固疗效,守方 1 个月后停药。随访 1 年,患者精力充沛,感冒鲜作,偶病咳嗽,再无咯血。

田玉美注重调脾胃、补肾气的同时,每佐以调肝,他认为肝主疏泄,条达全身之气机,能保持人体脏腑经络气血通畅。"气血充和",万病不生。疑难病证须佐以调肝,一是防因病致郁,或已郁致病;二是通过调肝健运脾胃,旺盛气血,有利于病情康复。

如治肠功能紊乱验案:闰某,女,58 岁。1997 年 7 月 24 日初诊。腹泻 2 年,每日 2~3 次,便稀,多为不消化食物,腹泻前每见腹痛,便后痛减,口淡乏味,纳食不香,曾行结肠镜检查,未发现异常,服黄连素片、呋喃唑酮片有效,停药即发,多方治疗无效,舌淡,苔薄白,脉弦细。田玉美初诊时治拟健脾和胃,佐以调肝。处方:党参、炒白术、茯苓、白芍、莲肉、诃子肉各 15 g,炙甘草、防风各 6

g,陈皮、法半夏各 10 g,炒二芽各 20 g。服药 7 剂,大便成形,仍为不消化食物,上方加补骨脂 15 g,温补脾肾,进服 14 剂,诸症悉除。随访 1 年,未发。

三、师古不泥,灵活应变,古方今用,重辨证论治

田玉美认为,古方为前人治疗经验精华之总结,是今人防治疾病的捷径,应当重视使用。然时代变迁,致病因素、病机转化较之往常,常中有变,且患者体质各异,病程不同,症状又有轻重缓急难易等之别。应用方药时应师古不泥,灵活应变。特别是疑难病证,尤需如此。田玉美以此思路,施治病证,灵验迭现。

如治疗顽固心律失常验案:郭某,女,43 岁。1997 年 10 月 6 日初诊。诉持续心慌半年,伴头昏、胸闷。初病时多方治疗无效,后住院确诊为"植物神经功能紊乱",予以酒石酸美托洛尔片等药治疗,虽获疗效,但不能停药。遂寻田玉美治疗。症见心慌、气短、胸闷,叹息则舒,失眠多梦,纳可,二便调,苔薄白,脉细数。田玉美治拟益气养血安神,佐以通阳解郁,方选归脾汤化裁。处方:黄芪 15 g,茯神、炒白术、阿胶、丹参各 15 g,杏仁、炙甘草、远志、薤白各 6 g,炒枣仁、枳壳、全瓜蒌各 10 g,三七 5 g。上药 7 剂,症状大减,稍感心慌,停用酒石酸美托洛尔片等药物,单守上方治疗。又服 7 剂,病证脱然,身健神怡。效不更方,续进 10 剂后停药,随访半年,未发。

又如治久病胃痛验案:潘某,女,39 岁。1997 年 2 月 7 日初诊。胃痛 5 年,多方治疗无效。胃脘持续胀痛,饥饿加剧,纳食痛减,但胀气加重,喜温喜按,二便调,苔薄白,脉弦细。胃镜检查提示:隆起糜烂性胃炎,十二指肠球炎,食管炎,HP(＋＋＋)。田玉美治拟温中健脾,行气活血,化瘀止痛。方选香砂六君子汤化裁。处方:党参、炒白术、延胡索、丹参、鹿角霜、茯苓各 15 g,陈皮、法半夏、枳壳、广木香各 10 g,炒二芽各 20 g。上药 7 剂,疼痛明显减轻,饮食稍有不慎,则胃脘隐痛。守上方去丹参、枳壳、鹿角霜。余药续用 20 剂,病证除。复查胃镜:慢性浅表性胃炎。

田玉美常遵先贤之言:"大匠诲人,能与人规矩,不能使人巧","必先有定识

于平时，乃能有定见于俄顷"，"古方不能尽中后人之病，后人不得尽泥古人之法。全在一片灵机，对症发药"。他强调"临床以整体观念、辨证论治为中心，有先后缓急的治则。然而疾病变化多端，错综复杂，无论卒病痼疾，立法拟方，有常有变。善诊者，遵古人之法，而不泥其方，运用自如，在于变通。"临床应诊时，他主张多诊、多思；对实用理论，他提倡多读、多记。他要求在"博"字上着眼，在"熟"字上落实，在"巧"字上用功。博则见多识广，思路开阔；熟则得心应手，左右逢源；巧则不拘常法，出奇制胜。"博学才能识广，熟练才能生巧"实属治学经验之总结。

荆楚中医药继承与创新出版工程·
荆楚医学流派名家系列（第一辑）

田玉美

医论医话

一、证治经验

（一）肺病证

1. 肺心病

肺心病是现代医学的病名，也是临床常见疾病之一。其病位以肺为主，往往累及心，其临床表现以咳喘、短气、胸闷、心悸等为主要特征，反映了肺与心两个脏器的病变，故有肺心病之称。

田玉美认为，肺与心同居上焦，一主气，一主血，二者是人体重要的物质基础，内而脏腑，外而四肢百骸，无不赖气血的濡养来维持生命活动。肺与心在生理功能上，虽各有所主，气主煦之，血主濡之，但古有明训："奉心化赤而为血。"说明心生血的作用，有赖于肺气的温煦，二者在生理上是共同发挥作用的。在病理状况下，一般来说，如肺失清肃之令，或心失其养，则百病丛生。胸为心肺之宫城，其受邪也，有从内而生和外邪侵袭两个方面，或先病肺而累及于心，或先病心而影响肺，临床表现有虚证、实证、虚实夹杂证的不同证型。基于对肺、心的生理功能，病理变化以及临床特征的认识，现将田玉美对肺心病的进一步认识，分述如下。

（1）本病的形成

田玉美认为肺心病的形成不外乎两种因素，一是起居不慎而感受风寒之邪，使肺气不宣，未及时医治，久则胸阳受阻，产生里寒之气，以致浊阴之邪为患，咳喘短气等症迭出，甚则心悸，这是客观因素；二是脾胃虚弱之辈，水精不能四布，停而为饮，加之胸中阳气不足，浊阴之邪上犯于肺为喘，凌于心为悸，正如《金匮要略·痰饮咳嗽病》所云："凡食少饮多，水停心下。甚者则悸，微者短气。"亦有肾虚之人，阳气衰微，不能化气，使水饮上泛为喘、为悸，因此脾肾阳虚是本病形成的内在根据。内外二因，为斯而矣。

（2）辨证论治

外感风寒，脾肾阳虚，是肺心病在病因上总的概括。上焦阳虚，浊阴之邪上犯是其病机的重要方面。至于辨证施治，本病的特征，前已论述，但必须指出，无论何邪，肺卫首当其冲。肺心病者，因肺病的同时，在不同证型的某些方面，常出现心包络受邪的症状，故以肺心病名之。因此在下文的讨论中，叙述肺病为主要内容，心病只是其中兼证而已。下面分两个部分讨论。

①内外合邪：内外合邪，是对风寒、痰饮、郁热等而言。其临床表现有轻重之分，兼夹不同，所以在治疗方面各有特点。如外感寒邪，内有水饮，恶寒发热、无汗、咳喘倚息不得卧等症并见，用小青龙汤外解表邪，内涤水饮；如外寒轻，内饮重者，咳喘、喉中有水鸡声，为痰阻气道，气触其痰，搏击所致，故用射干麻黄汤散寒宣肺，降逆化痰；如寒饮夹热，咳喘并见，烦躁而喘，是外寒、内饮夹热之候，饮重于热，用小青龙加石膏汤解表邪，涤水饮，清郁热；如外感风热，内有水饮，症见咳喘气急，目如脱状，乃饮热合邪，热重于饮，用越婢加半夏汤宣肺泻热，降逆平喘；如咳喘、烦躁、胸满、倚息不得卧，以胸满、烦躁为主者，用厚朴麻黄汤散饮降逆，止咳平喘，清热除烦。如咳喘身肿脉沉，兼有小便不利之证，用泽漆汤逐水通阳，止咳平喘，此证重在脾虚，虽化饮平喘是正治法，但扶脾行水更为重要。

②肺肾虚弱：肺为娇脏，不耐寒热，《金匮要略》论肺痿，分虚寒、虚热两型，立温肺复气、止逆下气两法，而出两方。前者乃肺中虚冷，用甘草干姜汤之意，以温补脾土，达到温肺复气的目的，体现了虚则补其母之法；后者因肺胃津伤、虚火上炎，用麦门冬汤，滋养肺胃之阴，使津液充沛，虚火下降，咳止喘平。田玉美认为本病肺虚之候，同样须分两型，其主证大致相同，只是在兼证方面略有差别，可仿其法，可效其方，但不可拘泥。

肺气虚者以咳喘痰多为主，舌淡、苔白厚，以桂苓五味甘草去桂加姜辛夏汤方加厚朴、杏仁、瓜蒌仁，佐以红参，使饮化痰消喘平，则其自复；如肺气阴两虚，咳喘少痰，短气自汗，食少便溏，舌红少苔，脉细，以六君子汤、生脉散合用，扶脾益气，滋养肺阴，并佐以煅龙牡固涩。

肾气虚者以咳为主,动则喘甚,自汗出,舌淡苔白,脉沉细。以七味都气丸、二陈汤佐以人参、白术、黄芪补肾益气。

咳嗽等症缓解之后,偏于脾虚者用苓桂甘术汤,偏于肾虚者用肾气丸,均属治本之方。偏于肺虚者用人参蛤蚧散,虚寒之体可用参桂鹿茸丸。

至于本病的危重证,如喘日久,视其面部浮肿,呼吸极度困难,甚则下利,诊其脉浮大无根,此属肾气衰竭,不能摄纳,阳气外越,阴阳两脱之候,乃预后不良之象,宜急用生脉散,重用人参;如四肢冷、汗出,用参附汤。

2. 病毒性肺炎

(1) 正虚邪实是病毒性肺炎的主要病因

田玉美指出病毒性肺炎是一种由上呼吸道病毒感染向下蔓延所致的肺部炎性疾病,属中医喘嗽范畴。祖国医学虽无"病毒性肺炎"之病名,但对其临床证候、流行季节、病因病机、治疗方法等记载不少。《温热经纬·陈平伯外感温病篇》云:"风温为病,春月与冬季居多。或恶风,或不恶风,必身热,咳嗽,烦渴。"这些描述与病毒性肺炎的流行季节、临床表现颇有相似之处。田玉美认为病毒性肺炎的病因主要包括正虚与邪实两个方面。或因年幼气血不充,肌肤脆弱;或因年老肺卫亏虚,卫外不固;或因先天体虚或病久体弱;均易遭受风热毒邪、风热暑邪或风寒湿邪等外邪侵袭而形成本病。一般初起在肺卫,证见风寒闭肺、风热闭肺或暑湿闭肺;继而外邪入里,证见外寒里热、痰热壅肺、热毒炽盛,甚者热毒内陷或心阳虚衰。本病后期主要表现为气阴耗伤,证见阴虚肺热,或肺脾气虚等。田玉美临证时特别重视发病季节的差异,具体辨证可有风热毒邪、风热暑邪、风寒湿邪等不同,并结合患者的年龄、体质等因素,审查病因,洞悉病机,随证施治。

(2) 气分热盛是病毒性肺炎的病机关键

田玉美认为病毒性肺炎的病机虽有由表入里、由实转虚或卫气营血传变的一般规律,但关键在气分热盛。病毒性肺炎因风热毒邪、风热暑邪、风寒湿邪乘虚而入,肺卫受病,一般在卫分短暂,即转气分。临床不少病邪直入气分或新感引动肺经伏热，初起即见气分症状，表现出高热、少汗、烦渴、面赤、咳吐黄痰、喘促气粗等。气分热盛，既可见于痰热壅肺证，亦可见于热郁少阳证、阳明腑实证，还可见于痰热结胸证、痰热血瘀证等。田玉美认为多数病例能在气分治愈，不传营分、血分。病重者亦可出现气营两燔、热入心营，病危者可见热入心包、热极生风等。因此，田玉美视气分热盛为本病的病机关键，这是其几十年的临床经验。

（3）清气解毒是病毒性肺炎的基本治法

病毒性肺炎的关键病机是"气分热盛"，其治疗自当以清气解毒为基本原则。田玉美以金银花、连翘、黄芩、芦根、败酱草、全瓜蒌、川贝母、杏仁、甘草为基本方。方中金银花、连翘、黄芩、芦根、败酱草为主药，清气分热盛，解气分热毒；全瓜蒌、川贝母、杏仁为辅药，清热化痰止咳；甘草调和诸药。若新感风寒引动肺经伏热，加麻黄、石膏，取麻杏石甘汤外解风寒，内清里热；若痰热结胸，加黄连、半夏，与全瓜蒌配伍为小陷胸汤，以清热化痰，宽胸散结；痰热血瘀出现舌暗、舌下络脉迂曲、两颊口唇暗红、指端青紫时，加赤芍、川芎、没药，以活血祛瘀；如热在少阳，改用蒿芩清胆汤加减；若热在阳明出现腑实之证，急投大承气汤以通腑实而泻肺热。田玉美治疗本病时，既有原则性，又有灵活性，而不专执一方。

（4）典型病例

董某，男，35岁。患者于1997年2月初突然起病，因发热、咽痛、咳嗽、胸闷1个月入院。入院时体温波动在37～39.5 ℃。每晚开始发热，夜间汗出，凌晨热退，伴咽痛，咳嗽少痰，胸闷，头痛，便稀，舌红，苔黄厚，脉弦数。西医查血常规，结果正常，全胸片示右下肺纹理增粗，右下肺小片点状阴影，胸部CT与胸片检查结果大致相同，纤维支气管镜检查未见明显异常，连续5次痰培养未见细菌生长，未找到抗酸杆菌。经院内外多次会诊，抗感染、抗结核治疗1个月无效。拟诊为病毒性肺炎，停用西药，请田玉美诊治。田玉美认为热在气分，湿热邪犯少阳。治以清气解毒为主。因兼有湿邪，故治用清化透邪的蒿芩清胆汤化裁。药用：青蒿、黄芩、枳实、茯苓、全瓜蒌、杏仁各15 g，法半夏、陈皮、竹茹、川贝母各10 g,金银花30 g,连翘20 g。每日2剂,分4次温服。2天后体温开始下降,守上方加藿香10 g,赤芍15 g,每日1剂,连服4剂,热退病减。继用上方加减6剂后,患者痊愈出院。

3. 急性呼吸窘迫综合征

急性呼吸窘迫综合征(ARDS)是以患者呼吸频数及窘迫、心动过速、顽固性低氧血症、胸部X线检查见有斑片状阴影为特征的常见危急重症。ARDS起病急,发展快,并发症多,最终出现多脏器功能衰竭甚至死亡。ARDS发病机制错综复杂,早期诊断和有效治疗相对较为困难。

(1)辨证以虚实为纲

ARDS是在多种肺内或肺外疾病过程中突然出现的进行性缺氧性呼吸衰竭。基础疾病有温病、热病、骨折、伤损、产后失血、痈疽等,还有咳嗽、哮喘、肺痈、肺痨、肺癌等。病因有外感六淫、内伤饮食、久病劳伤、痰浊瘀血、损伤失血等。基本病机为病邪壅滞肺气,或肺肾气虚(阳虚)、阴虚、阴阳欲脱,气机升降出入失常。本病患者因基础疾病不同,体质强弱有别,病程长短不一,临床表现亦多种多样。田玉美十分赞赏《医家四要》之喘急有虚实之辨,强调以虚实为纲的观点。如温病、热病、急性伤损、烫伤、烧伤、骨折、产后出现暴喘为实;肺病日久,失血过多出现喘脱为虚。病程短者实,病程长者虚。体壮者多实,体弱者多虚。呼吸急迫喘促,气粗声高息涌,胸腹胀满,大便秘结,脉滑数者实;呼吸短促难续,心慌动悸,声低息短,大便溏泻,脉细弱数者虚。田玉美强调对虚实并见、虚实夹杂者辨证时尤应注意。

(2)热病暴喘:清热解毒,通肠平喘

温病热病过程中出现的暴喘,多因感受火热温疫病邪,以致邪热壅肺,肺气郁闭,气机升降出纳失常。肺与大肠相表里,肺热移于大肠,燥热内结,腑气不通,浊气上迫,加重肺气郁闭,影响肺气宣降,气机不利而喘满更甚。《证治准绳》曰:"火热为阳,主乎急数,故热则息数,气粗而为喘也。"临床常有发热、呼吸窘迫、喘促息数、张口抬肩、摇身撷肚、腹满痞胀、大便秘结、苔黄、脉滑数等所谓上喘下满证候。田玉美采用清热解毒、通肠平喘之法，方选凉膈散加减：金银花、连翘、蒲公英、栀子、黄芩、大黄、竹茹、甘草等。痰热瘀互结者，加法半夏、胆南星、赤芍、丹参；痰黄难以咯出者加全瓜蒌、海蛤粉、川贝母以清化痰热；热毒充斥气营，出现壮热喘急、烦躁不宁、神昏谵语者，选用清瘟败毒饮加减。

（3）伤损暴喘：活血祛瘀，豁痰平喘

急性伤损、烫伤、烧伤、骨折、产后、术后出现暴喘，多因瘀血滞留，阻碍气机，壅遏肺气，宣降不利而致。因肺主气司呼吸，主皮毛，朝百脉，急性伤损、皮肤烧烫、骨折术后，皮肤伤损内应于肺，血脉损伤，百脉瘀滞，致肺朝百脉不利，肺司呼吸失职而出现呼吸窘迫、张口抬肩、喝喝喘急、胸胁作痛、面色赤紫、唇绀舌暗、有瘀斑、脉涩等所谓内喘外瘀证候。田玉美采用活血祛瘀、豁痰平喘之法，方选血竭散合桂枝茯苓丸加减：血竭、乳香、没药、桂枝、茯苓、牡丹皮、桃仁、红花、赤芍、三棱、莪术、葶苈子等。痰瘀互结者加苏子、厚朴、杏仁，以降气化痰平喘；咯血、便血者加三七粉、花蕊石，以祛瘀止血；瘀血夹痰饮犯肺者加用葶苈大枣泻肺汤。

（4）肺病喘脱：益气养阴，回阳固脱

各种肺系疾病过程中出现喘脱，多因久病肺肾俱虚，心肾阳衰，亡阴亡阳所致。心脉上通于肺，肺朝百脉，辅心行血，肾脉上络于心，心肾相济。心阳根于命门之火，心脏阳气的盛衰与先天肾气及后天呼吸之气密切相关。故久病肺肾俱虚时，常致心阳衰惫，鼓动血脉无力，血行瘀滞，出现喘逆、鼻煽气促、端坐不能平卧、心慌动悸、烦躁不安、面青唇紫、汗出如珠、四肢厥冷、血压下降、脉微欲绝。

（二）心脑病证

1. 胸痹心痛

胸痹心痛是以膻中或左胸部发作性憋闷、疼痛为主要临床表现的一种病证。相当于西医的缺血性心脏病（心绞痛），胸痹心痛重症（真心痛）相当于西医学的缺血性心脏病（心肌梗死）。关于胸痹心痛，古代早有论述。如《素问·脏气法时论》中"心病者，胸中痛，胁支满，胁下痛，膺背肩甲间痛，两臂内痛"，《灵枢·厥病》中"真心痛，手足清至节，心痛甚，旦发夕死，夕发旦死"，《诸病源候论·心腹痛病诸候》中"心腹痛者，由腑脏虚弱，风寒客于其间故也"，《诸病源候论·心痛病诸候》中"心为诸脏主，其正经不可伤，伤之而痛者，则朝发夕死，夕发朝死，不暇展治。其久心痛者，是心之支别络，为风邪冷热所乘痛也，故成疹不死，发作有时，经久不瘥也"，《医门法律·中寒门》中"以太过之阴，乘不及之阳，即胸痹心痛。然总因阳虚，故阴得乘之"，《类证治裁·胸痹》亦提到"胸痹，胸中阳微不运，久则阴乘阳位而为痹结也。其症胸满喘息，短气不利，痛引心背，由胸中阳气不舒，浊阴得以上逆，而阻其升降，甚则气结咳唾，胸痛彻背。夫诸阳受气于胸中，必胸次空旷，而后清气转运，布息展舒。胸痹之脉，阳微阴弦，阳微知在上焦，阴弦则为心痛。以《金匮》《千金》均以通阳主治也"。

田玉美十分认同张仲景在《金匮要略·胸痹心痛短气病》中对胸痹心痛病因病机的概括："夫脉当取太过不及，阳微阴弦，即胸痹而痛，所以然者，责其极虚也。今阳虚知在上焦，所以胸痹、心痛者，以其阴弦故也。"即上焦阳气不足，下焦阴寒气盛，乃本虚标实之证。然田玉美在前人基础上又有发挥，认为虚者不局限于上焦阳气不足，尚有阴虚、血虚等；实者亦不仅仅是痰浊，气滞、寒凝、血瘀都会导致胸痹心痛的发生。由于其病机关键在于心脉痹阻、不通则痛，故应依据《金匮要略·脏腑经络先后病》中"当随其所得而攻之"的原则，"补其不足，泻其有余"，将八法贯穿其中。具体而言，发作期以标实为主，针对气滞、血瘀、寒凝、痰浊而理气、活血、温通、化痰，如已化热，尚要清热；缓解期以本虚为主，调阴阳、补气血，调整脏腑之偏衰。

在用药上，但见胸闷，田玉美多加瓜蒌、薤白，取《金匮要略·胸痹心痛短气病》瓜蒌薤白白酒汤之意。又依据辨证的不同而取不同的治法方药。如痰饮壅盛，治以宣痹通阳，涤痰降逆，用瓜蒌薤白半夏汤合枳实薤白桂枝汤；肝郁脾虚，治以疏肝解郁，健脾益气，用逍遥散加减；瘀血痹阻，治以活血化瘀，通脉止痛，用血府逐瘀汤加减；寒凝心脉，治以祛寒活血，宣阳通痹，用当归四逆汤加味；心阳受损，治以温通心阳，鼓动心脉，用桂枝甘草汤合人参汤；心阴亏损，治以滋阴清热，养心安神，用天王补心丹加减；阴阳两虚，治以益气滋阴，通阳复脉，用炙甘草汤加减等。

2. 中风

（1）明确病理机制，辨证施治

关于中风病的记载，最早见于《黄帝内经》，如"薄厥""偏风"等描述。"中风"病名的提出始于汉代张仲景的《金匮要略·中风历节病》，该篇对其证候进行了分类阐述。此后历代医家从病因病机到证治方药均有丰富论述。《灵枢·刺节真邪》云："虚邪偏容于身半……营卫稍衰，则真气去，邪气独留，发为偏枯。"《金匮要略·中风历节病》曰："寸口脉浮而紧……浮则为虚……络脉空虚。"田玉美指出，唐宋以前的医家多从"内虚邪中"这一观点来立论，而之后的金元时期许多医家则以"内风"立论，如刘河间主"心火暴盛"，李东垣主"正气自虚"，朱丹溪主"湿痰生热"等，这些学说极大地丰富了中风病辨证施治的内容。田玉美认为，外风侵袭是引起中风病的外在条件，正气不足、络脉空虚是疾病产生的内在因素，针对每一个临床个体，明确肝风内动、心火上炎、痰湿内阻、气血两虚等病理机制才是临床辨证施治的重要因素。

（2）把握主证之外的细节，重视兼证

中风病以半身不遂、口眼㖞斜、舌强语謇为主要特征，治疗多以活血通络为法。临床上有很多的中风病患者除了这些主证之外还伴有看似不属于该病表现的兼证，田玉美强调切勿忽视这些细节，往往临床表现的兼证才是准确辨证的关键。田玉美曾诊治一名老年女性患者，其主要症状为右身不遂，口眼㖞斜，言语不利，右侧面部潮红，右目赤，舌质红，苔黄厚、干燥，颈项偏向右侧，口苦口干，脱发，食欲差，烦躁易怒，大便干结，数日一行，小便短赤，脉弦数。田玉美综合脉证辨证分析后认为，此病案中右身不遂、口眼㖞斜等症只是本病的特征，而面部潮红、口苦口干等兼症才是辨证的重要因素。从风火痰虚分析，上述诸证中"火"是关键，属肝经实热，治宜以清肝胆实热为主，至于活血通络之法应当在其之后。

（3）关注疾病的演变，明确诊断

《金匮要略·中风历节病》云："邪在于络，肌肤不仁；邪在于经，即重不胜；邪入于府，即不识人；邪入于藏，舌即难言，口吐涎。"中风病根据其不同症状而有在络、在经、入腑、入脏之分。邪在于络，因络脉表浅，病情尚轻，可出现肌肤不仁；邪在于经，经脉较络脉为深，可出现肢体沉重，难以随意活动，说明病情在发展；邪入于腑，病邪抵达六腑，病情继续发展，可出现昏不识人的表现；邪入于脏，病邪侵袭五脏，提示病情恶化。因脏属阴，阴脏多连舌本，可出现舌謇流涎的表现。田玉美认为中风病从经络到脏腑的发展变化并不是必然规律，中脏腑者可有中经络的过程，有些病情不会进展到中脏腑的严重程度，疾病发展也不一定遵循典型的先入经络再袭脏腑模式，但其反映出疾病由浅入深、由表及里、由轻到重的发展变化过程，也为医者提供了一种临床辨治思路和辅助诊断方法。

（4）灵活选用治疗方法，知常达变

中风病的治疗中经常运用到活血化瘀的治法，但中医治疗强调因人而异，辨证施治，切忌不经辨证就盲目活血化瘀。活血化瘀是本病的治法之一，但不是唯一的治疗方法，应当根据临床不同的证候表现而采取合适的疗法。田玉美在临床运用中注重辨证施治，不拘泥于一方。如证属肝阳上亢，痰热上扰者采用平肝息风、豁痰开窍之法，方用羚角钩藤汤加味，常选用羚羊角、钩藤、胆南星、菖蒲等药物；对证属肝胆火旺者运用清肝胆实热的方法，方用龙胆泻肝汤加味，常选用龙胆草、栀子、川牛膝等药物；证属痰湿困阻胃肠者可芳香化湿，方用藿朴夏苓汤加减，常用藿香、佩兰、白豆蔻等药物；疾病后期患者若出现气血亏虚，则采用益气养血之法，方用十全大补汤加味，常用人参、黄芪、当归等益气补血之品，均收到较好的疗效。田玉美认为在临床诊治时，只要辨证准确，也可不拘泥于中风范畴，合理遣方，此即重视辨证施治，知常达变。

（三）脾胃肠病证

1."六法"治疗脾胃病

程钟龄《医学心悟·医门八法》中的"八法"，即"汗、吐、下、和、温、清、消、补"，常曰："盖一法之中，八法备焉，八法之中，百法备焉。"田玉美认为脾胃肠病证病情复杂，治疗时常以一法为主，多法并用，常用到"下、和、温、清、消、补"六法。

（1）下法

"下"有引邪从下而出之意。《素问·阴阳应象大论》曰："其下者，引而竭之"，"中满者，泻之于内"。下法在脾胃病中主要体现在通利二便。常用方剂有承气汤类、济川煎、润肠丸、五苓散、猪苓汤。对于虚实夹杂的便秘患者，常用当归、火麻仁、肉苁蓉、虎杖四味药相配。

①承气汤类：大黄为斩关夺门之将，有很强的泻下作用，需慎用。其味苦性寒，是治疗腹痛、大便长期不通之实热便秘的要药，常与芒硝一起用。若大便仍不通，可反佐巴豆，寒热并用，峻下积滞；若痞满明显，加用厚朴、枳实以除满消痞。

②济川煎、润肠丸：虚证便秘常以当归、火麻仁、肉苁蓉连用，偏阳虚者可加锁阳，偏阴血虚者可加阿胶，偏气虚者可加黄芪、西洋参、太子参，津液不足者可加麦冬、生地，伴失眠者可加酸枣仁、柏子仁、知母，有瘀血者可加桃仁，有痰者可加瓜蒌皮、瓜蒌仁，口臭者常加藿香或者佩兰。临床上儿童便秘者不要一味地通便，一定要注意健脾消食；常用山药健脾益胃，因其药性平和，较适用于儿童或体虚之人。关于内湿，《金匮要略》曾提到"小便不利，大便反快"之症，即湿盛则濡泻，故利小便可以实大便，临床上对于大便稀者常加用车前子。

③五苓散：五苓散可化气利小便，可治疗脾虚泄泻并小便不利或者水肿者，泄泻重者加大炒白术用量，加用车前子、炒鸡内金，若还有腹胀者可合用平胃散即为胃苓汤，以行气除满利小便。

④猪苓汤：猪苓汤可育阴利小便，可用于血虚型便秘伴有尿频、尿急、尿道灼热、小便解出不畅或短少或淋漓不尽等热象者。若小便解出顺畅，只是尿频、尿急，可不用滑石；若小便解出不畅明显、尿黄，可用猪苓汤原方加瞿麦、萹蓄、车前子、白茅根；若出现阴器潮湿，可加苍术、薏苡仁；若出现尿道瘙痒，可加白鲜皮、地肤子、徐长卿、土茯苓；若出现尿道息肉，可加连翘以清热散结；若出现

尿蛋白,加用白茅根、土茯苓;若出现尿血,可加地榆炭、贯众炭、血余炭、三七;若尿糖高,可加桑枝、冬葵子;若有结石,可加金钱草、海金沙、鸡内金;若小腹胀痛,可加橘壳、荔枝壳、青皮、小茴香、鸡血藤;若尿道灼热,可加牡丹皮;尿疼明显者可加白芍、甘草;若小腹部或者尿道拘急疼痛,可加薏苡仁;若小便解完后阴器疼痛,可加禹余粮,《伤寒论》云:"小便已,阴疼,与禹余粮丸。"

验案举隅:张某,女,8 岁。初诊:2016 年 4 月 6 日。便秘 6 年,大便三日一行,无腹痛腹胀,大便干硬,需努力排便,便后乏力,平素服通便药(不详)大便才能 1 次/天,纳食一般,口臭,寐不安神,舌红苔白,脉细滑。辨证:阴阳气血不足,肠道传导失司。治法:养血温阳,益气润肠。方药:润肠丸合济川煎加减。当归 10 g,火麻仁 10 g,柏子仁 10 g,肉苁蓉 10 g,锁阳 6 g,酸枣仁 10 g,太子参 10 g,黄芪 15 g,山药 15 g,大枣 10 g,炒二芽各 10 g,藿香 6 g,佩兰 6 g。共 7 剂,日 1 剂,水煎服,三餐前半小时温服。二诊:2016 年 4 月 13 日,服上方 7 剂后大便渐润,排出通畅,日解 1 次。守上方续服 5 剂(用法同前)以巩固疗效。

（2）和法

"和"有和解、调和之意。戴北山云:"寒热并用之谓和,补泻合剂之谓和,表里双解之谓和,平其亢厉之谓和。"和法在脾胃病中主要体现在调和肝脾和调和胃肠上。常用方剂有四逆散、逍遥散、痛泻要方,三者均可以调和肝脾,临床辨证主要区别在于情志、腹痛。

①四逆散:四逆散可疏肝理脾,偏于疏肝止痛,善于治疗胃脘、胁肋胀痛,尤宜于便前腹痛,便后即舒或者饭后即欲大便者,临床用此方时一般常用性缓的枳壳代替性急的枳实,也体现了调和之意,但若出现胀痛势急者,仍可用枳实。若痛甚,则加大白芍用量,以加强柔肝缓急止痛之功;更甚者加沉香,田玉美认为其为气分药,治疗胃痛效果尤佳。若胀甚,则去甘缓碍气之甘草,加厚朴、草果仁或者合用香砂平胃散(不用甘草)之方。若大便稀溏,可加炒鸡内金、炒白术;更甚者加补骨脂、诃子肉。若饭后症状加重,常加焦三仙以健胃消食。若肝气犯胃,胃气上逆而出现嗳气,可加香附、旋覆花。若小腹胀,可加青皮、小茴香。若病及腰背,可加乌药,以其为腰背的引经药。

②逍遥散：逍遥散可疏肝解郁健脾，偏于疏肝解郁，善于治疗情志不畅导致的胃脘胀痛、胁肋胀痛，以及平素月经周期不规律、经前乳房胀痛等，尤宜于治疗与情志密切相关的疾病。临床上田玉美治疗情志病时喜用黄精配合欢皮，其曰："二者配伍可令人和颜悦色、欢乐无忧。"更甚者，加用玫瑰花以芳香安神，行气解郁，情志舒则肝胃和；若大便偏稀，则去当归，加大炒白术用量；若出现头面发热发红、咽干、目干、头晕目眩、头痛耳鸣、流鼻血等肝火上炎之证，可加牡丹皮、炒栀子（栀子用时要问大便情况，便稀则不用栀子）以散郁火，凉血热。

③痛泻要方：痛泻要方可补脾泻肝，偏于补脾，善于治疗土虚木乘之腹痛腹泻且泻后仍痛（临床上此腹痛腹泻比前两方证更急更重），炒白术、白芍用量较大，初起整方用之，好转后可去防风（虽其可升清燥湿以止泻，但毕竟其属辛散的解表药，药性偏温，久用易伤阴耗血），有中病即止、和解之意。

验案举隅：刘某，女，54岁。初诊：2015年11月2日。胃脘胀满1年余，食后更甚，反酸，嗳气，口臭，口渴多饮，头晕欲寐但多梦眠浅易醒，饭后即欲大便，2～3次/天，不成形，纳物一般，神疲乏力，舌暗红、苔白，脉弦细。辨证：肝胃不和，气机失调。治法：调和肝脾，理气除满。方药：四逆散合平胃散合香附旋覆花汤加减。柴胡6 g，白芍15 g，枳壳15 g，制苍术10 g，厚朴15 g，陈皮10 g，香附15 g，旋覆花10 g（布包），焦三仙各15 g，炒鸡内金15 g，补骨脂20 g，诃子肉15 g。共14剂，日1剂，水煎服，三餐后半小时温服。二诊：2015年11月16日。药后反酸及嗳气好转，仍胃胀，并且近2天无明显原因下腹部连及腰背胀痛难忍，大便2次/天，成形，余可，舌淡红、苔薄白，脉弦细。守上方，厚朴加到20 g，去枳壳，加枳实20 g，草果仁10 g，乌药6 g，小茴香3 g，青皮10 g，沉香末6 g（冲服）。共14剂，日1剂，水煎服，三餐后半小时温服。三诊：2015年11月30日，诉前症均好转，无余不适，续服14剂（用法同前）以巩固疗效，后未复发。

（3）温法

"温"有温散寒邪之意。《素问·至真要大论》曰："寒者热之"，"治寒以热"。温法在脾胃病中主要体现在温中散寒。常用方剂有理中丸、良附丸、黄土汤、丁香柿蒂散,四者均可以温中散寒,临床辨证主要区别在于症状。

①理中丸:理中丸可温中补虚散寒,偏于补脾气,善于治疗脘腹隐痛怕冷,喜唾涎沫。若肠鸣音亢进,可加大干姜用量;若怕冷严重,可加熟附片;若多涎水,可加益智仁;若大便稀,可加大炒白术用量;若腹胀,可加厚朴、草果仁。

②良附丸:良附丸可散寒止痛,偏于止痛,善于治疗外感寒邪或者过食生冷导致的脘腹冷痛。疼痛比理中丸证剧烈,更甚者加沉香末。

③黄土汤:黄土汤可温阳健脾止血,偏于补脾阳,善于治疗先便后血之远血症,类似于现在的内痔,方中阿胶补血止血,除此之外,还可加用地榆炭、贯众炭、三七。

④丁香柿蒂散:丁香柿蒂散可温中散寒止呃,偏于降逆止呃,善于治疗呃逆。临床上呃逆初起可用厚朴、陈皮、法半夏、香附、旋覆花,疗效不佳者可加代赭石,甚者可加公丁香、柿蒂,更甚者可加刀豆。

验案举隅:李某,男,75 岁。初诊:2009 年 7 月 16 日。胃脘隐痛、怕冷多年,患者诉年轻时因过食生冷导致胃脘隐痛怕冷,胃胀,呃逆频作,遇寒更甚,口淡,大便日 1 行,偏干结,夜尿 2~3 次,纳可,精神一般,舌淡、苔白润,脉沉迟。辨证:脾胃虚寒,气机不利。治法:温中止痛,降逆消痞。方药:理中丸合丁香柿蒂汤合香附旋覆花汤加减。党参 15 g,炒白术 15 g,干姜 3 g,炙甘草 6 g,草果仁 6 g,厚朴 15 g,藿香 6 g,公丁香 3 g,柿蒂 6 g,陈皮 10 g,法半夏 10 g,香附 15 g,旋覆花 10 g(布包)。共 14 剂,日 1 剂,水煎服,三餐后半小时温服。二诊:2009 年 8 月 6 日。药后胃胀、怕冷、呃逆明显好转,但胃痛改善不明显。守上方加白芍 20 g,干姜加到 6 g,厚朴加到 20 g,草果仁加到 10 g,14 剂(用法同前)后胃痛明显缓解,无余不适。续服 7 剂(用法同前)以善其后。

(4)清法

"清"有清热泻火之意。《素问·至真要大论》曰:"热者寒之","治热以寒","温者清之"。清法在脾胃病中主要体现在清热燥湿、凉血止痢。常用方剂有左金丸、小陷胸汤、香连丸、芍药汤。

①左金丸:左金丸可清肝降逆止呃,偏于清热制酸,善于治疗肝火犯胃之胃

脘灼热、呃逆、反酸。胃脘灼热甚者可加用黄芩,出现灼热疼痛者可加白芍、甘草,出现口干者可加天花粉,反酸甚者可加用煅瓦楞子,嗳气甚者可加用香附、旋覆花,有涎水吐出者可加干姜。

②小陷胸汤:小陷胸汤可清热化痰宽胸,偏于清热宽胸,善于治疗痰热互结之胸部胃脘痞满、灼热不适。胸满甚者加用枳实,腹满甚者加用厚朴,胸膈不适者加用枳壳,大便正常或者偏干者用全瓜蒌,大便偏稀者用瓜蒌皮,热甚者加用黄芩,伴口臭或苔厚腻者加用藿香、佩兰,呕吐者可加竹茹。

③香连丸、芍药汤:香连丸、芍药汤均可清热燥湿止痢,前者更侧重于治疗里急、腹痛、腹泻,大便带有白色黏液,病在气分;后者里急后重、腹痛程度比前者更重,而且大便可带赤白黏液,病在气血分。白色黏液多者可加金银花、连翘以清气分热,赤色黏液多者可加白头翁、赤芍以清血分热,大便带血者可加槐花、地榆炭、贯众炭、三七,腹痛甚者加大白芍用量,腹部坠胀者可加大槟榔用量并加用枳壳,外痔者可加用当归连翘赤小豆汤。

验案举隅:占某,女,63 岁。初诊:2010 年 4 月 25 日。反复便血 1 年余,食辛辣刺激性食物后易出现大便带血,色鲜红,量不多,便前腹痛、肛门坠胀,便后则舒,大便时干时稀,1～2 次/天,纳可,精神一般,舌红、苔黄,脉弦数。既往有外痔、结肠黏膜炎病史。辨证:湿热蕴结,肠络受损。治法:清化湿热,凉血止血。方药:当归连翘赤小豆汤合地榆散合芍药汤加减。当归 15 g,连翘 20 g,赤小豆 15 g,槐花 15 g,地榆炭 30 g,贯众炭 30 g,白芍 20 g,黄连 6 g,广木香 10 g,枳壳 15 g,炒白术 15 g,三七末 10 g(冲服)。共 7 剂,日 1 剂,水煎服,三餐前半小时温服。二诊:2010 年 5 月 23 日。药后大便带血减少、便前腹痛减轻,仍肛门坠胀,大便成形,日 1 行。守上方,白芍加到 30 g,加甘草 6 g,槟榔 6 g,7 剂(用法同前)后肛门坠胀减轻,无余不适。续服 7 剂(用法同前)以巩固疗效,嘱其清淡饮食,后未复发。

（5）消法

"消"有消散、消除、消化之意,使气、血、痰、湿、食等积聚消散。《素问·至真要大论》曰:"坚者削之","结者散之"。消法在脾胃病中主要体现在化瘀止痛、行气除满、化痰除湿、消痞散结、健胃消食。常用方剂有养胃理气汤、藿朴夏苓汤、平胃散、半夏厚朴汤、保和丸。

①养胃理气汤：养胃理气汤偏于化瘀止痛，由丹参、炒白术、茯苓、炙甘草、陈皮、法半夏、乌贼骨、浙贝母、鹿角霜、白芍、延胡索、焦三仙组成。此方消补兼施，气血兼顾，是临床治疗糜烂性胃炎、萎缩性胃炎、胃溃疡之胃脘痛常用经验方，其中丹参、延胡索活血止痛，炒白术、茯苓、炙甘草健脾益气，陈皮、法半夏理气燥湿，乌贼骨、浙贝母（乌贝散）是临床保护胃黏膜、收敛糜烂溃疡疮面的常用药对，白芍与炙甘草配伍可柔肝缓急止痛，少量鹿角霜可通络止痛，焦三仙可健胃消食。若拘急疼痛，加用薏苡仁；若有胃胀，则去炙甘草，加厚朴、广木香、砂仁，甚者加用草果仁，更甚者加用炒莱菔子；胁胀者加用香附、青皮；胸满者不用白芍，加用枳实；有食管堵塞感加用苏梗；嗳气者加用香附、旋覆花；反酸者加煅瓦楞子；胃脘灼热者用生甘草代替炙甘草，加黄连；胃脘部怕冷或肠鸣音亢进或吐涎水者加干姜；寐差者用茯神代替茯苓，加用炒枣仁；大便稀者加大炒白术用量，甚者加用炒鸡内金、车前子，更甚者加补骨脂、诃子肉，效果仍不佳者加五味子、乌梅、石榴皮、罂粟壳等涩肠止泻；便秘者加肉苁蓉；口臭或者舌苔厚腻者可加佩兰。

②藿朴夏苓汤：藿朴夏苓汤偏于化湿消痞，常用于治疗口臭、苔厚腻且心下痞满。

③平胃散、半夏厚朴汤：平胃散偏于化湿行气除胀，常用于治疗脘腹胀满甚者；半夏厚朴汤偏于散结气，用于治疗咽部异物感。

④保和丸：保和丸偏于消食滞，用于治疗暴饮暴食所致的脘腹胀满、嗳腐吞酸；对于肌瘤、囊肿、结块等有形之结，常合用生牡蛎、制鳖甲以软坚散结，且临床效果尤佳。乳腺增生者常加瓜蒌皮、浙贝母、蒲公英、连翘、夏枯草；淋巴结肿大者常加夏枯草、浙贝母、连翘；甲状腺结节者常加夏枯草、昆布、海藻、黄药子。

验案举隅：黄某，女，38岁。初诊：2016年3月31日。胃脘胀满刺痛1个多月，平素饮食不洁或者食多则胀痛剧，偶尔出现胃脘烧灼感和食管堵塞感，纳物一般，睡眠可，二便可，舌红、苔薄黄，脉弦。既往有慢性萎缩性胃炎（Ⅰ级）伴胃肠上皮化生、慢性隆起糜烂性胃炎（Ⅱ级）、慢性出血性胃炎（Ⅱ级）、Barrett 食管病史。辨证：脾虚气滞，胃络瘀阻。治法：健脾理气，化瘀通络。方药：养胃理气汤加减。丹参 15 g，炒白术 15 g，茯苓 15 g，陈皮 10 g，法半夏 10 g，广木香 6 g，砂仁 3 g（后下），厚朴 15 g，草果仁 6 g，乌贼骨 15 g，浙贝母 10 g，鹿角霜 3 g，焦三仙各 15 g，黄连 6 g，苏梗 6 g。共 7 剂，日 1 剂，水煎服，三餐前半小时温服。二诊：2016 年 4 月 8 日。服用上方后胃脘胀满刺痛基本消失，胃脘烧灼感及食管堵塞感亦未出现，现觉口臭。前日体检查出肝血管瘤、子宫腺肌瘤（大小不详），西医医生建议观察，不用手术，患者本人想用中医调理。余可，舌红、苔白，脉弦。守上方加芳香化湿之佩兰 6 g，软坚散结之生牡蛎 20 g（另包，先煎），制鳖甲 15 g，7 剂（用法同前）后诉已无口臭且胃脘灼热感减轻，故黄连减为 3 g，去佩兰，续服 7 剂（用法同前）以巩固疗效，嘱其平素服生牡蛎、制鳖甲免煎剂。

（6）补法

"补"有补益、滋养之意。《素问·至真要大论》云："损者益之。"《素问·三部九候论》云："虚则补之。"《素问·阴阳应象大论》云："形不足者，温之以气，精不足者，补之以味。"《金匮要略·脏腑经络先后病》云："虚虚实实，补不足，损有余。"补法在脾胃病中主要体现为补脾益胃。此法常与温法配合运用。常用方剂有香砂六君子汤、参苓白术散、四神丸、补中益气汤、归脾汤、人参养荣汤。

①香砂六君子汤：香砂六君子汤可健脾和胃，理气止痛，偏于补脾止痛，善于治疗纳呆、泄泻后仍脘腹胀满不适者。

②参苓白术散：参苓白术散可益气健脾，渗湿止泻，偏于补脾止泻，善于治疗不思饮食、腹泻、便溏。腹泻严重者常重用炒白术，加用炒鸡内金、车前子；效果不佳者可再加补骨脂、诃子肉；仍无效者再加五味子、乌梅、石榴皮、罂粟壳以涩肠止泻，其中有四神丸、真人养脏汤之意。

③四神丸：若是明显的五更泄，则以四神丸为主。

④补中益气汤：若泄泻时间过久，大便后小腹下坠或脱肛、胃下垂等可合用补中益气汤。

⑤归脾汤：归脾汤可益气健脾统血，有引血归脾之功，偏于补益心脾，常用

于治疗纳呆、心悸失眠或者月经淋漓不尽。

⑥人参养荣汤：人参养荣汤可气血双补，偏于补益气血，常用于治疗纳呆、神疲乏力、短气、月经量过多或过少甚至停经。

临床上虚证之出血，如崩漏、紫癜、系统性红斑狼疮等，常用归脾汤或人参养荣汤加地榆炭、贯众炭、阿胶、艾叶、三七、续断以止血。熟地配砂仁、桂圆肉配广木香补而不腻，是常用的补药药对。纳少或者纳呆或者食后胃脘不适者常加焦三仙以健胃消食，多哈欠者常加炒白术健脾，多涎水者加益智仁，虚证呕者加用生姜。

验案举隅：付某，男，7 岁 5 个月。初诊：2013 年 11 月 11 日。反复腹泻半月余，呕吐 3 天。半月前因饮食不慎出现腹泻，大便 3～4 次/天，稀水样便，于当地卫生院输液治疗后好转，但仍反复发作，近 3 天出现呕吐饮食物，纳呆，寐差，易出汗，小便可，精神差，舌淡红、苔薄白、脉细弱。辨证：脾虚失运，清浊不分。治法：益气健脾，化湿止泻。方药：参苓白术散加减。党参 10 g，炒白术 20 g，茯苓 10 g，炙甘草 3 g，炒白扁豆 10 g，陈皮 10 g，湘莲肉 10 g，山药 15 g，砂仁 3 g(后下)，薏苡仁 20 g，车前子 20 g，诃子肉 12 g，炒鸡内金 12 g，石榴皮 12 g，五味子 5 g。共 7 剂，1 剂分 2 天服用，水煎服，日服 3 次，餐前半小时服。二诊：2013 年 11 月 24 日。药后诸症明显减轻，欲熬膏继续调理，故上方加成 10 倍并用甘温补中的饴糖熬膏，3 次/天，1 次 1 勺。服后诸症向愈，后未发。

2. 胃痛(胃脘痛)

胃痛以胃脘部经常发生疼痛为主症。本病多见于急慢性胃炎、胃及十二指肠溃疡、胃癌、胃神经官能症及部分胰腺病、胆道疾病。田玉美运用柔肝、理气、通络、消滞等法治疗胃痛，常收全效。

(1) 病因病机

田玉美指出，胃痛病位在胃，与脾相关，但又不局限，立足五脏，整体辨证，亦可涉及气分血分。

①肝的影响：脾胃的受纳运化功能和中焦气机的升降，与肝的疏泄功能正

常与否关系密切。若情志不畅,恼怒忧郁,而致肝气过亢或气郁而不得疏,就会出现肝气横逆犯胃,致使胃气阻滞,失于和降,而发胃痛。正如《素问·六元正纪大论》所说:"木郁之发……故民病,胃脘当心而痛"。若肝脾胃等脏腑功能失常,则导致"土虚木乘"或"木旺乘土",在此基础上又形成气、血、痰、食、湿、热等继发病因,导致虚实夹杂之候,使疼痛难愈。

②心的影响:七情变动首先影响的是心神,如《灵枢·本神》所说"是故怵惕思虑者则伤神",又如《类经·疾病类·情志九气》所言"可见心为五脏六腑之大主,而总统魂魄,兼该志意。故忧动于心则肺应,思动于心则脾应,怒动于心则肝应,恐动于心则肾应,此所以五志惟心所使也",故情志病患者心神难免有所损伤,进而影响脏腑气机。肝之疏泄在于肝气之调达,若心神失常、气机失和,则肝气之郁、肝阳之亢亦更难消,甚则加重。

③肺的影响:肺为气之主,总统一身之气,五志属悲。悲伤之情令肺气抑郁,日久可耗伤肺气,肺气虚则一身之气亦虚。肝气本已郁滞,复肺气郁结横逆犯胃,胃失和降而发生疼痛。

（2）辨证论治

田玉美论治此疾时先细审寒热,详酌虚实,权衡标本而后用药。

①柔肝:胃痛的发生与肝有密切关系。生理上,脾胃的运化有赖于肝的疏泄才能完成。《素问·宝命全形论》:"土得木而达。"《血证论》亦云:"木之性主于疏泄,食气入胃,全赖肝木之气以疏泄之,而水谷乃化。"肝为刚脏,病则侮其所胜,乘土犯胃,故叶天士有"肝为起病之源,胃为传病之所"之说。田玉美深谙此理,提出"治胃当先柔肝"。临床见胃痛连肋部,痛势较急,伴呃逆嗳气,常用四逆散与金铃子散合方,并加重白芍用量;病程较久,胃痛隐隐,悠悠然无止无休,间或疼痛转甚,随证加入炒枣仁一味,谓其酸入肝,可养血以柔肝,若嫌药力不足,用炒柏子仁,相得益彰。二药为胃病日久必用之品,正所谓"忌刚用柔"之举。

②理气:脾胃同居中焦,"胃为之市",主纳谷而不能自运,"脾为之使",主磨谷。消谷而转输,两者功能协调,升降相因。润燥相济,化纳相助,则运化水谷,

化生气血;失之,"清气在下则生飧泄,浊气在上则生䐜胀",临床可伴见呃逆、嗳气、胸脘痞塞、大便失调等症。其病之肯綮在脾胃气机失调。田玉美根据胀之所在,妙用理气药。大凡胀偏膈上,则选用枳实,取实之降;胀在膈,取较缓之枳壳理气宽中;至若胀在大腹,非厚朴莫宜,取其下气除满之功;清浊相混之患,常见呃逆、腹胀,则用对药煅赭石、沉香以救气壅之逆。脾胃气机的升降有赖于肝之疏泄功能,故调理脾胃气机时,须辅疏肝理气药,选用佛手片、香附、郁金等。田玉美谓理气法有调和升降、调理脾胃、调和气血之分。调脾胃气机的同时兼泻肝疏肝,借此则气畅痛消。

③通络:胃痛的原因多端,但其共同的病理机制是"不通则痛"。大抵初病在气,久病入络,在气病浅易治,入络则病情夹杂,变化难窥,不可执一而论。譬若气滞不畅或久病气虚可致血瘀;脾胃阳虚,经脉失于温煦,则血行滞涩而引起疼痛;阴血本身亏虚,脉道不充也可使血行滞涩。失于详查细审,则昧病之端倪,但治之要,当以通络为首务。对于脾胃气虚者,田玉美用丹参易四君子汤中之党参;胃痛不移者,随证加延胡索、郁金以行气活血;病久之胃痛,必用鹿角霜,谓其能入络止痛。

④消滞:《素问·灵兰秘典论》云:"脾胃者,仓廪之官,五味出焉。"脾胃虚弱,一方面表现为虚不纳谷,另一方面则表现为食而不化,临床伴见纳食不馨、肢软体乏、脘腹胀满、大便失常等症。用消食化积之山楂、神曲、麦芽等药,既有消食化滞之功,又有健脾和胃之效,一举而二得矣。此外,助消化药应根据不同病情配伍运用,若握病之要,其效如矢中的。

⑤防治一体,调食养性,适度寒温。田玉美指出胃痛的多因性决定了其治疗的综合性。调食养性,适度寒温是防治胃痛的又一重要环节。

调食:调食乃调理饮食。饮食是人体维持生命活动不可缺少的物质。饮食不节,过食肥甘厚味,或饥饱失常,或偏嗜某些饮食,必会损伤脾胃,引发或加剧胃痛,这也是部分患者迁延不愈,或愈而复发的缘由。因此治疗胃痛时调食是重要环节。胃痛之轻者,通过调食能直接消除或缓解胃痛,促进胃病痊愈,并预防复发。胃病之重者,通过调食能使药物效能更佳。调食时首先要嘱患者养成良好的饮食习惯,定时进餐,细嚼慢咽,食量适度,不可过饱。食物宜质软,营养要丰富,易消化吸收。避免进食坚硬、粗糙、生冷、过热或辛辣熏烤、肥甘厚味、刺激性强的饮食。此外,应注意辨证调食,根据不同胃病机制,选用各自独特的食疗方法。如胃阴不足者常用酸甘之饮食,如酸牛奶、乌梅、山楂等,以酸甘化阴,养胃止痛;食滞胃痛者,嘱患者用鸡内金炖汤或冲服鸡内金末,取其养胃健胃、消食导滞之功。

养性:养性乃调养心理情绪。心理情绪的变化,中医概括为七情,即喜、怒、忧、思、悲、恐、惊。这些情志活动是人体对外界环境的一种生理反应,一般来说是不会致病的,但如果过激,就会伤及脏腑而致病。情志异常变化,亦是胃痛常见致病因素之一。因此,调整心理情绪亦不容忽视。除此之外,还应注意两点:一是医生循循诱导、启发患者,向其宣传防治胃痛的知识,以正确认识不良情绪对胃痛的影响,使其正确对待客观事物的变化,善于管理自己的情绪,遇事心境平淡,泰然处之,避免过度紧张、恐惧、焦虑、抑郁等,以免诱发胃痛或使之加剧。二是要有良好的医德医风,尊重患者,诊病时耐心听其陈诉,详细了解症状、病情,认真诊察疾病,使患者对医者有安全、信任、亲切的感觉,避免对医者的处理、用药产生怀疑,从而积极配合治疗。这样,才有利于胃痛的康复,避免复发。

适度寒温:适度寒温指人们保持身体健康或疾病的调治都应注意与天地相应,顺应自然的客观变化,正如《素问·四气调神大论》说:“故阴阳四时者,万物之终始也,死生之本也。逆之则灾害生,从之则苛疾不起。”胃痛的发病病因中寒温失调是其常见诱因。如《素问·举痛论》指出:“寒气客于肠胃,厥逆上出,故痛而呕也”。因此,胃痛患者要注意一年四季的气候变化,同时,根据工作地域改变、生活环境变迁适时调整起居作息,增减衣被,以防气候变化,病邪入侵致病或诱发胃痛。

3. 腹痛

腹痛是临床常见病证。田玉美指出急性胰腺炎以突发性腹部疼痛(甚时连及两胁)、恶心呕吐、高热、黄疸为常见病症,其中以腹部疼痛为主症。根据临床表现,急性胰腺炎应属中医"急性腹痛"的范畴。

中医认为,急性胰腺炎的病因病机不同于胃肠肝胆的急性炎症所引发的胃腹疼痛,前者多因素体阳旺热盛、饮食不节、恣食辛辣肥甘厚味所致,尤以嗜酒之人为多。因此,该病具有起病急骤、疼痛剧烈、变化迅速、病势凶险等特征,初病即可显现正盛邪实的阳热实证,且易演变成气滞血瘀,实热(湿热)蕴结中焦,阻滞肝胆,热(火)甚毒变,耗血动血,变生厥脱、黄疸、血证等多种危证。

"邪气盛则实,精气夺则虚",即表明腹痛有虚实之辨,初病以正盛邪实为主,故其主证为胃腹疼痛,持续不解,剧烈难忍,辗转不安,恶心呕吐。继之可演变成正虚邪恋,相互交错,而症见疼痛持续,皮肤湿冷,淋漓汗出,面色苍白,脉细数等;或正不胜邪,内闭外脱,症见大汗淋漓,喘促不安,神识淡漠,四肢厥冷等。

其治则、方药应用如下。

①疏肝理气:田玉美认为,急性胰腺炎的发病机理是气机郁滞。因此,疏肝理气、通降和胃应是基本治疗原则,方用柴胡疏肝散加味:柴胡、香附、枳实、川芎、白芍、陈皮、青皮、广木香、厚朴、川楝子、延胡索、丹参。田玉美指出:处方中大量使用理气、行气药物,意在尽快畅通气机,阻断病邪热化深入;伍用延胡索、丹参意在活血行气止痛。气机畅通,则疼痛减轻。因饮食不节,过食油腻之品发病者加焦山楂;有胆结石者加金钱草、鸡内金;因虫扰者加川楝子、槟榔。

②通腑泻热:田玉美认为,急性胰腺炎以阳旺热盛之人多发,热变最速,容易形成气机郁滞、实热(湿热)中阻之腑实证。六腑以通为用,以降为顺。热者清之,实者泻之,通腑泻热之品亦常佐用之。方用柴胡疏肝散加大黄、连翘、蒲公英、牡丹皮。田玉美指出:大黄苦寒,气味重浊,入气分,行血分,直降下行,走而不守,能使胃肠、肝胆邪热下行外出;连翘苦、微寒,清热解毒,善理肝气,能疏肝气之郁,利胆腑之热;蒲公英甘、苦,寒,清热解毒,散滞气,化热毒;牡丹皮苦、辛,微寒,清热解毒,凉血活血散瘀。诸药联用,能使邪毒溃败,腑气畅通,实热清解。大黄初用时以生用泡汤或微煎为佳,意在取其峻下,通腑逐邪,待大便通行后改用熟大黄,取其性缓,降顺腑气。连翘、蒲公英剂量宜大,取其重剂,败毒

尤佳。热结甚者加芒硝,气滞重者加厚朴,湿重者加黄连、车前子。

③益气滋阴:田玉美认为,气阴两伤多随气滞血瘀、腑实热结而伴发,根据虚实分辨此时病机,其特点是正虚邪实,相互交错。急症必须急救,扶正祛邪必须同治,即疏肝理气、通腑泻热与益气养阴、扶正固本同用。益气养阴用生脉散。生脉散现有成品制剂——生脉注射液,临床可选用其注射液,意在取其药物能直接由血液入脏腑,迅速恢复耗损气阴,提高机体抗御病邪的能力。若阳气大伤时,可加用人参、制附片煎汤内服,回阳固脱。

4. 泄泻

田玉美在治疗泄泻时常会分三个阶段:第一阶段治在中焦脾胃,以益气健脾、化湿止泻为主,常用参苓白术散加减,炒白术、炒鸡内金常配伍使用,其中炒白术用量可随腹泻程度而加减。若出现腹痛腹泻、便后即舒等肝脾不和之证,常合用四逆散;腹痛甚者加大白芍用量;若出现腹部怕冷、隐痛,呕吐涎水,肠鸣辘辘之脾胃虚寒之证,可合用理中汤,更甚者加大干姜用量。第二阶段中下焦并重,治在脾肾,以补肾健脾止泻为主,常用参苓白术散合四神丸加减。第三阶段以下焦为主,治在肾与大肠,以补肾涩肠固脱为主,辅以健脾升阳,常用真人养脏汤加减。若泄泻时间过久,出现大便后小腹下坠或者脱肛、胃下垂等,可合用补中益气汤。以上三个阶段均可加用利小便之品,而田玉美喜用车前子,取其"利小便以实大便"之意。

（四）肝胆病证

1. 胆石症

（1）邪踞少阳,和下排石

胆石症因情志忧郁、饮食不节、蛔虫上扰等诱发者,常表现为邪踞少阳,里热成实的证候。邪在少阳,症见寒热往来,胸胁苦满,呕恶不止,里有实热则见腹满胀痛,大便秘结,舌苔黄,脉弦数有力等。治宜和解少阳,通腑泻热,利胆排石。田玉美常投以大柴胡汤合自拟"四金汤"（金钱草、郁金、海金沙、鸡内金）加减。基本方：柴胡、黄芩、法半夏、白芍、枳实、大黄、金钱草、郁金、广木香、海金沙、鸡内金、青陈皮。兼湿热郁蒸者加茵陈、栀子，毒热较重者加金银花、连翘、龙胆草、败酱草等。

（2）肝郁气滞，疏运排石

胆石症静止期没有明显症状，有时因饮食不节，情志忧郁而致轻微发作，亦仅表现为右上腹及剑突下部阵发性疼痛。或伴有脘痞、纳减、厌油等显属肝郁气滞，木郁乘土，脾不健运之候，法当疏肝行气，理脾排石。田玉美多用四逆散合自拟二金消石汤（海金沙、鸡内金、王不留行、琥珀）加减。基本方：柴胡、枳壳、白芍、炙甘草、海金沙、鸡内金、王不留行、琥珀、香附、青陈皮、楂曲。若肝郁气滞较甚，加广木香、延胡索、川楝子，若肝络血瘀，加蒲黄、五灵脂；若肝郁脾虚，加白术、茯苓、党参。

2. 酒精性肝硬化合并腹水

酒精性肝硬化是一种严重危害人类健康的常见疾病。在世界范围内其发病率随着嗜酒、酗酒人群的扩大而有所增加；在我国，酒精性肝硬化的发病率亦呈逐年升高趋势。

（1）病因病机

田玉美认为，酒精性肝硬化合并腹水多是醇酒作祟。古代医家认为"酒者，水谷之精，熟谷之液"，其味美，清香可口，少饮可怡神御寒、和畅气血，有消除疲劳之功，故有"医字从酒""医酒同源"之说。然酒乃"损益兼行之物"，古代医家亦认为酒性上升，且大热大毒，为湿邪之最。长期嗜酒必损伤肝脾。肝喜条达而恶抑郁，肝主疏泄，嗜酒伤肝则疏泄失职，必导致肝郁气滞。气为血帅，气行则血行，肝郁气滞，则血行不畅，使脉络瘀阻而形成积聚，肝脏肿大硬化。嗜酒伤脾，脾虚不运，水湿内停，腹部逐渐胀大而形成腹水。

因此，田玉美认为，酒精性肝硬化合并腹水的病机主要在肝脾二脏。证属本虚标实，虚在脾，实在肝，终致气滞血瘀，水停于腹。

（2）辨证治疗

田玉美根据肝脾为主,本虚标实之特点,采用胃苓汤为主方,随证加减治疗酒精性肝硬化合并腹水,每可应手取效。组方:炒白术、防己各 12 g,厚朴、茯苓、猪苓各 15 g,焦三仙各 15 g,青皮、陈皮、广木香、鸡内金各 10 g,泽泻、白茅根各30 g,桂枝、砂仁各 6 g,大腹皮 20 g。方中炒白术甘温,乃扶脾之佳品,培土以制水;猪苓、茯苓、泽泻、防己渗湿利水;厚朴、青皮、陈皮、广木香行气散满,气行则水行;桂枝甘温,通阳化气行水;砂仁芳香,温中健脾;鸡内金、焦三仙意在消食和胃。全方共奏疏肝理气、健脾利水之功。

加减法:两胁胀痛加延胡索、郁金;面色晦暗、舌有瘀点、肝痣、肝掌者加丹参、赤芍;肝脾肿大者加鳖甲、生牡蛎;鼻齿肌衄者加藕节、阿胶;黄疸者加茵陈;合并乙肝者加虎杖、败酱草、红蚤休等;腹水明显者加二丑末,晨间冲服。

（3）调摄护理

田玉美认为,酒精性肝硬化合并腹水,病情危重,病程长,患者思想负担重,常激动易怒,因此,做好其思想工作很重要。田玉美常告诫患者不要激动,清心养病,少管闲事。腹水明显时应卧床静养,避免劳累。在膳食上要给予低盐或无盐饮食,清淡而富有营养,多食豆制品。避免肥厚油腻辛辣过硬的食物,戒烟酒,防止出现吐血、昏迷等危候。

（4）典型病例

潘某,男,46 岁。以腹胀、腹水 3 个月之主诉求治于田玉美。自述 3 个月前开始发现腹胀、腹水,在某医院住院治疗 2 个多月,经化验、B 超、核磁共振等检查确诊为"酒精性肝硬化合并腹水",西医予护肝、利尿、支持、营养等治疗,病情稍有好转而出院。就诊时仍腹胀,腹水(中等量),纳呆,口干口苦,大便干结,小便短少,睡眠差。既往史:否认病毒性肝炎、血吸虫病史。平素嗜酒成性,每日 4～6 两,酒龄 20 余年。检查:慢性肝病面容,面色晦暗,颈胸部有数枚蜘蛛痣,腹隆起,腹水征(＋＋),肝肋下 2 cm,质中硬,脾可触及。舌质暗、苔白厚腻,脉弦细。田玉美辨证属脾虚湿阻,肝郁血瘀之臌胀,治以健脾利水、疏肝活血为法,方选胃苓汤加减。处方:炒白术、猪苓、草果、丹参、生牡蛎各 15 g,茯苓 20 g,焦三仙各 20 g,白茅根、楂曲各 30 g。随证加减 2 个多月,腹水消失,肝功能复查示已恢复正常。

3. 臌胀

臌胀是指腹部胀大如鼓的一类病证,临床以腹大胀满、绷急如鼓、皮色苍黄、脉络显露为特征。根据临床表现,本病类似西医学所指的肝硬化腹水,包括病毒性肝炎、血吸虫病、酒精中毒、胆汁淤积、营养不良等多种原因导致的肝硬化腹水。其病因主要是酒食不节、情志刺激、虫毒感染、病后续发,病机主要为肝脾肾受损,气滞血结,水停腹中。田玉美认为臌胀虽有血结的病机,但臌胀患者容易出血,动血之药慎用,以免引起大出血,危及生命。所以田玉美临证时,对于臌胀患者几乎不用活血之品。常选用中满分消丸、中满分消汤、胃苓汤、茵陈五苓散等方剂加减治之。

(1)中满分消丸

中满分消丸出自李东垣的《兰室秘藏》,其曰:"或伤酒湿面及味厚之物,膏粱之人,或食已便卧,使湿热之气不得施化,致令腹胀满,此胀亦是热。治热胀,分消丸主之。"又曰:"中满分消丸治中满热胀、鼓胀、气胀、水胀,此非寒胀类。"可见中满分消丸治疗的是湿热中阻型臌胀。其病因病机主要是饮食不节,嗜食肥甘厚味,致使湿热内生,中焦气化不利,不能制水,导致水湿内停,形成臌胀,治以清热利湿、行气消胀为法,故以中满分消丸为主方。方中厚朴、枳实行气而散满;黄连、黄芩泻热而消痞;姜黄、砂仁暖胃而快脾;干姜益阳而燥湿;陈皮理气而和中;半夏行水而消痰;知母治阳明独胜之火,润肾滋阴;猪苓、泽泻泻脾肾妄行之水,升清降浊;少加人参、白术、茯苓、甘草以补脾胃,使气运,气运则胀消。

(2)中满分消汤

中满分消汤亦出自李东垣的《兰室秘藏》,其曰:"如或多食寒凉及脾胃久虚之人,胃中寒则胀满或藏寒生满病,以治寒胀,中满分消汤主之。"又曰"中满分消汤治中满寒胀,寒疝,大小便不通,阴躁,足不收,四肢厥逆,食入反出,下虚中满,腹中寒,心下痞"。由此可知,中满分消汤主治的是寒湿中阻型的臌胀,并可看出其病因病机主要是贪凉饮冷,损伤脾胃,使寒湿内生,阻滞中宫,制水不利,治以温中化湿、利水消胀为法,故以中满分消汤为主方。方中川乌、干姜、生姜、吴茱萸、荜澄茄、益智仁、草豆蔻除湿开郁,暖胃温肾,以去其寒;青皮、厚朴消其满;升麻、柴胡升其清;茯苓、泽泻泻其浊;人参、黄芪补其中;陈皮、木香调其气;当归和其血;麻黄发其汗,亦倚其提壶揭盖之用;半夏燥其痰;黄连、黄柏去湿中之热,热因寒用也。

（3）胃苓汤

胃苓汤由平胃散合五苓散而成,出自朱丹溪的《丹溪心法》,用以治水湿内盛之泄泻,推而广之亦可治疗水湿内盛之臌胀,如李中梓在《医宗必读》中即以此方治疗臌胀。方中平胃散燥湿运脾,和胃消胀;五苓散温阳化气,利水消肿。合两方以奏化湿消胀、利水消肿之功。

（4）茵陈五苓散

茵陈五苓散出自张仲景的《金匮要略》,其曰:"黄疸病,茵陈五苓散主之。"茵陈五苓散由茵陈合五苓散组成,本用来治湿重热轻之黄疸（病机为湿热阻滞,湿重热轻,郁而发黄）。田玉美认为,治病之要在于认准病机,只要病机相同,亦可用于治臌胀,且黄疸和臌胀常常同时出现。方中茵陈主黄疸而利水,五苓散利水消肿。全方既可利胆退黄,亦可利水消胀。

臌胀是中医内科"风、痨、臌、膈"四大难证之一,其临床治疗较为棘手。田玉美根据临床辨证,活用中满分消丸、中满分消汤、胃苓汤、茵陈五苓散等方剂加减治之,有时也可取得满意的疗效。田玉美在治疗臌胀时实际上也始终秉承着《金匮要略》首篇所说的"见肝之病,知肝传脾,当先实脾"的思想,几乎每个治疗臌胀的处方中都有健脾和胃之药。田玉美治疗臌胀的经验值得临床认真研究思索,用心领悟。

4. 急性黄疸

田玉美认为急性黄疸型肝炎起病急,先有发热、乏力以及食欲减退、恶心、厌油腻等消化道症状,继之出现尿黄及巩膜、皮肤黄染,可伴肝脾肿大及触痛,肝功能异常。该病外因湿热疫毒、饮食不节,内因脾胃虚寒、气滞血瘀,与湿邪关系密切,辨证应以阴阳为纲,治疗原则均以化湿利水为主。田玉美指出,黄疸病,当以清利湿热为治,故《金匮要略》言:"诸病黄家,但利其小便。"这是一般规律,但不能忽视特殊情况,即黄疸患者,其小便若非深黄则并非非利小便不可。田玉美认为,时下治黄疸,动辄茵陈蒿汤、栀子大黄汤、茵陈五苓散,而不太注重辨别患者小便黄色之深浅,尤其是一部分入门不久或尚未入门的中医、西学中医大夫,见到肝炎即清热解毒,殊不知寒热虚实皆可导致炎症。故相当一部分患者疗效不理想,甚或越治越重,其原因是清利之品重伤了患者脾胃。其所以言"重伤",是因为"脾色必黄,瘀热以行"是《金匮要略》对黄疸病病机的高度概括。谷疸、酒疸均系湿热困脾所致,而女劳疸则系肾病反侮于脾所致。故田玉美治黄疸十分注重顾护脾胃,见到不对症之方,常感叹"弄得不好就要败脾胃"。几病共存,急者为先。当新病与痼疾并存时,张仲景或先治新病后治痼疾,或治新病的同时兼顾痼疾,故有"夫病痼疾,加以卒病,当先治其卒病,后乃治其痼疾也","喘家作,桂枝汤,加厚朴杏子佳"等宏论;而田玉美独辟蹊径,但治痼疾而不治新病,盖新病源于痼疾也,犹如"先病水,后经水断……去水,其经自下"之例。

(1)表邪黄疸证治

田玉美认为,表邪黄疸用汗法为正法,即《黄帝内经》所谓:"其在皮者,汗而发之"。张仲景采用桂枝加黄芪汤祛风散寒,解肌发汗。祛除在表之湿热的前提是有汗,而本病身无汗,应与之区别。治以发散风寒,解表祛湿,方用荆防败毒散。荆防败毒散出自《摄生众妙方》,该方以制荆芥、防风、羌活解表散寒;羌活、独活发汗解表,祛风散寒,羌活偏身之上,独活偏身之下;川芎止头身痛,柴胡、薄荷解表疏风,太阳、少阳均治;枳壳、桔梗宽中下气,宣通肺气,一升一降,将胸中之郁气散开;茯苓、甘草化痰和中,可缓和辛燥之气。全方可使表里宣通,湿热蕴结之邪得以外泄,其疸即愈。

（2）胆胃不和黄疸证治

本病证为胆胃不和，痰热内扰。痰热内阻，气机不畅，故心胸、胁肋、胃脘部疼痛；胆胃不和致脾失健运，故出现欲吐、腹满、口苦等症状；痰热内扰，故失眠多梦；痰热内阻，清阳不升，故精神疲惫；胆胃不和，肝失疏泄，故出现黄疸；舌、脉亦为之佐证。张仲景针对肝木横克脾土的腹痛而呕型黄疸病采用小柴胡汤疏肝清热，和胃降逆，即《金匮要略·黄疸病》第二十一条所言："诸黄，腹痛而呕者，宜柴胡汤"。田玉美认为胆胃不和证，多湿热为患，其标在肝胆，本在脾胃。该病一派脾胃证候，病位在脾胃而不在肝，当以理气化痰、清胆和胃为治法，兼疏肝泻热，活血止痛，方用黄连温胆汤与金铃子散加减。黄连温胆汤由唐代孙思邈《千金要方》中温胆汤演绎而来，方中半夏降逆止呕、燥湿化痰；胆胃不和于中焦，故不用枳实而用枳壳，重在行气消痰，使痰随气下；陈皮理气燥湿；茯苓健脾渗湿；郁金、菖蒲开窍醒神；黄连泻心火；酸枣仁养心安神。金铃子疏肝气，泄肝火；延胡索行血中气滞，气中血滞，二味相配，一泄气分之热，一行血分之滞，使肝火得清，气机通畅，则诸痛自愈。整方共奏清热化痰、疏肝泻热、活血止痛之功效。

（3）产后黄疸证治

本病证属脾胃虚弱，气血亏虚。张仲景治疗男子黄疸证属脾胃虚弱、气血亏虚者，用小建中汤温中补虚，调补气血，即《金匮要略》所言："男子黄，小便自利，当与虚劳小建中汤"。然田玉美认为治疗女子产后黄疸必须顾及产后三大特点：一是气虚，二是血少，三是精亏。故治当大补气血，方用十全大补汤加减。此方由八珍汤加黄芪、肉桂组成。方中以四君子汤大补脾胃之气，四物汤养血活血，滋阴和营，更以肉桂、黄芪温阳益气，鼓舞气血生长，佐以生姜、大枣，鼓舞脾胃之气，以资气血生化之源。诸药合用，共奏补脾益气、滋补阴血之功。

（4）火毒黄疸证治

临床上众多医家见黄治黄，并未见其效，田玉美认为针对临床症状辨证论治非常重要。本病证属实热火毒，三焦热盛。临床表现以全身瘙痒、皮肤溃烂为突出，急当治标，治以泻火解毒，方用黄连解毒汤加减。方中以黄连泻心火，兼泻中焦之火;黄芩泻上焦之火;黄柏泻下焦之火;栀子通泻三焦之火,导以下行;地肤子利小便,清湿热;白鲜皮清热燥湿,祛风止痒;金银花宣散风热,清解血毒;连翘清热解毒,散结消肿,疏散风热;焦三仙消食导滞,健脾和胃。诸药合用,泻火解毒之效甚著。

5. 急性胆囊炎

(1)病因病机

田玉美指出,急性胆囊炎以突发性胁痛、恶心、呕吐、恶寒、发热为常见症状,甚时呈现黄疸,其中以胁痛为主证。其病应属中医学肝胆病"胁痛""黄疸"范畴,病位主要在肝胆,尤重在胆腑。肝在胁下,胆附于中,肝藏血,主疏泄条达,使气机循行有常,其性升发;胆藏精汁,主决断,助脾胃之消化,使之纳运有序,其性通降。肝与胆,经脉络属,一脏一腑,互为表里。生理上一升一降,相互依存为用,病理上升降失司,相互影响传变。肝之疏泄失司,可致胆汁通降不利,胆之精汁失泻,亦可逆滞肝脏,致其疏泄条达失职,故肝胆之病多见胁痛、黄疸等症。肝胆病证,缘病因不同,受邪先后主次有别,其表现同中有异。责之肝脏之胁痛,多因情志不遂诱发或加剧,为无形之气郁,故痛多呈发作性,表现为隐隐胀痛,或灼痛、钝痛,情绪舒畅则缓解或减轻;责之胆腑之胁痛,多因饮食不慎或虫积、结石阻滞而发病,为有形之邪阻滞,故痛之持续,表现为剧烈胀痛,或钝痛、绞痛,甚时胆汁受阻,不循常道,外溢肌肤而病黄疸。又因胆滞胃逆,消化功能失调,病中每见恶心、呕吐、腹胀、纳呆;湿热内蕴,气机失畅,故恶寒、发热,待其胆腑泻下通畅,病证方能缓解。根据急性胆囊炎的临床特征分析其病位,中医责之肝胆,而尤重在胆腑,符合中医生理病理。分析病因,或因饮食不节,嗜食肥甘,土壅木郁;或因起居不慎,外邪入侵,传入少阳;或因情志失调,伤及肝胆;或因结石、虫积阻滞等。然其病机则一,即肝脏失疏,胆腑失通,气机郁滞,湿热内蕴,不通则痛。气机郁滞,胆腑失通是发病关键。因胆藏精汁,内寓相火,性喜清降,藏泻动态有常而恶抑郁。胆腑因气机郁滞而失通降,湿热内蕴因胆汁内滞而滋生。胆腑失通尤易发生于素体阳旺或胆腑素有结石阻滞者。

（2）治则（方药应用）

①疏肝利胆：田玉美指出，本病发病机制是肝郁胆滞，关键是胆腑失通。由于肝胆生理病理密切相关，胆之通降有赖于肝之疏泄。因此，疏肝理气、通降利胆应是基本治则。方以大柴胡汤加味。药用：柴胡、黄芩、枳实、赤芍、法半夏、大黄、川楝子、广木香、郁金、延胡索。方中柴胡、黄芩同用，清解少阳邪热；大黄、枳实同用，清泻阳明胃肠实热。诸药同用，共奏外解少阳、内泻阳明邪热之功。实际上，大黄、枳实因行经肝胆，能通降利胆，临床每用，颇有捷验。故急性胆囊炎选用此方。伍用川楝子、广木香、郁金、延胡索意在加强行气解郁，利胆通腑，阻止病邪深入之效，同时，活血止痛，减轻痛苦。因进食油腻之品发病者加焦山楂；素有胆囊结石者加金钱草、鸡内金；虫扰者加槟榔、乌梅；大便闭结者加芒硝；气滞者重加厚朴。

②利湿清热：田玉美指出，胆为少阳，少阳为热，内藏胆汁，最畏气滞，特别是素体阳盛或胆囊内有结石者，尤其如此。一有气滞，易从热化，演生湿热内蕴，是以湿热内蕴在胆腑病变时累见不鲜。急性胆囊炎每兼见此证，则用利湿清热法。方以大柴胡汤加金银花、连翘、蒲公英、金钱草、薏苡仁、茯苓。所加药物甘、淡，不甚苦、寒，善疏肝利湿，清热解毒，不易伤脾碍胃，为此病证必不可少之用药，且用量宜大，不必顾虑，取其重剂迅速清除湿热，阻截病程以免变生黄疸。兼黄疸者，加大茵陈用量，加强疏肝利胆退黄；热甚者酌选红蚤休、紫花地丁、龙胆草、虎杖、败酱草等清热解毒、凉血散热之品，谨防耗血动血于未然；湿甚加藿香、猪苓、滑石，取其芳化淡渗、分消湿浊。

③行血活血：田玉美指出，气行血行，气滞则血瘀。为急性胆囊炎患者进行气血辨证时，每兼血瘀，则佐用行血活血化瘀法。药用川芎、丹参、赤芍、桃仁、鸡血藤之属。川芎、丹参现被分别制成川芎嗪注射液、丹参注射液，临床可选用此类药物，因其能直接从血液入脏腑，直达病所，行血活血化瘀，尽快使瘀消气畅，肝胆康健。亦可在大柴胡汤中同时伍用上述活血之品。

6. 慢性乙型病毒性肝炎

慢性乙型病毒性肝炎（简称慢性乙肝）是 HBV 感染引起的具有慢性肝炎组

织学改变特征的病理过程。临床上以食欲减退、恶心、厌食、腹部胀痛不适、倦怠乏力，甚至黄疸、肝脾肿大等为主要表现。祖国医学并无此病名，根据症状可归属于"黄疸""胁痛""臌胀"等病证范畴。

田玉美认为慢性乙肝病位多在肝脾，常累及胆、胃、肾，湿、热、毒、瘀、郁为其主要致病因素，湿热毒邪为主因，气滞血瘀为病理因素。因邪气犯肝，肝疏泄失常，气机不畅；脾胃功能虚弱，脾运化水谷精微输布全身的功能不足，则气血生化乏源。另外，随着病情发展，病变多累及胆、胃、肾。

临证时，田玉美认为慢性乙肝患者临床表现复杂，病机多变，常多证同见或相继出现，因此对于这种患者，期冀一法治愈是不切实际的，田玉美往往嘱咐其每周来复诊，以便调整方药。

（1）脏腑相关，多因相杂，邪正相争，虚实夹杂

田玉美认为慢性乙肝早期多因湿热毒邪侵袭，但正气不虚，故多为实证，患者多表现为目黄、身黄、口苦、小便黄、大便溏、舌苔黄腻、脉滑数或弦数等湿热证候。湿热聚集于肝脏，妨碍了肝藏血及疏泄功能，气血津液不能正常濡养肝脏，表现为口苦、目黄、身黄、肝区胀痛等；湿热蕴结脾胃，使脾运化功能降低，则可见纳呆、恶心、厌食、大便溏等；湿热下注膀胱，则可见尿黄、涩少而痛等。湿热为慢性乙肝患者的主要病性。湿热瘀毒郁结是本病的始动因素，常出现湿热蕴结、气滞血瘀、湿热中阻等证，中晚期湿热与瘀毒郁久，耗损正气，进一步形成新的病理产物，如脾虚则水液运化不畅，气虚则血不行，出现瘀水互结等虚实夹杂之证，亦可出现阳虚、血虚、阴虚等。故此病多表现为邪实正虚、虚实夹杂之证。

（2）慢性乙肝的常用治法

①四诊合参定五大治则：针对慢性乙肝湿热毒瘀郁夹杂、本虚标实的病机特点，田玉美四诊合参提出治疗慢性乙肝的五大法则，即"清、疏、运、化、补"五法："清"即清热解毒、清热燥湿、清热利湿、清肝泻火；"疏"即疏肝解郁、调肝运脾；"运"即健脾助运、健脾和胃；"化"即化痰湿、化瘀血；"补"即滋补肝肾、调补脾胃。湿热疫毒邪气是慢性乙肝发生的重要原因之一，故慢性乙肝治疗重视清

热解毒之法。慢性乙肝的早期，外在的湿热邪毒与内生湿热相合，是慢性乙肝急性发病的基本病机，湿与热胶结难除，故此时急当清热解毒，以祛除外邪。慢性乙肝多以湿热为患，但湿热在每位患者所表现的部位和轻重程度不同，故临床应当辨证论治，灵活运用清热解毒之法。如慢性乙肝后期肝肾不足，多加用滋补或平补肝肾之法，不可一味使用清热解毒法。

②治肝必实脾，健脾需疏肝：田玉美以调肝运脾之法治疗慢性乙肝也很常见，肝调达疏泄以行气，脾健运则生化有源，同时强调辨病与辨证相结合，扶正与祛邪同用，标本兼治，治疗当连续长期，忌间断治疗。田玉美认为肝与脾关系密切，二者同居中焦，肝主疏泄，脾主运化，肝得脾之运化则疏泄有常，脾得肝之疏泄则水液得以散布，遵张仲景《金匮要略》中治肝当先实脾之经旨，田玉美在治疗慢性乙肝时基本方多有补脾健脾运脾之药以时刻顾护后天之本，如临床根据病情常采用四君子汤等健脾方加减，清肝热又不苦寒以致伤胃，滋肝阴而不碍脾胃。

③活血化瘀与软坚散结并用：田玉美认为，慢性乙肝发病日久可有血瘀表现。因病程日久，正气多耗损，气虚则血不行，湿阻则气机不畅，肝气郁滞，病情由气入血，血行不畅，瘀滞肝络，甚至瘀血完全阻滞脉道，血溢脉外而出现呕血、便血等症状。瘀血既是病情发展的病理产物，又是慢性乙肝的致病因素，往往此时患者病情已发展至中后期，所以田玉美常将活血化瘀与软坚散结法合用，选用赤芍、牡丹皮、丹参、当归、三七等既活血又能养血而不破血动血之品，选用海藻、昆布、牡蛎、鸡内金、鳖甲等既能软坚散结而又不耗伤正气之品。田玉美强调，对于病情较重者，切不可盲目使用破血动血等峻猛之药，因此类药最易引起胃底食管静脉曲张破裂出血，从而使病情难以控制而加重。

④利湿退黄，重剂利水，中病即止。黄疸与腹水是慢性乙肝常见的症状，黄疸多见于慢性乙肝病毒活动期。田玉美多遵《金匮要略》"治黄必治血、血行黄自去"之经旨，重用利湿退黄药物的同时加用活血化瘀药物，常用茵陈、牡丹皮、败酱草等，使湿除黄退，中病即止。肝炎肝硬化失代偿期，常形成难治性腹水，部分患者伴随消化道出血、肾功能不全等涉及多器官的严重并发症，虽经住院

治疗,但腹水反复发作,消退不明显。对于此类腹水,田玉美认为当用重剂利水,必要时使用峻下逐水药,常用药物为茯苓、猪苓、白茅根,其中茯苓、白茅根常30 g以上,对于顽固性腹水患者,有时使用牵牛子泻下逐水,但应当中病即止,不可攻伐太过,即《黄帝内经》所谓"衰其大半而止"。同时,田玉美强调要密切注意病情发展,慢性乙肝后期以正虚邪盛、虚实夹杂为主,当扶正固本以助正气。饮食上也应多补充蛋白质,有助于疾病恢复。

(五)肾膀胱病证

水肿病

水肿病涵盖西医学中的急慢性肾小球肾炎、肾病综合征、充血性心力衰竭、内分泌失调以及营养障碍等疾病所出现的水肿,其发病率较高。田玉美秉承家学,旁及诸家,在继承《黄帝内经》《金匮要略》以及后世医家关于水肿病治疗思想的基础上,结合多年的临床经验,形成了独特的辨治水肿病的临证经验,现将其经验介绍如下。

(1)启蒙于《黄帝内经》

田玉美自幼熟读《黄帝内经》,故书中所阐述的有关"水"的理论思想在其辨治水肿病的经验中可见一斑。

《黄帝内经》认为水肿病的病因主要责之于外感和内伤,其中外感包括外感风邪、寒邪、湿邪,内伤包括饮食、劳倦、情志等;病机为阴阳气化失衡,脏腑功能失调;病变脏腑主要涉及肺、脾、肾,与肝、三焦、膀胱有关。如《素问·汤液醪醴论》中提到"其有不从毫毛而生,五脏阳以竭也",《素问·水热穴论》云"故其本在肾,其末在肺,皆积水也",《素问·至真要大论》中"诸湿肿满,皆属于脾"。并设立其治疗大法为"平治于权衡""去宛陈莝""开鬼门""洁净府"。

(2)根源于《金匮要略》

田玉美从事《金匮要略》教学 40 多年,对《金匮要略》有深刻的认识。其对水肿病的认识深受张仲景的影响。

书中第十四篇重点阐发了水气病即水肿病的发病机制主要与感受外邪及肺、脾、肾三焦功能失调相关,也与气化失司、血行不利有关;在治疗方面,提出腰以上肿当发其汗,腰以下肿当利小便,以及对病水腹大、小便不利者可采用攻下逐水的治疗大法。张仲景对水肿病的认识较《黄帝内经》更加完善,但就水肿病的五脏水和正水、石水的治疗阐述不多。列举的方药包括:治疗风水表虚证的防己黄芪汤,治疗风水夹热的越婢汤,治疗皮水脾虚的防己茯苓汤,治疗皮水夹热的越婢加术汤,治疗皮水郁表的甘草麻黄汤和治疗皮水阳郁的蒲灰散等。

(3)临证发挥,独树一帜

①水肿病发病多为脏腑失调、外邪入侵所致。田玉美在辨治水肿病过程中亦强调外感、内伤的重要性,这与《黄帝内经》《金匮要略》的思想不谋而合,然其在具体内容方面有所发挥:其病理因素除了风、寒、湿外,还包括热、毒、瘀、痰、宿食等。根据五脏相关论提出,其病变脏腑关乎心、肝胆、肺、脾胃、肾、大小肠、三焦、膀胱,其中尤以肺、脾、肾最为关键,因肺主一身之气,为水之上源;肾为先天之本,是真阴真阳所在,为水之下源;脾为后天之本,是气血生化之源,为水之枢纽。其发病机制极为复杂,不是单纯的外感或内伤为患,而往往是素体虚弱、情志失调、饮食失节、外感六淫和瘀血等诱发所致,与西医所说的慢性肾炎因呼吸道感染导致急性发作而出现水肿的机制相似,具体可概括为:风邪袭表,肺失宣降,不能通调,停水外溢;热毒伏于内,与水相搏,外溢肌肤;肺、脾、肾三脏功能失调;肾阳不足,寒凝血脉,血瘀内停而外渗肌表;脏腑之阳气亏虚致水液停留等。因此,田玉美临证时多扶正祛邪之法并用。

②水肿病辨证往往首辨阴阳,次辨脏腑。田玉美熟谙中医经典,领略到中医辨证精华在阴阳、脏腑,并将这一辨证思想应用到水肿病,形成了"首辨阴阳、次辨脏腑"的独到辨治水肿病的学术思想。首先,其所谓的"首辨阴阳"不仅仅局限于"阴水"和"阳水"这两种不同水肿的虚实属性,而且从水肿病的病因、病机、辨证施治及预防调护等整个过程中都始终分析阴阳属性,避免犯虚实之戒。其次,需要通过进一步分析疾病的具体病理变化来辨别病性之阴阳,此时须落实到脏腑上来,即"次辨脏腑"。田玉美还指出,阴阳理论,可指导分析药物的寒

热属性，而脏腑辨证，可指导分析药物的脏腑归经，使药物更好地到达病变部位。

③水肿病的治法强调五脏并调，重在肺、脾、肾。心阳推动津液和血液运行。脾主运化，一方面可直接将津液向四周布散至全身；另一方面又可将津液上输于肺，通过肺的宣发肃降作用，将津液输布全身。肾主津液，体现在肾阳的蒸腾气化推动津液的输布。肝主疏泄，气行则津行，从而促进了津液的输布环流。三焦为"决渎之官"。气为水母，气能化水布津。由此可见，五脏六腑功能失调均能导致水肿病的形成。由于六腑从属于五脏，五脏调，则六腑顺，因而在治疗上，田玉美强调五脏并调，重在肺、脾、肾三脏。例如，治疗因风邪束肺，肺失宣降，肺闭水停而导致的水肿、小便不利时，他根据"肺为水之上源，上焦不通则下焦不泄"这一原理，治以解表宣肺之法，肺气宣降，水道通畅，则浊邪易降，小便通利。由于"脾为肺之母"，常佐以健脾益气的药物；脾气健，则肺气得旺，其解表宣肺、通调水道的功能才能更好地发挥。同时，"肾主水，司膀胱开合"，所以需要配合调节膀胱开合的药物，以达到利水消肿的目的。他的这一治疗思想，运用在临床上治疗水肿病时收效颇丰。

④水肿病用药涵盖治水、治气、治血之意。水肿病以身体浮肿而重为主要临床表现，多由水湿泛溢肌肤所致，故田玉美在治疗水肿病时，非常注重治水。然气不行则水不利，"气虚则水停"，"气郁则水不行"，又"血不利则为水"，故其又提出，临证时可气水同治，或血水同治，或气血水同治。治水是标，治气、治血是本，标本兼治才能收到最理想的疗效，达到治根的目的。一般而言，水肿病危急者往往以治水为先；水肿病轻浅者以治气、治血为要。治气方面，如水湿在外在上，多取麻黄、杏仁；兼有阳虚，则配附子；水湿在下在里，多用茯苓；水湿偏于表兼气虚，则用防己配黄芪。治血方面，多喜用丹参、红花、桃仁、川芎、当归等。

⑤水肿病辨治提倡预防，重视调护。田玉美强调水肿病的发病受多种因素的影响，故预防第一，治疗第二。由于气与水之间关系密切，故其提出调摄情志可以起到预防水肿的作用，即《素问·上古天真论》中提到的"精神内守，病安从来"的思想。在饮食方面，他指出，合理饮食不仅有助脾胃健运，还可以促进水液的代谢，如薏苡仁、赤小豆、莲子米、冬瓜、山药等食物有利于体内水湿的排

出,同时健补脾气,促进水液的代谢。在日常起居方面,他认为居住环境要干燥,平常要避免冒雨涉水,以防水湿之邪入侵;适当进行锻炼有助气血的运行,同时可以增强人体正气,但需注意劳逸结合,以不感疲劳为宜;尤应节制房事。因"劳则气耗",过劳易致气虚,气虚则水停,水肿病亦随之发生。

（六）气血津液病证

1. 郁证

《论衡》言:"物实无中核者谓之郁。""郁证"病名始见于明代虞抟所著《医学正传》,然而明代以前,《金匮要略》就已经记载了"脏躁"及"梅核气"两种属于郁证的病证。元代朱丹溪首创了"六郁学说",即气郁、血郁、湿郁、热郁、痰郁、食郁,并拟创了相应的治郁方剂,如六郁汤、越鞠丸等。张景岳的《景岳全书》阐述了三种郁证——怒郁、思郁、忧郁。叶天士在《临证指南医案》中记录了大量的郁证医案,并首次强调心理治疗的重要性。现如今将以心情抑郁、情绪不定、胸胁胀闷,或易哭易怒,或咽中有异物感等为主要临床表现的病证定义为郁证。

在古人的基础上,现代中医通过临床研究对郁证的病因病机提出了众多见解。李健等提出郁证可以从刚柔辨证的角度分析,素体阳刚,肝气疏泄太过,七情刺激,肝火上逆伤阴,此为刚证的病机;素体阴柔,肝气疏泄不及,七情刺激,肝郁湿困伤阳,此为柔证的病机。现代名医赵绍琴认为气郁分为情志之郁和非情志之郁,分别为情志失调和有形之邪阻滞气机所致;六郁中,诸郁日久不解,必成火郁,多由有形之邪阻滞,气机不畅,腠理郁闭,热积于内,无从宣泄。张念志认为郁证的病位在肝,可牵连心、脾、肾,气机阻滞为其主要病机。肝失疏泄,肝木乘脾土,肝脾不和;气郁化火扰心,致心肝火亢;久则化火伤阴,致心阴失养,因乙癸同源,致肾阴损耗。王珑等提出从肺治郁,"诸气膹郁,皆属于肺",诸气气郁可通过肺失宣降表现出来;又肝肺一升一降,气机相合,若气机失调,木侮金或金克木,则导致情绪抑郁。

田玉美认为少阳是人体气机运行的枢纽,少阳枢机不利,会形成肝胆气郁、胆郁痰扰之证。少阳枢机不利,痰热内扰,情志失疏,发为郁证。人的情志的正常活动以五脏精气的充盈及气血的畅达为基础。肝主疏泄,可调畅气机,促进气血运行,对人体情志活动的调节发挥重要作用。又因现代人工作繁忙,生活压力较大,情志不遂者十之八九,故而易变生多种疾病。若情志不畅,忧郁恼怒,易致肝气亢盛或气郁不疏,会出现肝木乘土,致使胃气阻滞,胃失和降,引发胃胀。因此,田玉美治疗由情志因素造成的胃痛时多以疏肝为主。心气不足者,可加黄芪、桂枝,合炙甘草通阳化气;心火偏亢者,可加生地、黄连清心泻火;心阴亏者,可加生地、玄参、黄连滋阴清热。情志症状严重者,可酌情添加茯神、远志、酸枣仁、煅龙骨、煅牡蛎等安神之品。《丹溪心法》言:"气血冲和,万病不生,一有怫郁,诸病生焉,故人身诸病,多生于郁。"气机逆乱、升降失常,中焦失斡,三焦不畅,致气机不利,津液停聚,痰涎内生则百病生焉。常用温胆汤以豁痰行气,清净胆腑,恢复胆气的条达常温之性,从而梳理三焦气机,使水精畅行,气以胆壮,则邪不可干。方中半夏长于降气;竹茹和中降逆,以化痰为主,如《血证论》中有"竹茹以清膈上之火……用治痰气呕逆为宜";生姜和胃降逆;橘皮行胸脘之气;枳实行肠中之气,兼破滞导滞之功;甘草配生姜以和中。诸药合用,以疏利气机,尤以疏调肝胃之气为长,又能和中降逆,还有化痰之功。温胆汤方中虽多化痰之品,但非专为化痰而设。本方以疏调气机、和胃降逆为主,其所治之痰乃因郁而生。宋代陈言《三因极一病证方论》曰:"温胆汤治心胆虚怯,触事易惊,或梦寐不祥,或见异物致心惊胆慑,气郁生涎,涎与气搏,变生诸证,或短气悸乏,或体倦自汗,四肢浮肿,饮食无味,心虚烦闷,坐卧不安。"《景岳全书》曰:"温胆汤治气郁生涎,梦寐不宁,怔忡惊悸,心虚胆怯,变生诸证。"

生脉散亦常用之,该方包括人参、麦冬、五味子三味药,原用于治疗暑热损伤元气、阴液亏耗的气阴两虚之证。此三味药性味功效首见于金代医家张元素所著《医学启源》,其卷下言:"人参气温味甘,治脾肺阳气不足,及肺气喘促,短气少气,补中缓中。""五味子气温味酸,大益五脏气。""麦门冬气寒,味微苦甘,治肺中伏火,脉气欲绝。加五味子、人参二味,为生脉散,补肺中元气不足,须用之。"其后,金代医家李东垣将三味药命名为生脉散,其《内外伤辨惑论》言:"圣人立法,夏月宜补者,补天真元气,非补热火也,夏食寒者是也。故以人参之甘补气,麦门冬苦寒,泻热补水之源,五味子之酸,清肃燥金,名曰生脉散。"汪昂在《医方集解》中进一步阐述:"人参甘温,大补肺气,为君;麦冬止汗,润肺滋水,清心泻热,为臣;五味酸温,敛肺生津,收耗散之气,为佐。盖心主脉,肺朝百脉,则元气充而脉复,故曰生脉也。"现代药理研究发现,生脉散对心脏具有多重药理作用,如保护心肌细胞,减少细胞凋亡,增强心肌收缩力,保护心肌线粒体的能量代谢,改善心肌缺血,减轻心肌缺血再灌注损伤,防止心肌钙超载损伤,双向调节血压和心率等。

田玉美辨治郁证时重视痰湿及阴亏对人体的影响,多用温胆汤合生脉散加减,临床尤效。

因为现代饮食、作息和工作习惯的改变,嗜食肥甘厚味导致痰湿困重,电子产品的过度使用和沉迷网络世界不舍昼夜引发阴液亏耗,工作压力大致使七情过极,郁证患者越来越多。有是证,用是方,用是药,辨病辨证求因求本,药方中每一味中药都有其所以然,遣方用药尽量精简。

2. 血证

（1）止血必化瘀,常用梦觉方

大凡血证之治,多遵唐容川《血证论》止血、消瘀、宁血、补虚四法,分段施治,但田玉美认为止血、消瘀宜同时并进,不可截然分开。因为血证出血俱为离经之血,多有瘀血滞留,瘀血阻滞经络是引起出血最重要的继发性病理因素;所以在治疗血证时,切记审证求因,针对引起瘀血的原因加以治疗,使瘀血化散,气血调和,这才是治本之法。正如缪仲淳治血三要法中把"宜行血不宜止血"列为第一条。滑伯仁也说:"血溢、血泄、诸蓄血证,其始也,予率以桃仁、大黄行血破滞之剂折其锐气,而后区别治之。"他们都主张以活血行血的方法达到止血的目的。田玉美常用梦觉道人（周学霆）《三指禅》悬拟方减味。方中三七活血化瘀,止血而不留瘀;郁金行气活血;大黄釜底抽薪,以开下行之路,炒炭兼有止血之妙,且能入血分破瘀逐陈。三药性平和缓,不寒不热,和营止血,消瘀而不伤正,诚化瘀止血之妙品也。临证再配合针对出血(瘀血)之原始病因(如血热、气虚、气逆等)综合施治,务在祛除一切影响气血妄行的因素,"令其调达,而致和平",则血行自能归经,不止血而血自止。

(2)治血必治脾,首选归脾汤

田玉美认为脾主运化,输布水谷精微,升清降浊,为气血生化之源。脾又具统血之功能,气血正常运行尤赖脾气统摄,故治血证必治脾。特别是一些疑难血证,只有从脾论治,才能从错综复杂的证候中抓住关键。正如唐容川《血证论》所云:"血生于心火而下藏于肝,气生于肾水而上主于肺,其间运上下者,脾也……人之既育,以后天生先天,故水火两脏全赖于脾,食气入胃,脾经化汁,上奉心火,心火得之,变化而赤,是之谓血……可知治血者,必以脾为主,乃为有要"。在选方上,田玉美首选归脾汤为基本方,随证加减而调理血病。尝引赵献可《医贯》解释其方义,云:"心生血,脾统血,肝藏血,凡治血证,须按三经用药,远志、枣仁补肝以生心火;茯神补心以生脾土;参、芪、甘草补脾以固肺气;木香香先入脾,总欲使血归脾耳。"

(3)病久必及肾,脏连丸最妙

肾主藏精,精与血互生,精足则血旺。同时,肾主骨生髓,骨髓是造血的主要场所,因此,血证必然病肾。张景岳说:"五脏之伤,穷必及肾。"田玉美认为血证亦然,血证日久,必损肾精,故肾阴虚为疑难久治不愈的血证之根本。但血本属阴,宜静不宜动,火盛则动。若血妄行,治其出血,亦必治其火。可见血证日久,多为阴虚阳亢之证,以肾阴虚损为本,壮火复炽为标,治宜以育阴泻火,标本兼顾为法。田玉美在长期的临床实践中,常用滋阴脏连丸加减而挽大证。考该方原载于《血证论》,唐容川用于肠风、脏毒下血。唐氏曾盛赞其功:"凡肠风、脏毒,下血过多,阴分亏损,久不愈者,肾经必虚,宜滋阴脏连丸启肾阴以达大肠最妙。"田玉美认为该方用六味地黄丸救欲竭之肾阴,用黄连专清动血之壮火,标本兼顾颇为得宜,实为血证病肾之良方。该方不惟"启肾阴以达大肠",其滋阴降火之力无处不到,凡咳、嗽、咯、唾、尿等血,病久及肾者皆宜。如他曾治疗的一例疑难便血案中,用六味地黄汤养肾阴、启大肠、清虚火而达止血良效;又如久患慢性咽炎，咽喉干痒、疼痛者，田玉美多用六味地黄丸与玄麦甘桔汤加减，并常嘱患者反可多食肥肉（若属痰湿不可用），因其甘润，为血肉有情之品，能填肾精，滋肾阴，使虚火敛而咽痛除。具体的用药讲究剂量和搭配，灵活多变。生地、熟地单用、同用，各自量均不超过 20 g。山药量 15～30 g。山茱萸和牡丹皮，一补一泻。泻大于补，牡丹皮 15 g、山茱萸 10 g；补大于泻，牡丹皮 10 g、山茱萸 15 g。重保阴，茯苓、泽泻减量；重利水，二者加量。用知母、黄柏者防太过苦寒而伤胃。用杞菊地黄者，枸杞用量不可大，一般 15 g，菊花用量则在 6 g 以内。有阴虚内热，潮热骨蒸者常配拯阴理劳汤（《医宗金鉴·杂病心法要诀》）。

3. 免疫性血小板减少症

免疫性血小板减少症又称原发性血小板减少性紫癜，是免疫介导的血小板过度破坏引起的出血性疾病，以广泛皮肤黏膜及内脏出血、血小板减少、骨髓巨核细胞发育成熟障碍、血小板生存时间缩短及血小板膜糖蛋白特异性自身抗体出现等为特征，约占出血性疾病总数的 1/3。糖皮质激素是治疗本病的首选药物，但是激素依赖及药物的副作用等在一定程度上影响了其临床疗效。中医药对血液病的治疗尤有效验。

（1）病因病机

中医学无"免疫性血小板减少症"病名，但根据其症状表现，可归属于中医学"血证""紫癜""肌衄""葡萄疫"等范畴。现代医家认为本病病因多与外邪、饮食、情志、劳欲、久病有关。田玉美认为，本病的临床表现以皮肤黏膜出血为常见，与温病发斑出疹类似，因此可参考温病学理论认识免疫性血小板减少症的发生发展。其中急性发病者，特别是儿童及青少年，起病前 1～3 周多有呼吸道感染史，发病急骤，突发全身广泛皮肤黏膜紫斑，可伴有牙龈、鼻出血，为新感引动伏邪致病，正如《温热经纬·薛生白湿热病篇》云："少阴不藏，木火内燔，风邪外袭，表里相应，故为温病"，因此新感引动伏邪致病常见于儿童及青少年患者的急性期。又"肝藏血"，肝功能正常者表现为血液收藏运行于血脉之中，不致溢出脉外，肝藏血功能失职，则易导致各种出血，故《血证论》云："肝主藏血焉。

至其所以能藏之故,则以肝属木,木气冲和条达,不致遏郁,则血脉得畅。"另有
"气散则血随而散"。因此田玉美认为出血虽表现在皮肤黏膜,实则发病部位在
肝,新感是诱因,肝脏伏热是发病的内在条件。而成人起病多隐匿,田玉美通过
观察发现成人患者形体多瘦,且常性情急躁或抑郁忧虑,肝阴虚损于内,阴虚生
内热,迫血妄行,血溢脉外,故见皮肤黏膜出血,且长期口服激素进一步煎熬阴
液,使阴损加重,阴不制阳,肝阳虚亢,或燔灼肾水,水不涵木,致阴虚内热加重。
所以,田玉美认为肝阴虚内热常见于成人免疫性血小板减少症患者。五脏生克
传化决定了疾病病机的变化,肝为风木之脏,藏血,主疏泄。热伏于肝,新感相
引,使肝火炽热,迫血妄行;肝阴亏虚,肝体滋润涵养不足,使虚热内生,灼伤络
脉,血溢脉外;风木疏泄无力,肝郁气滞,络脉被阻,故瘀血丛生;素体脾虚或久
病耗气,木郁乘克脾土,脾土统摄血液无力,故血漏于脉外。

(2)从肝论治

①肝火炽盛证:以皮肤、黏膜紫癜,齿龈衄血或咯血,尿黄,口苦咽干,大便
干结,急躁易怒,或伴发热,舌红赤、苔黄,脉弦数或滑数为主证。实验室检查:
白细胞增多,白细胞计数 $>10\times10^9/L$。治以清肝泻热、凉血止血,方用龙胆泻
肝汤加减:龙胆 10 g,黄芩 10 g,栀子 10 g,北柴胡 10 g,牡丹皮 10 g,水牛角 30
g(冲服),赤芍 15 g,白茅根 30 g,黄连 6 g,金银花 15 g。方中龙胆、黄芩、北柴
胡清肝泻火;栀子、金银花清肝透热,有"透热转气"之妙;水牛角、牡丹皮、赤芍
凉血活血;水牛角、黄连清心解毒,是肝实泻心的体现;白茅根清热凉血,泻火不
败阴,滋阴不敛邪。因外感诱发者,加连翘、野菊花宣肺透热;舌苔厚腻加白豆
蔻、陈皮、薏苡仁;舌苔垢浊加胆南星、枳实、竹茹;大便干结加虎杖。

②肝郁络阻证:《临证指南医案》谓,"久病入络","络主血",实即肝之疏泄
不及,病在血分,以紫癜散在,色暗红,口干不欲饮,胁肋部隐痛,肢端麻木,舌
暗、苔薄,脉细涩为主证。实验室检查:白细胞多不增多。治以疏肝通络活血,
方用四逆散、肝着汤合四物汤加减:柴胡 6 g,赤芍 15 g,枳实 10 g,生甘草 6 g,
旋覆花 10 g(布包),茜草 15 g,当归尾 15 g,川芎 10 g,郁金 10 g。其中柴胡、赤
芍、枳实、生甘草为四逆散变通中方药,疏肝理气,气行则血行,田玉美强调,此

处柴胡使用不可过量,先贤有"柴胡劫肝阴"之说,是告诫柴胡苦平升散,过用有耗伤阴血的弊端,此型患者肝阴血多有不足,因此柴胡必须少量使用,取 3～6 g,既可疏肝行气,又不致劫夺肝阴。旋覆花、茜草乃《金匮要略》之肝着汤中方药,疏肝活血;当归尾、川芎、郁金、赤芍活血通络、疏肝解郁;身痛明显者加制乳香、制没药以活血止痛;肢端麻木者加鸡血藤以养血通络;舌下静脉迂曲明显者加桃仁、泽兰以活血通络。

③肝阴虚火旺证:以紫癜散在,时隐时现,色紫红,活动后加重,休息后减轻,齿龈衄血,五心烦热,潮热盗汗,眼干,视物模糊,情志抑郁,口燥咽干,舌红、少苔,脉细数为主证。实验室检查:白细胞多增多,白细胞计数 $> 10 \times 10^9/L$。治以滋阴清热、凉血止血,方用知柏地黄丸、二至丸加减:知母 10 g,黄柏 10 g,生地 30 g,山药 10 g,牡丹皮 10 g,白芍 15 g,女贞子 15 g,墨旱莲 30 g,玄参 15 g,金银花 15 g。方中生地、女贞子养阴清热,滋水涵木,取虚则补其母之意;白芍、牡丹皮柔肝泻热凉血;金银花、墨旱莲清热凉血;知母、黄柏、玄参退虚热,除相火。紫癜反复发作者加三七粉以活血化瘀;齿龈出血属实者加白茅根、黄连以清胃泻火凉血;虚者加天冬、五味子以引火归原;盗汗加桑叶、白薇、浮小麦以清肝养心止汗;视物模糊者加枸杞、菊花以养肝明目。

④肝郁脾虚证:以反复发生肌衄,遇劳加重,休息缓解,面色萎黄,神疲倦怠,食少纳呆,腹胀便溏,舌淡胖、有齿痕,脉沉细弱或缓为主证。实验室检查:白细胞多正常。治以疏肝健脾,益气止血,方用逍遥散加减:北柴胡 3～6 g,当归 15 g,白芍 10 g,香附 10 g,白术 10 g,茯苓 10 g,炙甘草 6 g,炮姜炭 6 g,地榆炭 15 g,白茅根炭 6 g。其中北柴胡、香附疏肝理气;当归、白芍养肝柔肝;白术、茯苓、炙甘草健脾益气;炮姜炭温而不燥,擅入血分,暖脾温经止血;地榆炭、白茅根炭凉血止血,炮姜炭伍地榆炭、白茅根炭,使温而不燥肝、凉而不伤脾。脾虚甚,统摄无力者,予归脾丸加减。

（3）临证备参

①治血先治气,治肝有分别。盖人身之气游于血中,而出于血外,其气冲和则气为血之帅,血随之而运行。各种血证的发生与气的强弱盛衰密切相关,《血

证论》亦有言:"凡治血者必调气,使气不为血之病,而为血之用。"因此,田玉美认为治疗免疫性血小板减少症出血必以治气为先,而治气以治肝为要。肝为刚脏,体阴而用阳,以血为体,以气为用,喜条达,恶抑郁,属厥阴风木,内寓相火,病理上易气滞化火生风。田玉美在治肝时特别推崇清代王旭高《西溪书屋夜话录》中记载的治肝三十法,认为其肝病辨证分肝气、肝风、肝火颇为合理且详尽,清肝泻火用牡丹皮、黄芩、栀子、连翘;泻子清心用黄连、甘草;补母滋阴用六味地黄丸、大补阴丸;疏肝理气用香附、郁金、青皮、橘叶;疏肝通络用旋覆花、新绛、当归、桃仁、泽兰;疏肝培土用木香、吴茱萸、白芍、六君子汤;息风潜阳用牡蛎、菊花、女贞子、玄参、生地、阿胶、白芍。

②病久扶正补虚,治脾治肾为主。脾为中土,升清降浊,为气血生化之源,又具统血之功,气血运行正常与否,尤赖脾气统摄,故治血证必治脾。田玉美认为,对于一些疑难血证久治不愈者,只有治脾,才能从错综复杂的证候中抓住关键。正如唐容川《血证论》所云:"血生于心火而下藏于肝,气生于肾水而上主于肺,其间运上下者,脾也……人之既育,以后天生先天,故水火两脏全赖于脾,食气入胃,脾经化汁,上奉心火,心火得之,变化而赤,是之谓血……可知治血者,必以脾为主,乃为有要"。田玉美在治脾选方上常选择归脾丸化裁。又肾藏精,主骨生髓生血,精血同源,因此,血证日久必然病及于肾。张景岳说:"五脏之伤,穷必及肾。"血本属阴,肾阴虚为疑难久治不愈的血证之根本,肾阴虚损为本,壮火复炽为标,治宜育阴泻火,标本兼顾,田玉美在选方上常选择知柏地黄丸化裁。

③止血不留瘀,化瘀不伤正。本病以各种出血为主症,血证出血俱为离经之血,多有瘀血滞留,出现口干,但欲漱水不欲咽,胁肋部隐痛,舌质暗,有瘀点、瘀斑,脉涩等。此时,止血切忌留瘀,在辨证的基础上适当配伍活血消瘀之品,但切忌活血太过,戕伐正气。肝胆火炽动血者酌加赤芍、牡丹皮、茜草等凉血化瘀止血药;肝郁络阻者在辨证基础上选用当归尾、赤芍、三七粉等活血止血,使瘀去络通;阴虚火旺者配伍生地、白芍、牡丹皮等滋阴凉血、活血止血;肝郁脾虚证用当归、炮姜炭、白茅根炭温经活血止血。忌用辛香走窜之品,避免使用耗血动血之品。

④畅情志，慎起居，节饮食，避外邪，防复发。免疫性血小板减少症治疗起效后易于复发，其原因多与情志不遂、饮食起居无常、外邪侵袭及劳累等有关，所以在治疗的同时务必叮嘱患者尽量配合做到以下几点：第一，坚定信心，保持乐观。患者常因疾病反复发作、病情迁延不愈而表现出情绪低落、忧虑或急躁，这既是导致疾病发生的原因，同时又可成为复发的诱因，因此要鼓励患者坚定战胜疾病的信心，保持豁达乐观的心态。第二，慎起居，春夏早睡早起，冬季早睡晚起，适当运动，避免劳累。第三，节饮食，少食辛辣刺激、肥甘厚味食物，多吃花生衣、肉皮冻等食物，避免服用对本病有影响的药物如磺胺类、解热镇痛类药物等。第四，预防感染，春冬季要预防流感，避免外邪侵袭，夏季避免过食生冷、过度贪凉，从而做到"食饮有节，起居有常，不妄作劳，故能形与神俱"，"盖无虚，故邪不能独伤人"。

4. 盗汗

盗汗，《黄帝内经》称其为寝汗，《金匮要略》首用盗汗之名，《景岳全书》曰："盗汗者，寐中通身汗出，觉来渐收。"一般认为，盗汗是由阴阳失调所致的汗液外泄失常的病证。历代医家辨治盗汗立足阴阳者众，立足五脏者鲜见。《素问·经脉别论》道："故饮食饱甚，汗出于胃；惊而夺精，汗出于心；持重远行，汗出于肾；疾走恐惧，汗出于肝；摇体劳苦，汗出于脾。"可谓"五脏六腑皆令人汗"，盗汗亦然。田玉美认为汗液的生成和排泄与五脏关系密切，故辨治盗汗，多立足于五脏。

（1）从肺辨治盗汗

肺主宣降，为水之上源，外合皮毛。皮毛汗孔是汗液排泄的门户，卫气主司调节，肺又主气，卫气必赖肺的宣发作用才能布散于皮毛，以发挥其"充皮肤、肥腠理、司开合"的作用，故肺的功能正常，则卫气能达肌表，汗孔开合有度，以维持正常汗出。若肺气虚弱，卫气不能布达，汗孔开合失度，表虚失固，故见汗出异常。另外，卫气走外，不与营气和也是导致汗出的重要病机。人体之肺卫阳气虚弱，夜间不能入里与阴相合而致阴津外泄为盗汗。故田玉美治疗此类盗汗的基本法则为调和营卫阴阳、补益肺卫。选药多用桂枝、白芍调和阴阳；黄芪、人参补益肺气。

（2）从脾（胃）辨治盗汗

脾（胃）为气血生化之源，汗液形成的物质基础是津液，津液的充沛有赖于脾（胃）的受纳运化水谷，故脾（胃）为汗之源。汗液的排泄受卫气的启闭调节，而"脾为之卫"（《灵枢·五癃津液别》），所以脾胃的功能正常与否还关系着卫气的强弱盛衰、汗孔的开合、汗出的正常与否。若脾胃虚弱，一方面，津液化生不足，则汗源不济，机体无法酿汗，临床必见汗液异常、阴阳失调等病证；另一方面，卫气日衰，汗孔闭合无力，则可见多汗；此外，还可导致运化失常，湿以内生，聚于中焦，遏阻气机，则升降失常而出现盗汗。故田玉美在治疗因脾胃虚弱而盗汗者时多用党参、白术健脾胃、滋汗源；对湿浊中阻者，多用苍术、茯苓、陈皮、佩兰等化湿运中。倘若中焦运化正常、升降有度、精微四布、卫气充足、开阖有序，则盗汗自除。

（3）从心辨治盗汗

心藏神，为君主之官。汗液的排泄也需要心神的调节，神足则汗统，汗出正常；失神则汗泄，排泄异常。心藏神的功能正常有赖于心血的充盈，心主血，血汗同源，心血充盈则汗源有续，心血亏虚则生汗不足，机体无力作汗以调适阴阳。思虑劳倦伤及心脾，暗耗阴血；或失血之后，气血不足，血不养心，均可致心液外泄而为盗汗。治宜补血养心，田玉美常用甘麦大枣汤，方中浮小麦养心益气敛汗；炙甘草温中补虚；大枣补脾胃，调营卫。还可加枣仁、丹参、茯神等以和血养心阴。

（4）从肝辨治盗汗

肝主疏泄，调畅全身气机，使津液能输布于全身，并使代谢后的水液转化为汗而排出体外。肝藏血，可调节血量，肝血充盈则津液充足，可见肝脏在汗液的形成和排泄中具有调节作用。津液的生成、输布和排泄正常，才能使汗的生成和排泄正常，而这些都以气的通畅和利为前提。若肝气郁结，枢机不利，津液输布不循经隧，流于脉外则见盗汗之证。在治疗上，田玉美多选用柴胡、香附、枳壳等疏肝解郁、调畅气机,使气血调达,营卫调和,进而达到治愈盗汗的目的。

（5）从肾辨治盗汗

肾为水脏,主津液,肾内寓元阴元阳,具有主持全身津液的蒸腾气化的功能。肾阴为一身阴液之本,当强力劳作,徒步远行,体内津液供应不及时,肾气就会升发其阴津以供汗液。肾阳是一身阳气之根,肾阳不但能助其他脏腑阳气蒸化津液成汗,而且可资卫阳以维持正常汗出,可见汗出正常也离不开肾的作用。肾阴不足则体内阴液匮乏,脏腑失养,功能失调,且致汗源不足;肾阳虚亏则卫气不足,汗孔失司。肾之阴虚或阳虚均可致盗汗之证。肾阴虚者多用牡丹皮、生地、山茱萸之属以滋肾阴降虚火;肾阳虚者多用熟附片、肉苁蓉等以补肾助阳。

（七）经络肢体病证

1. 痛风

痛风是一种由嘌呤代谢紊乱所致的疾病,其特点为关节炎反复发作,以关节红肿热痛反复发作、关节活动不利为主要临床表现,并可出现痛风石、关节强直或畸形、肾实质损害、高尿酸血症等。近年来,随着饮食水平改善,痛风发病有日渐增多趋势。

（1）病因病机

田玉美认为,痛风的发病原因可概括为脾气素虚、饮食不节、感受外邪三方面因素。其人或先天不足,或年迈体衰,而致脾胃虚弱,运化失司,加之不节饮食,膏粱厚味,沉湎于酒肉,终酿湿浊,外注肌肉关节,内流脏腑。在发作期,湿浊郁而化热,或外感风热湿邪,湿热蕴于血分,酿生瘀毒;在缓解期,邪退正虚,脾肾亏虚,水液不行,使湿浊停于关节经络而为患。病机是脾虚生湿,久而蕴毒;病位在四肢关节,与肝、脾、肾密切相关。

（2）分期论治

①发作期:发作期症状起病较急,首次发作常始于凌晨,约50%患者的首发

关节为第一跖趾关节,关节局部疼痛肿胀,皮色潮红,时可见瘀斑,活动受限,常伴高热等全身不适,舌红、苔黄或黄腻,脉滑数。

此期的特点可概括为湿热蕴毒。首先,湿邪重浊黏滞,易流注关节,易袭阴位,故病变以下肢关节尤甚。湿阻气机,气不行则湿愈重,脾土最易为湿邪所害,脾失健运而又生湿浊,如此恶性循环,故患者关节肿胀变形难愈且易于复发。其次,在病变过程中易出现热象偏重的特点。《类证治裁》:"初因寒湿风郁痹阴分,久则化热攻痛。"故在发作期,多数患者关节周围红肿热痛显著,甚则有灼烧感,得冷则减者多见。最后,毒邪害人,易蕴结壅滞,故关节局部色红、灼热肿痛,疼痛剧烈,病情顽固;毒邪本性易攻窜流走,故痛风日久则波及全身关节;邪郁于血分,故疼痛入夜尤甚,皮肤出现瘀点。

对于此期的痛风患者,田玉美多用四妙丸加味,清热化湿,解毒消肿。基本方为:黄柏 10 g,炒白术 15 g,怀牛膝 15 g,薏苡仁 30 g,金银花 20 g,连翘 15 g,皂角刺 15 g,晚蚕砂 6 g,当归 6 g,苏叶 6 g,蒲公英 30 g,海桐皮 15 g,木瓜 10 g,生甘草 6 g。方中黄柏苦寒沉降,长于清泻下焦湿热;苍术辛散苦燥,但恐其辛温太过,反助热邪,故用炒白术易之,炒白术既可健脾以治本,又可燥湿以治标;怀牛膝补肝肾,强筋骨;薏苡仁甘淡凉,清热消肿,渗湿健脾。四药共奏清热除湿、通痹舒筋之功。重用金银花,性味甘寒,与连翘相伍,最善清热解毒;又以当归活血通络,消肿止痛;更用辛散的苏叶相配,通滞而散其结,使热毒从外透解;蒲公英性味苦寒,长于消肿散结,清热解毒;皂角刺一味,溃坚排脓,《本草汇言》言其"拔毒祛风,又泄血中风热、风毒",《本草纲目》云:"但其锐利,直达病所为异耳。"以上六味,清热解毒,消肿溃坚,活血止痛,组方配伍大有仙方活命饮之意。晚蚕砂者,祛风除湿,入厥阴与心包络二经,温通血脉,血行则风自灭,其得桑之精气而入于浊道,故可祛风胜湿;木瓜温香入脾,能化湿和胃,味酸入肝,舒筋活络而止挛急,又可引药下行;海桐皮,辛、苦、平,活络止痛,祛风湿,"主腰脚不遂,顽痹,腿膝疼痛"(《海药本草》);生甘草,清热解毒,调和诸药。诸药合用,共奏清热解毒、化湿消肿、舒筋除弊之功。

用之于临床则多有加减,皮肤瘀紫,入夜痛甚者加牡丹皮、乳香、没药;疼痛剧烈者加制川乌、制草乌；热象偏重者加忍冬藤、栀子、知母；肿胀显著，湿邪偏盛者加茯苓片（皮）、车前子；湿热交阻，毒入骨骱，症见关节僵硬变形者加炮甲珠、僵蚕、蜈蚣等破结开郁，消痰软坚，但同时应注意顾护阴液。

②缓解期：病情进入缓解期，则诸症状减轻，关节红肿热痛明显改善或消失，热象已退，伴或不伴功能障碍和畸形，常有肢体乏力，纳呆，腰膝酸软，舌淡或暗、苔白腻或黄腻，脉滑。

此时病机特点为邪退正虚，气血不畅。田玉美治以祛风化湿止痛，补益肝、脾、肾三脏，标本兼顾，方用薏苡仁汤合四物汤加减。药用：薏苡仁 30 g，炒白术 20 g，防风 10 g，当归 15 g，川芎 10 g，赤白芍各 15 g，生地 15 g，怀牛膝 15 g，威灵仙 15 g，五加皮 15 g，海桐皮 15 g，伸筋草 10 g，鸡血藤 30 g，生甘草 6 g，随证加减。方中薏苡仁、炒白术健脾益气化湿，脾乃一身气机升降之枢纽，脾气条达，筋络之气亦可通畅，湿邪才无藏匿之地；防风为"风药之润剂"，功能祛风胜湿，性微温而不峻烈，与四物合用则是遵"治风先治血，血行风自灭"之旨；威灵仙、海桐皮、伸筋草祛风除湿，舒经活络，寒热并调；怀牛膝、五加皮补肝肾，强筋骨，亦可引药至病所；生甘草清热解毒，调和诸药。全方化湿活血祛风，强筋壮骨通络，恰合病机。

（3）调摄防护

痛风患者在用药物治疗的同时还应注意饮食调节和良好生活习惯的培养。在饮食上应注意"三低一大"，即低嘌呤、低盐、低脂和大量饮水。保持理想体重和适度的活动，保持患部温暖，防止遭受外伤，嗜酒患者应禁酒（尤其是啤酒）。

2. 强直性脊柱炎

（1）病因病机

强直性脊柱炎是一种以骶髂关节及中轴关节病变为特征的慢性炎性关节病，部分患者可伴有不同程度的眼、肺、心血管、肾等多器官受累。强直性脊柱炎属中医"痹症"范畴，在中医古典医籍中有关"肾痹""骨痹""顽痹""历节风""腰痛"等的记载与之有颇多相似之处。田玉美认为，肾督亏虚，肝肾不足，加之感受外邪,内外合邪是形成该病病机的关键。《素问·脉要精微论》有"腰者肾之府,转摇不能,肾将惫矣",指出肾虚会使人腰部活动受限。肾主骨生髓,而脊柱乃一身之骨主,故肾虚则骨损脊强,易感外邪。督脉"循背而行于身后,为阳脉之总督,督之为病,脊强而厥","贯脊属肾",其为病"脊强反折",所以,督脉亦与本病密切相关。若肾督亏虚,则其所主之腰骶、脊柱极易受邪为病。肾虚督寒、气血亏损是本病的内因,风寒湿邪外袭是本病的外因,内外相合,督脉受邪,久羁不去,肝肾受累,侵筋蚀骨,久病致经脉瘀阻,气血不通,邪不得泄,故腰背脊柱关节肿痛僵硬,进而筋伤骨损,脊背弯曲甚至强直。在病程的发展过程中个体体质差异、饮食等因素的影响,又可导致内生之寒、热、湿邪及痰浊、瘀血等新的病理因素形成,进而表现虚实错杂、寒热相兼的复杂病机。

（2）辨证论治

①主张分期分型治疗:田玉美认为,强直性脊柱炎临床上主要可分为以下几种证型。

寒湿痹阻证:此型多见于强直性脊柱炎的早期、中期的急性活动期。症见腰骶部疼痛,甚则僵硬,辗转不能,夜间痛著,寒冷气候疼痛加剧,得热或活动后稍减轻。或伴有下肢关节肿痛,纳食少,舌质淡、苔白或白腻,脉沉细或兼紧象。此期进展较快,素体阴盛阳虚之人易从阴化寒,则表现为寒湿为主的证候;阳盛阴虚之体易从阳化热,或寒湿之邪郁久化热,则表现为湿热为主的证候。田玉美以温经散寒、除湿通络止痛为治疗大法,方用乌头桂枝汤加减,基本方为:制川乌 10 g,制草乌 10 g,桂枝 10 g,赤白芍各 15 g,炙甘草 6 g,鸡血藤 20 g,伸筋草 15 g,威灵仙 15 g,炒杜仲 20 g,补骨脂 20 g,秦艽 15 g。痛甚者,加乳香、没药各 6 g(另冲服)活血通络止痛;关节红肿热痛,表现有热象者,加薏苡仁 20 g,知母 6 g,滋阴清热利湿。本方煎服法要讲究,一般煎 2 次,分 3 次温服,第 1 次煎煮要达 1 小时,服药时兑蜂蜜 1 勺,大便偏稀者改兑红糖 1 勺,需明嘱患者。

肾虚督寒证:此型多见于强直性脊柱炎的中期,病情呈慢性活动性。临床往往以腰骶部酸痛或隐痛、腰背颈转侧不利、畏寒怕冷、夜尿清长、大便偏稀或干,舌淡胖、脉沉细无力等为表现。田玉美认为,此证多责之阳虚生内寒,外感之寒湿可不显著，治当补肾填精、温督散寒。方用阳和汤加减，基本方为：熟地 30 g，鹿角胶 15 g，肉桂 3 g，干姜 3 g，麻黄 6 g，炒白芥子 6 g，怀牛膝 15 g，威灵仙 15 g，独活 10 g，炒杜仲 15 g，补骨脂 20 g，鸡血藤 30 g，伸筋草 15 g。疼痛较甚者，加白芍 20 g，炙甘草 6 g，酸甘敛阴，缓急止痛；见外寒者加细辛 3 g、秦艽 15 g 以祛风散寒。

肝肾气亏虚证：田玉美认为此型较多见，多属强直性脊柱炎的缓解期，病情相对稳定，当从本论治。主要表现为腰背强直，甚则脊柱畸形，腰弯受限，腰痛隐隐，天气变化或劳累后疼痛加重，畏寒肢冷，神疲乏力，头晕，耳鸣等症。属久病正气耗损、肝肾亏虚之候，治以滋补肝肾、调和气血为主，方用独活寄生汤加减，基本方为：独活 15 g，桑寄生 15 g，秦艽 15 g，熟地 15 g，当归 15 g，白芍 20 g，川芎 10 g，炒白术 15 g，黄芪 20 g，桂枝 6 g，杜仲 20 g，补骨脂 20 g，威灵仙 15 g，伸筋草 15 g，怀牛膝 15 g。大便偏干者，加肉苁蓉 15 g，补肾润肠通便；病程日久，阴虚生热，肢体痿弱者，加知母 6 g，黄柏 6 g，龟板 15 g，鹿角胶 15 g，滋阴清热，补肾填精。

②补肾强督法贯穿始终：田玉美认为，强直性脊柱炎主要是因在先天禀赋不足、肾督亏虚的基础上复感风寒湿之邪而发病。田玉美秉《黄帝内经》"正气存内，邪不可干"及"肾主骨生髓"之旨，主张在疾病治疗过程中加入补肾强督之药，中晚期患者往往需加填精益髓之品。对于腰背疼痛者，补肾喜用青蛾丸、杜仲、补骨脂之属；腰膝酸软者，补肾善用龟鹿二仙膏、鹿角胶、龟胶之流。

（3）预防调护

强直性脊柱炎是一种顽固的慢性病，发病隐匿，病情发展变化多端，患者往往疼痛不舒，恐惧锻炼，多卧少动，日久脊柱强直更甚。田玉美每次临诊，常和颜劝慰，向患者解释强直性脊柱炎的病因病机，使患者有正确的认识和心理准备，树立信心，并鼓励患者适当运动，预防受寒。嘱患者平时可加强营养，增强体质，冬季可用当归生姜羊肉汤食补。当归 50 g，羊肉 250 g，生姜 10 片，加水适量，小火熬炖 2～3 小时，放调料少许。吃肉喝汤，每周 1 次，以期改善虚寒体质。

（八）癌症

田玉美认为,癌症的形成主要包括三方面因素,即阴阳失衡、正虚邪积及癌毒 成,而其中正虚为本,邪实为标。正气亏虚、阴阳失调是外邪入侵乃至罹患癌 基础,故有"积之成者,正气不足,而后邪气踞之"之说。正虚邪盛,邪毒胶结 久而成积,产生癌毒,而癌毒又会进一步加重正气亏虚。这一恶性循环贯穿 疾病发生的始终,相互影响。田玉美认为在抗癌的同时要注重先后天之本的 ,只有脾胃运化正常,肾气充足,气血阴阳平衡,抗癌治疗才能取得良好的疗

①   平衡:田玉美认为,癌症的发病往往是气血阴阳平衡失调、脏腑功能紊乱所导   所以阴阳失调是整个病理过程的关键所在。当内外致病因素阻断了机体的   运行时,阴阳就会失衡,脏腑气血失和,从而发生疾病。田玉美认为癌症的治   根本是阴阳平衡,其他的治疗都建立在阴阳平衡的基础上。

②扶正   邪:癌症的发生与中医的正邪胜复有关,"正气存内,邪不可干"。田玉美强调   于癌症的治疗,关键是要"以人为本,兼以祛邪",要更多地考虑患者的生存质   不能一味地追求肿块的缩小。相反,也不能一味地补,以免助长邪气。癌症   疗,应虚者补之,结者散之,以扶正固本,健脾益肾为主,兼以软坚散结,解毒   。

③顾护脾胃   胃乃气血生化之源、后天之本,癌的发生、发展、转归归根到底取决于邪正双   量的对比,取决于脾胃功能的强弱。田玉美认为,癌症患者正气亏虚的原因   多,但脾胃功能失调则最为关键。《脾胃论·脾胃虚实传变论》指出:"元气之   足,皆由脾胃之气无所伤   乃能滋养元气。"田玉美临证时,常以参苓白术   为基础,通过顾护脾胃   生化气血的目的,这也是培土生金学术思想的具体   用。

④补肾益精:"肾   天之本,藏   腑之精气"。田玉美认为,肾是人体真阴真阳的源泉。癌症   之必伤   癌症患者多有腰膝酸软、耳鸣耳聋等肾虚症状。田玉美常通过   补元   补肾益精加强气血阴阳的恢复,从而改善患

者的身体机能，增强抵抗力。

（九）妇科病证

1. 原发性不孕症

田玉美认为不孕症病机主要是"虚""瘀"，其中虚乃不孕之本，瘀乃不孕之标。大体将其分为五个证型，分别为肝郁气滞证，血瘀气滞证，肝肾阴虚证，冲任虚寒证，肝阴不足、心脾两虚证。在临床诊治不孕症时，多从冲、任与肝、脾、肾的调理方面着手，注重药物的合理搭配，注意药对的搭配使用，共同作用以提高临床疗效。

（1）病机认识

自古中医就有"女子以肝为先天"及"女子以血为基本"的说法，肝藏血，有贮藏血液和调节血量的功能，血是月经的物质基础，唯有气血调和，才能经行规律，子乃成。脾为后天之本，气血生化之源，脾气健则气血充沛，胞宫得养，胎孕乃成。《丹溪心法》中提到，妇人瘦弱形怯，子宫内多干涩少阴血滋养，则不能顺利摄精受孕，难以怀胎，明确地指出了阴血不足易致不孕。《傅青主女科》中"种子"篇中有提到，妇人小腹有紧迫之感，不易孕胎，是因为腰脐间的带脉宜松弛而不宜紧迫拘急，而带脉之气机不利主要是因为脾胃之气不足，脾胃之气虚衰，则腰脐间气机不利，进而导致带脉拘急，牵动胞宫，以致不孕。所以病位虽然在腰脐带脉，却实为脾胃气虚之因，唯有带脉弛张有度，冲任二脉贯通，才能摄精受孕成胎。

中医认为孕育胎儿必须具备：男精壮，女经调；男女媾精，精卵结合；有姻蕴乐育之时——"的候"（排卵）。可见影响不孕的因素均与肾密切相关，故其治疗应从肾着手。冲任二脉"隶于阳明"，系于肝肾，故其生理活动、病理变化均与肾息息相关。天癸由肾中精气产生，它是促进女性生长发育与生殖功能的一种物质，肾气盛，天癸至，冲任通盛，二脉相资，经血满于胞宫而月事以时下，因此肾气在月经产生过程中起主导作用，即有"经水出诸肾"之说，所以肾气盛，天癸则至,月经才按时而潮,胞宫才能正常排经,胎孕功能才能健全而有子。可见子宫发育不良与肾气不足有着直接的关系,也是导致原发性不孕的重要原因。

另一方面,从肾的生理功能看,肾有阴阳二气,即古人所说的"肾为阴阳之脏,水火之宅",肾为一身阴阳之本;同时,肾阴肾阳彼此互相依存,互相支持,以维持相对的动态平衡,保持机体正常活动,生殖功能正常也赖于此。现代研究证实,鹿角胶、紫河车等含有雌激素和黄体激素,覆盆子含有雌激素等,这也说明补肾能通过调节内分泌性激素水平使月经正常,从而得以怀孕。田玉美以《圣济总录》中记载的"妇人所以无子者,由冲任不足,肾气虚寒故也"为指导,提出滋肾阴除用六味地黄汤外,淫羊藿、枸杞、巴戟天等温阳之品不可少,其治疗效果满意。

根据上面所述,田玉美认为不孕之本为"虚",主要责之于肝、脾、肾三脏,尤以肾为重。除此之外,田玉美认为不孕还有标之"瘀"证,主要是肝郁、气滞、血瘀,相互渗透形成不孕之表象。肝主一身气机,是气机疏泄的中枢,主疏泄,喜条达,恶抑郁。气机升降正常,气血调和,脏腑功能如常,月经色、质、期正常,则易于受孕。《济阴纲目》提到,女性病多气多郁,气多易化火伤阴,郁多易碍血行致血滞,奇经八脉沟通不利,诸病胶结,胞脉不畅,则有碍摄精受孕。冲任通畅,气血充足,运行正常,男女之精才可顺利在胞宫相遇,成胎。《医宗金鉴》中有说妇人不孕的原因,即有损于冲任,或者有血瘀积胞中,新血不生,不能凝成孕胎。

(2)临床辨证分型

①肝郁气滞证:田玉美认为,不孕症病变脏腑主要是肝肾,临证时,常见到肝郁气滞致不孕者,与"妇人……天癸既行,皆从厥阴论之"之义相随。肝者,决定精之藏泄,冲任之通盛。肝气冲和条达,则不致抑遏,因而周身气机条畅,脏腑经络通条,气血运行流利,胞宫得养,胎孕可成。反之,肝气郁结,疏泄失司,气血运行失调,冲任不能相资,难以受孕成胎,则一有拂郁,即发而为病。

②血瘀气滞证:田玉美认为,一方面,偏寒、偏热、外伤、痰湿等各种因素,可导致血液凝涩不通,瘀积于脏腑经络之中,引发经血失调,男子精难入女子胞,则受孕不成;另一方面,任脉通畅,太冲脉盛,天癸才得以入胞宫,受孕成胎。如

若血行违和,运行受阻,留着脉内,阻碍胞脉,气机瘀滞,精卵不得相遇,难以受孕有子。

③肝肾阴虚证:田玉美认为虚乃不孕之本,其中肝肾责无旁贷。肝,为阴中之阳脏,处魂,藏血,主筋,乃风木之脏,主疏泄而藏血;肾,生殖之本,其中肾阴乃卵泡发育的基础,具有滋润和濡养的作用。如若阴血亏耗,抑或血热伤阴,导致肝肾阴虚,相火直犯胞宫,则难以受孕育子;如若阴血暗耗,肾水暗亏,肾阴不足,水火不济,阳不能敛于阴,浮越于外,冲脉上逆,胞宫不得安,则孕子不成;如若癸水不充,卵子因缺乏物质基础而发育受阻,不能成熟,则不能摄纳男子之精以孕子。

④冲任虚寒证:冲脉、任脉、督脉三脉同源,而行走有异,但均络带脉。《傅山男女科全集》里曾记载,妇人腰酸背痛,胸腹满胀,神疲倦怠,昏昏欲卧,求子不得,这就是冲任亏虚,难以受孕。由于冲脉为血海,任主胞胎,冲任虚寒往往导致宫冷不孕,且寒气凝滞又常引起血瘀、气滞,使原本的阳虚血虚等症状更加严重。五脏六腑皆由阳气鼓动而生生不息,若阳气虚弱,致五脏六腑机能低下,化源不足,长此以往则会导致不孕。

⑤肝阴不足、心脾两虚证:肝主藏血,主疏泄,若肝阴不足,则易引起肝血亏虚。肝血亏虚往往导致血虚症状加重,血虚失于濡养,不能养胎则易致不孕;肝失疏泄也会导致女子月经不调甚至紊乱,引起女子不孕,此时若又兼有心脾两虚,因心主血脉,心虚则血虚加重,脾虚致化源不足,后天不足往往会使血虚气虚长期得不到缓解,血虚日久,肝阴虚也会加重,肝的疏泄功能亦会受到严重影响,肝、心、脾三脏长期相互累及,形成一个恶性循环,容易导致不孕。

（3）分期论治

田玉美治疗女性原发性不孕症时往往顺应女性月经周期的特点而制订分期治疗的法则,即根据女性月经周期各期不同的生理特点,采用中药分期论治,使之出现周期性月经。

①分期论治理论依据:"因时制宜"不仅指因一年中季节变化而采取相应的治疗措施,而且还应考虑一天当中的四时变化,以及一个月当中的变化,总之,

随着时间的具体变化,人体的生理和病理也会发生相应变化(不仅指体内疾病的转归变化,还包括外界环境的气候变化对躯体的影响),因此要采取相应的适当措施。《素问·宝命全形论》说:"人以天地之气生,四时之法成。"人生于自然,其生理应顺其四时变化而"制宜"。《灵枢·顺气一日分为四时》说:"以一日分为四时,朝则为春,日中为夏,日入为秋,夜半为冬。"说的是外界的阳气活动因朝暮而别,在一天当中,人亦应顺应此规律,即"顺其自然"而调节自身活动、衣着。但人体患病后则常出现"旦慧、昼安、夕加、夜甚",同样是因一天之中的"四时"不同而造成的,所以"必先岁气,无伐天和"。

一年可分"四时",一个月亦可分"四时",一日同样可分"四时",即可分为不同的时间界限。可以根据一个月当中,月球之盈亏对人体产生生理、病理上的不同变化来说明。人体在一个月当中的变化受月球之盈亏的影响,特别是妇人本身有"女子以血为用"等特点,导致其受月之盈亏的影响很大。古人认为人体气血的盛衰及发病与月球的盈亏变化有一定关系。如《素问·八正神明论》说:"月始生,则血气始精,卫气始行;月郭满,则血气实,肌肉坚;月郭空,则肌肉减,经络虚,卫气去,形独居。"其明确指出人体气血随月球之盈亏而变化,若顺应其变化,则人体可以安康。《灵枢·岁露论》:"逢年之盛,遇月之满,得时之和,虽有贼风邪气,不能危之也。"反之,则"因于天时,与其身形,参以虚实,大病乃成。"另外,"月满则海水西盛,人血气积……当是之时,遇贼风则其入深,其病人也,卒暴。"这种关系体现在妇科方面,说明妇女的月经周期与月之盈亏变化有关。《妇人大全良方》说:"经血渐盈,应时而下。所以谓之月事者,平和之气,常以三旬一见,以像月盈则亏也。"人的出生率在满月前后为最高,新月出现时最低。以相同的朔望月统计,从末次月经开始算起,孕期为 9.5 ± 0.01 日,从受孕之日算起,为 9.00 ± 0.1 日,也就是说,在朔望月的满月前后受孕最多,受孕说明精卵结合,满月影响其"的候"(排卵)形成。月经周期与月球盈亏可能确实存在一定联系,但仍需进一步研究。另外,用现代科学亦可解释月经周期受着月球的影响,人体百分之七十是水分,月球对人体内水分的影响就像对地球上的海洋一样，使人体的生理随之变化，产生生理高潮和低潮，月满时达到高潮。妇人的月经主要为血液，自然受月球的影响最大。田玉美将月经周期分为经后期、经间期、经前期、行经期四期（我们所说的"四时"），四期各有自己的特点。对于女性原发性不孕的治疗，可以根据其"四时"的不同特点"因时制宜"，这是符合中医的辨证思想的。

经后期（卵泡期）：一般来讲，月经后期由于经血的排出，造成阴血亏虚，而女子以"阴血为本"，所以治疗必须"因势利导"而补其阴血。肾对月经的产生非常重要，肾阴为一身阴液之本，同时，精血可以互化，故治以补肾阴健脾养血，以促使阴血的生长。朱丹溪曾说："人之育胎者，阳精之施也。阴血能摄之，精成其子，血成其胞，胎孕乃成。"可见朱氏亦重视精血，要使精血足，自当补肝肾之阴。经后期应重在养血，补肝肾之阴，使血海渐充。同时，我们知道月球与月经的关系，正如《素问·八正神明论》指出："故日月生而泻，是谓藏虚，月满而补，血气扬溢，络有留血，命曰重实。"经后期月亏气血虚，治不可妄泄，以免虚虚，应补其阴血的亏虚；应适当佐以补脾，脾胃为后天之本，可化生阴血以补其不足，所以经后期的治疗还应健脾养血。当然，重点仍然在肾，正如《女科经纶》引虞天民语："月水全赖肾水施化，肾水既乏，则经水日以干涸……渐至闭塞不通。"总之，在经后期，由于阴血亏虚，要尤为重视肝肾脾在生成阴血方面的重要作用，特别是肾阴，若不能使肾阴充足，则精血乏源，即使是五脏，亦不能被滋润，正如张景岳所云"五脏之阴非此（指肾阴）不能滋"，进而导致不孕，所以"欲以通之，无如充之，但使雪消则春水自来，血盈则经脉自至"。

经间期（排卵期）：由于此期是姻蕴乐育之时——"的候"，加上经后期已充分地补其阴血，经血满盈，血多易壅滞，而"阴平阳秘"方能维持人体正常生理功能。虽然阴精足，可使阳渐盛，但要机体阴阳平衡，此期应补益肾气，温通阳气，使阳生阴长，以助生发之气，肾气充养以促进开阖之功能发挥，便于"的候"产生以及月经按时而至，同时活血调经，因势利导，使"的候"时机具备。当然，此期亦为肾阴阳转化阶段，为了平调阴阳以利于"的候"的产生，其治法亦不可伐其有余，只能采用"益火之源，以消阴翳"，用甘温益气之品。

经前期(黄体期):由于经后期通过补肾阴佐以健脾养血而使其阴血渐充,阴可化气,发挥阳的功能,且经间期的治疗以补益肾气、温通活血为主,但相较之下,肾阳仍显不足,故经前期仍应温肾暖胞,使其阳盛。又因为肾精化肾气,肾气分阴阳,肾精是肾气的物质基础,肾气是肾精的功能体现;同时,为使耗伤的阴精得以进一步补充,为行经期创造条件,可适当佐以养精益血之品,以滋阴益阳为原则,这些可为月经来潮打下坚实的基础。当然,经前期"月郭满,气血实,治不可蛮补,以免实实"。

行经期:月经到来标志着下一个月经周期已经开始,为"血海盈满而泄",乃"重阳必阴",肾阳的充足,可促进经血的排通。此时胞宫、冲任阴血充盈,满则溢下。同时,以上各期的治疗,虽为月经行经正常提供了条件,但是,这些均为人为因素(中医周期疗法),并不一定能保证月经期量、色、质正常,加上月经的排出标志着下一次月经周期的开始,去旧以生新,此时胞宫"泄而不藏",故治宜通因通用,治血调经,使月经正常。古人云:"世无不生之妇,其不孕者乃经血不调也。"故调经有促进孕育的功效。而且从临床上看,不孕者的月经常伴有血块,要通过活血化瘀来调经。当然如果月经正常,此期可停服中药,任其自然。

有些医者通过补肾法诱导排卵,他们认为,肾阴逐渐滋长是排卵的基础,冲任气血活动是排卵的条件,肾阴肾阳消长转化失常是排卵失常的内在因素,故顺应月经周期阴阳消长转化规律,补肾调理阴阳是恢复排卵功能的根本方法。从现代医学考虑,助阳药的作用主要是改善肾功能,促进和调节重要激素的分泌,以维持其对人体重要机能的调节。另外,助阳药还有促肾上腺皮质激素样作用和类性激素作用,这些作用的发挥可以改善由于肾上腺皮质功能低下和性功能低下所表现出的阳虚状态。所以经前期应用温肾暖胞助阳法,在基础体温上升的黄体期加用补肾助阳剂以期提高黄体水平,有利于输卵管疏通后受精卵着床而使胎儿形成。

②分期论治具体用药。

经后期(卵泡期,为月经周期的第4~11天):采用滋肾健脾养血法,基本方如下:熟地、白芍、当归、枸杞、山药、山茱萸、菟丝子、茯苓、太子参、龟胶、香附、白术、陈皮等。

经间期（排卵期，为月经周期的第 12～15 天）：采用补肾益气、温通活血法，其基本方如下：熟地、当归、泽兰、茯苓、丹参、淫羊藿、菟丝子、桃仁、党参、甘草等。

经前期（黄体期，为月经周期的第 16～28 天）：采用温肾暖胞健脾法，其基本方如下：熟地、当归、山药、党参、茯苓、枸杞、桂枝、菟丝子、鹿角霜、巴戟天、淫羊藿、香附、川楝子、延胡索等。

行经期（为月经周期的第 1～3 天）：采用活血调经法，其基本方如下：当归、川芎、香附、益母草、丹参、泽兰、茯苓、赤芍、甘草等。

在实际运用这一治法时，仍应根据各人不同情况辨证加减。兼情志不畅、肝气郁滞者配以疏肝解郁；血虚者则应兼以补血；痰湿盛者，佐以祛痰。还可以根据月经不调的病因进行加减，这样既遵循一定原则，又具有灵活性，其治疗效果自然令人满意。正如叶天士所说："种子之方本无定轨，因人而药，各有所宜，寒者宜温，热者宜凉，滑者宜涩，虚者宜补，去其所偏，则阴阳和，而生化著，是即种子之奇方也。今人不知此理，而但知传方，岂宜于彼者亦宜于此耶。且见一人偶中，而不论己之宜否，而偏听如神，兢相制服，一若张冠李戴也"。

③用药经验：田玉美临床治疗不孕症时，认为不孕之症多由"虚""瘀"导致，主要病犯肝、脾、肾三脏，用药多以"补虚""祛瘀"为主，所用药之药性多偏温，药物归经前三位依次为肝、脾、肾，药物使用频率以补虚药居首，次之为活血化瘀药、理气药。

橘核、荔枝核：橘核、荔枝核都入肝经，都能行气散结止痛。《本草汇言》中有"橘核，疏肝，散逆气"，《日华子诸家本草》中有"妇人瘕疝，小腹攻疼，腰胯重滞，气逆淋带"，《本草纲目》中有"荔枝核，行散滞气"。两药合用，苦温入肝，共奏疏逆气之功。

青皮、小茴香：青皮、小茴香都能入肝经，青皮功能疏肝破气化滞，小茴香理气止痛。《本草备要》中讲到，青皮功能除痰消痞，可用于治疗肝气郁结、胁痛多怒、乳肿等；"青皮乃肝、胆二经气分药，故人多怒，有滞气，胁下有郁积或小腹疝疼,用之以疏通二经,行其气也";小茴香辛香发散,甘平和胃,温中散寒,立行诸气。二药合用,理气化滞止痛之效更佳。

丹参、延胡索:丹参、延胡索都能入心经、肝经。丹参善活血祛瘀,性微寒而缓,故能祛瘀生新且不伤正,《本草纲目》中记载:丹参能破宿血并补新血,丹参补血之力尚不足,但是活血之力却有余;延胡索善活血行气止痛,有"行血中之气滞,气中血滞"以及"盖延胡索活血化气,第一品药也"之说,与丹参同用,活血祛瘀,行气止痛。

山楂、麦芽:山楂、麦芽均入脾、胃、肝经,山楂善行气消瘀化积,麦芽可疏肝行气消胀。《本草纲目》中有记载,山楂能"化饮食,消肉积、癥瘕、痰饮、痞满、吞酸、滞血、痛胀",山楂能入脾胃,能消积滞,能散宿血。《药性论》中说,麦芽能"消化宿食,破冷气,去心腹胀满",肝主疏泄,为肾行气,麦芽能疏肝,善于助肝木疏泄以行肾气,故《日华子诸家本草》有载,麦芽温中,下气,破症结,能催生落胎。所以山楂与甘味麦芽同用,化瘀血而不伤新血,开郁气而不伤正气。

桃仁、红花:桃仁、红花都能入心经、肝经,桃仁乃破血药,善活血祛瘀,红花可活血祛瘀、通经止痛。肝乃血之源,血聚则肝气燥,肝苦急,急食甘以缓之。关于桃仁,《用药心法》中有载,苦可泄滞血,甘可生新血,多用于破血;《药品化义》中有载,其走肝经,主破蓄血,并逐月水,能舒经活血行血。关于红花,《本草纲目》中记载,能活血、润燥、止痛、散肿、通经;《本草衍义补遗》有载,可破留血、养新血,多用则破血,少用则养血;《本草汇言》中说其为破血、行血、和血、调血之要药。桃仁、红花同用,留血得以破,新血得以生。

牛膝、枳壳:牛膝入肝、肾经,枳壳归脾、胃、大肠经。牛膝除活血通经之外还可补肝肾,强筋骨,引火下行。《药性论》中载,牛膝可治阴痿,补肾填精,可逐恶血流结,助十二经脉流通;《日华子诸家本草》中记载,牛膝可用于治疗腰膝酸软,亦可破症结,排痈脓。枳壳,长于行气开胸,宽中除胀,《医学启源》中记载,枳壳可破心下坚痞,利胸中气。古有"八、九月胎必用枳壳、苏梗以顺气,胎前无滞,则产后无虚",枳壳善破高者滞气,又不独治高。牛膝、枳壳同用,破滞气,行瘀血,补肝肾。

熟地、砂仁：熟地、砂仁都能入肾经，熟地能补血养阴，填精益髓，善治血虚诸症及肝肾阴虚诸症，砂仁化湿行气，温中安胎。熟地，向来有"真阴之气非此不生，虚火之焰非此不降"一说，为至阴之药，可禀先天之气而生，助后天之血速生。砂仁行气调中，辛香而窜，温却不烈，利却不削，和却不争，通畅三焦，温行六腑，可暖肺醒脾，滋养肝肾，亦可疏肝胆不顺不平之气。《韩氏医通》中有记载，以砂仁之辛润肾之燥，砂仁冲和调达，不伤正气。

酸枣仁、茯神、远志：酸枣仁、远志同为养心安神药，酸枣仁甘酸，可入心、肝经，远志苦辛，可入心、肺、肾经，茯神甘平，入心、脾、肾经，宁心安神。酸枣仁，专补肝胆，也能醒脾，熟则芳香，香气能入脾，所以能归脾，又能补胆气，故又可温胆。张璐在《本经逢原》里说酸枣仁能收敛津液。酸枣本酸，其性收敛，其仁甘润而性温，能疏散肝胆二经之滞。远志交通心肾，定心气，止惊悸，可行气散郁豁痰，同时有兴奋子宫的作用。各心阳不振，肾气虚寒，皆可用远志温升，举其下陷，托起肾阳。茯神多用于治心，其体沉重，而重可去怯，又其性温补，而补可去弱，故温养心神，不可少茯神。酸枣仁、远志、茯神同用，心神得以温养，心气得以安定。

2. 闭经

田玉美认为，闭经是指女子年逾 16 周岁，月经尚未来潮，或月经停闭超过了 3 个月经周期者。古籍中的"经闭""不月""月事不来""经水不通"等都指此病。早在东汉时期，医圣张仲景在《金匮要略·妇人杂病》言："妇人之病，因虚、积冷、结气，为诸经水断绝。"道出了此病的主要病因。妇人以血用事，有经、带、胎、产、乳的生理过程，以上无不损伤女子的气血，故"虚"亦以气血不足为多；女子为阴柔之体，常不足于阳，故常易感寒，或素体虚寒，此为"积冷"；女子心思细腻，多思善感，加之肝血多不足，肝体失养，更易致"结气"；除此三者外尚有痰湿为患。随着生活水平的提高，饮食结构的改变，再加上起居不慎，痰湿之邪，由此而生，故有"虚、积冷、结气、湿阻"四者为患。田玉美临证时，常选用人参养荣汤、生化汤、温经汤、逍遥散、平胃散等方剂加减治之。

（1）人参养荣汤

人参养荣汤出自《三因极一病证方论》，主要用于治疗心脾气血两虚证。田玉美常用此方治疗气血两虚型闭经，使气血充沛，化源充足，经血自可按时来潮。方中熟地、当归、白芍为养血之品，人参、黄芪、茯苓、白术、甘草、陈皮为补气之品，血不足而补其气，此阳生则阴长之义，且人参、黄芪、五味子补肺，甘草、陈皮、茯苓、白术健脾，当归、白芍养肝，熟地滋肾，远志能通肾气上达于心，桂心能导诸药入营生血。五脏交养互益，故能统治诸病，而其要则归于养荣也。

（2）生化汤

此方出自傅山的《傅青主女科》，其《产后诸症治法·血块》中言："此症勿拘古方，妄用苏木、蓬、棱，以轻人命。其一应散血方、破血药俱禁用。虽山楂性缓，亦能害命，不可擅用。惟生化汤系血块圣药也。"可见生化汤虽为活血化瘀之剂，但其性缓温和，既可达到活血祛瘀生新的目的，又可防伤正气。从其组成上看，其中有炮姜，可温经散寒，故其主治为寒凝血瘀之产后瘀血证。田玉美用此方治疗寒凝血瘀型闭经。张秉成在《成方便读》中论述此方："当归养血，甘草补中，川芎理血中之气，桃仁行血中之瘀，炮姜色黑入营，助归、草以生新，佐芎、桃而化旧，生化之妙，神乎其神。"

（3）温经汤

温经汤出自张仲景的《金匮要略·妇人杂病》："温经汤主之……亦主妇人少腹寒，久不受胎，兼取崩中去血，或月水来过多，及至期不来。"其用来治疗冲任虚寒，瘀血阻滞诸症。田玉美常用之治疗冲任虚寒、瘀血阻滞且偏于正虚的闭经。正如徐彬在《金匮要略论注》中言："故以归、芍、芎调血，吴萸、桂枝温其血分之气而行其瘀。肺为气主，麦冬、阿胶以补其本。土以统血，参、甘以补其虚，丹皮以去标热。然下利已久，脾气有伤，故以姜、半正脾气。名曰温经汤，治其本也。惟温经，故凡血分虚寒而不调者，皆主之。"

（4）逍遥散

此方出自《太平惠民和剂局方》，其主要功用是疏肝解郁，养血健脾，临床上主要用于肝郁血虚诸症。田玉美常用此方治疗肝郁血虚型的闭经。肝气不舒，冲任不利；肝血不足，肝体失养，更易郁滞，女子之经血有赖于肝血化生，肝血虚，化源不足，两因相互作用而导致闭经。《医宗金鉴·删补名医方论》卷四中录赵羽皇论述此方道："方用白术、茯苓者，助土德以升木也；当归、芍药者，益荣血以养肝也；薄荷解热，甘草和中。独柴胡一味，一以为厥阴之报使，一以升发诸阳。经云：木郁则达之。遂其曲直之性，故名曰逍遥。"

（5）平胃散

本方出自《简要济众方》，原方主治"胃气不和"诸症。但田玉美认为平胃散的主要作用是燥湿化痰，且脾胃为生痰生湿之源，全身各处的痰湿之邪都可由脾胃化生，故治痰湿之邪，必治脾胃，此平胃散之能也，凡痰湿阻滞诸症皆可用之。故田玉美将其用于治疗痰湿阻滞型的闭经，痰湿为患，冲任阻滞，月水当下不下，故致闭而不行。方中苍术辛烈，燥湿而强脾；厚朴苦温，除湿而散满；陈皮辛温，利气而行痰；甘草中州主药，能补能和，蜜炙为使，泄中有补，务令湿土底于和平也。

3. 其他妇科疾病

（1）关于妇人肝寒病机的认识

女子以肝为先天，主藏血与冲任血海相关，体阴用阳，喜调达。肝经气血不通畅，影响冲任而出现经带诸疾。因多表现为实热或阴虚阳亢证，治疗上多泻少补，致使许多临床医家忽视了肝寒证的存在，其实肝寒亦可导致肝气不疏，并且与血寒证、血瘀证密切相关。田玉美治疗临床妇科疾病时善用调肝之法，尤其是温肝理气活血法。

《金匮要略·妇人杂病》云："妇人之病，因虚、积冷、结气。"这是对妇科疾病总病机的概括，其中就包括了肝寒气滞的病机；又在各篇章论述了温肝法的具体运用：如感受外界寒邪，直中于肝，肝经受寒，气血运行受阻的肝着病；外寒传肝的寒疝病;产后肝血虚而寒的当归生姜羊肉汤证等。其病机的关键是寒主收引凝滞致肝气郁滞,继而血液运行不畅,气滞血瘀,导致冲任血脉寒、瘀的形成。故田玉美用温肝理气活血法调经,广泛治疗如经行不畅、月经量少、经期延迟、闭经、癥瘕积聚、不孕、痛经、杂病腹痛等妇科疾病。

(2)温肝理气活血法的具体运用

①辨证分型:主要包括寒客肝脉的实寒证和肝之阳气亏虚而寒的虚寒证,亦多见虚实夹杂、寒热错杂者。辨证的关键除寒热虚实外,还要判断病程久暂、病情轻重、血瘀的程度、兼见证等。

实寒证:外寒直中或过食生冷由脾传肝;或经行、产育不慎,风寒从下而入,窜凝厥阴少腹;或腹部本有陈寒痼冷凝滞肝经致寒滞肝脉。初病在气,继而气病及血,气血郁滞。症见:胸胁胀满,少腹或小腹胀、冷痛或刺痛;经行不畅,月经量少、血色紫暗、有块,痛经,闭经,癥瘕积聚;舌质紫暗,有瘀点、瘀斑,苔白,脉迟弦有力。

虚寒证:实寒证久不愈而损伤阳气;或前用清肝、泻肝太过;或中焦虚寒,土不荣木;或命门火衰致肝阳不足;又有因劳伤日久损伤肝阳,失于温煦;或肝阴血亏虚及阳即血虚而寒,肝疏泄失常,寒凝血滞,经脉受阻。症见:经行不利,月经量少甚至闭经,或漏下、不孕;日久形成干血内停,肌肤甲错,两目黯黑;脘腹胁下胀满、隐隐作痛,少腹或小腹冷痛,痛势轻,喜温按,腰酸痛,小便清长;郁郁不欢,精神疲惫,畏寒,面色㿠白;舌淡胖嫩、苔白,脉沉弦无力。

②方药解析:方名为加味橘核丸,组成为橘核 10 g,乌药 6 g,荔枝核 15 g,延胡索 15 g,小茴香 3 g,青皮 10 g,香附 15 g,焦山楂 15 g,丹参 15 g。

该方源自《济生方》橘核丸。汪昂曰:"此厥阴用药也,疝病由于寒湿,或在气,或在血,证虽见乎肾,病实本于肝。"加味方中橘核苦辛性平,入肝行气散结止痛,为君。乌药辛温,温肝暖肾,助橘核散寒止痛;荔枝核入厥阴气分,行气止痛;延胡索入厥阴血分,活血,共助君药疏肝理气,活血止痛,为臣。小茴香温肾暖肝散寒;青皮破气散结;香附疏肝调经;焦山楂、丹参活血通经,俱为佐药。诸药合用,直达肝经,共奏温肝理气、活血止痛之功。常用加减:散外寒加桂枝、细辛、葱白；四肢厥冷、畏寒加黄芪、通草、桂枝；头痛、呕吐清涎加吴茱萸、生姜；痛甚加芍药甘草汤；脘腹胀痛用佛手；冷痛甚加沉香末 6 g（冲服）；腹部沉寒痼冷加细辛、熟附片；癥瘕（如子宫肌瘤、子宫腺肌病、子宫内膜异位症等）加炒莪术、桃仁、红花、生牡蛎、制鳖甲、皂角刺；囊肿用薏苡仁、茯苓；血水同病，化瘀与利水通经并举，多配以泽兰、川牛膝、泽泻。

③运用特点分析：明辨虚实，分而论治。实寒证：以运用加味橘核丸温散为主，活血力量可加强，多配用生化汤。大便稀者，桃仁换红花。虚寒证：在运用加味橘核丸的基础上，结合病因加减。如：脾阳虚寒者温补脾胃。下元虚冷，寒湿不化或寒从下受，加用温补肾阳药，如《医宗必读》云，"无虚不可补，补肾即所以补肝"，常用淫羊藿、鹿角霜、肉苁蓉，适当减少理气药。若脏腑经络表里之寒俱重，用温热之熟附片、制乌头、肉桂、干姜，但剂量要小：熟附片常用 3～6 g；制乌头 15 g 以内，并嘱服时加蜂蜜（大便稀者改用红糖）；肉桂、干姜一般只用 3 g。另外，肝阳气虚，不同于他脏，多同时兼有肝阴血虚，或为血虚而寒者，宜配养血温通之药，多合以四物汤。四物的用法以活血为主，不用地黄、芍药。

④讲究用药时机，采用周期疗法。使用温肝理气活血法时，一般经前 7 天开始服用方剂，3～7 剂为一个周期，具有激发月经快速恢复的作用；经后以滋血化源为主。实寒证治疗周期短，讲究温而不过，中病即止。虚寒证亦要补而不过，一般调整 3～4 个周期，疗效稳定后扶正补虚，滋化源者多转从治脾肾，或补养精血或温阳益气。

⑤密切观察病情，调整用药。观察服药后反应，如有轻度乳胀、腰背或小腹胀，为正常现象，可能为月经将至，可继续服药。月经至则暂停药观察，视月经量多少，量多则停用；量少可继用 2～3 剂，取"通因通用"之意，趁经期排出瘀血。药后皮肤、口舌生疮，大便干结，说明温法太过，当调以清热，酌加川楝子、牡丹皮、黄芩、麦冬，防止肝郁化火生燥；亦有少数患者服药后出现鼻衄，此亦为月经将至之象，加用藕节炭收敛止血，并依此判断气血虚寒之偏重，此类患者多为血虚而寒，应适当减少理气温阳，注重养血温通散寒。素有阴血暗耗、精亏者，不宜久用，并多配以柔肝养血之物；或临证寒热不显时每多用之，亦多能取

效,少数出现化热者,则改为寒热并调之法。

⑥重视瘀、湿的病机。妇科瘀血证与肝经瘀滞密切相关,化瘀药均入肝经。另外,血液贵在温通,遇寒则凝,因此活血化瘀配用温肝理气,疗效明显提高。辨别瘀血积滞的程度,分别选用和血、活血、破血药,常合四物汤、桃红四物汤、失笑散、生化汤、桂枝茯苓丸、下瘀血汤。其中虫类破血逐瘀药多伤阴动火,不宜久用。

妇科病以调理气血为主,而气血的功能与脏腑密切相关,其中调理肝脾是重要的治法。肝寒气滞,不仅影响脾之运化,且可化生痰湿下注;或血瘀日久、血水同病;痰凝结滞形成痰核、包块、积液等使病情复杂,缠绵难愈,见带下、月经不调,甚至经闭、不孕等,应辅以健脾化痰除湿、软坚散结为治。常用薏苡仁、苍术、法半夏、茯苓、泽泻、浙贝母、昆布等。

(3)病案举例

许某,女,30岁。2009年5月16日就诊。主诉:月经后期一年。现病史:患者一年来月经后期,推迟15~20天,经量渐少,原用黄体酮等药物则至,后无效,妇科检查结果示多囊卵巢综合征。西医建议手术治疗。因不愿手术,遂求治于田玉美门诊。患者末次月经为3月3日,量少,色暗,血块多,3日净,伴左侧少腹刺痛,平素畏寒,时有小腹冷痛,喜温按,白带量多、清稀,腰背酸痛,两胁下不适,纳少,食多则胃胀隐痛,大便日一行,质稀,郁郁不乐,精神疲惫,面色白,舌质暗,边有瘀点,苔白滑,脉沉弦无力。既往史:患者2005年结婚,2006年因胚胎停止发育流产一次,至今未孕。

综合辨证为肝胃虚寒,气滞血瘀湿阻。处以加味橘核丸合生化汤加炒白术15 g,薏苡仁30 g;7剂后,轻度腰背酸胀,乳房胀,精神可,大便日一行,成形。继服5剂后,月经5月29日至,嘱停药观察。经期小腹隐隐疼痛,经色暗,有血块,手脚冰凉,量可,4日净。给予平时用方剂:党参15 g,炒白术15 g,茯苓15 g,炙甘草6 g,黄芪30 g,桂圆肉15 g,广木香6 g,当归15 g,橘核10 g,荔枝核15 g,草果仁6 g,青陈皮各10 g,山药30 g,桂枝6 g,生牡蛎20 g(另包先煎),海藻15 g,薏苡仁30 g。经前服用方剂:当归15 g,川芎10 g,红花6 g,炮姜 3 g,炙甘草 6 g,白芍 20 g,延胡索 15 g,丹参 15 g,橘核 10 g,荔枝核 15 g,香附 15 g,青皮 10 g,小茴香 3 g,焦山楂 20 g,乌药 6 g。

继续调理 4 个多月,月经周期准,量可,4 日净,无血块,无痛经,白带正常。妇科检查结果示双侧卵巢大小结构正常。激素测定:LH/FSH 值正常。处下方:丹参 15 g,炒白术 15 g,茯神 15 g,炙甘草 6 g,黄芪 20 g,桂圆肉 15 g,广木香 6 g,当归 15 g,川芎 10 g,白芍 15 g,熟地 20 g,砂仁 3 g,淫羊藿 15 g,覆盆子 15 g,炒菟丝子 15 g。继续调理 2 个多月,怀孕,2010 年 9 月足月顺产一男婴。

（4）总结

临床上肝寒证通常被忽略,五脏中惟有肝脏不言阳气虚,但肝阳气虚是存在的。如《灵枢·天年》曰:"五十岁,肝气始衰,肝叶始薄,胆汁始灭,目始不明",并提出"以辛散之,以辛补之"的用药原则,《伤寒论·辨厥阴病脉证并治》中明确提出,对厥阴肝寒证应用辛热药温之。《金匮要略》中温肝法具体运用如旋覆花汤、当归生姜羊肉汤、吴茱萸汤、大黄附子汤、温经汤等。宋代严用和在《重订严氏济生方》中论述了肝虚寒的具体临床征象及用温补治疗方药。元代朱丹溪的相火理论认为其发源于肝肾,为温肝法提供了一定的理论依据。

在妇科疾病的治疗中,调肝为治疗常法,然在具体运用上,因肝郁气滞易化热,临床医生选用疏肝之品时少用或不用理气温阳药,恐动肝火。《中医妇科学》教材虽论及妇人生理云:"肝脉通过冲任督三脉与胞宫相联系,主藏血,司血海,主疏泄,调节血量,与胞宫行经和胎孕密切相关。"但在相应病机论述中只强调了肝郁气滞、冲任阻滞、肝郁化火、热扰冲任、肝血不足、冲任失养;但与肝寒密切相关的血寒证、血瘀证等的病机描写却较为笼统,或云冲任胞脉虚寒;治则中也只谈疏肝养肝,养肝仅谈养血柔肝,显然并未重视温肝法的运用。田玉美认为肝阳气虚、肝血虚因虚致寒,以及寒滞肝脉亦是妇科疾病的主要病因,每多用温肝理气活血法,其用方加味橘核丸注重结合肝脏生理及病邪特征,药物配伍精当,作用温、散、补、疏,他认为只要辨证准确,就要果断运用,否则错失良机,延误病情。

在具体治疗中讲究用药时机。妇人月经期专治月经病,平时则治其他病,这体现了因时制宜。如曾诊治的一名女性患者,乙肝大三阳,肝功能指标异常,前一直用清热解毒调肝施治,效不佳,后注意到患者述痛经甚,经量少。治法上采用分时而治的方法,平时治乙肝,用逍遥散加减;经前期改用生化汤、加味橘核丸;经行前四天不用药,顺应经行自然之势,第五天改用八珍汤加减,治疗重点转向调经,调治数月后不仅月经恢复正常,在药物综合作用下,其肝功能指标亦恢复正常。

具体辨证要分虚实,注意虚证的治法。因肝阳气虚常与阴血虚并见,故其治贵在权衡综合调节,还要区分气分与血分之不同,尤其血虚而寒者,需养血活血同时进行,不宜辛热燥烈以致重劫其阴。《金匮要略·腹满寒疝宿食病》养血散寒代表方当归生姜羊肉汤,未用温阳散寒之品。此固为治本之治,亦说明兼有阴血虚时,使用发散药要谨慎,重在养血温通。治疗上应重视瘀、湿相兼为病,排除热瘀湿滞证,化瘀祛痰湿与温肝理气法合用具有协同作用。尤其对于肌瘤、囊肿等术后及复发的患者,应多考虑手术对正气的损伤,合用本方。

运用上尺度把握非常关键。辛燥芳香使用太过易耗伤阴血,故用药后要密切观察病情变化,及时调整用药,使温而不过,补而不滞。用药后经量过多者,应停用观察,否则,仅图一时之功,使月经暂得通畅,下次又不至。采用周期疗法,防止疾病复发,关键在后续治疗。后期温补肝之气血,方法多转移到培土荣木、益肾补肝上,多用党参、白术、大枣、黄芪、炙甘草、熟地、枸杞、菟丝子、当归、白芍等温养气血以温肝益肝,疏肝助升以恢复肝的生理功能,巩固疗效。对于闭经日久或治久不效者,考虑有干血内停不可速消,改汤为丸,峻剂丸服,缓消中内瘀血,祛邪不伤正。其缓治扶正的思想也体现在实证治疗的过程中,如对于子宫腺肌病引起的经期剧烈腹痛,用上述方法无效者,可变法为经时补养肝肾之阴,方用六味地黄丸化裁缓急止痛,将逐瘀法放在平时使用。扶正中尤其应注重恢复脾胃功能,一则使气血有源,二则使药物正常被吸收而发挥作用。故凡大便稀者用归脾丸去当归、枣仁;生化汤中桃仁换红花;青娥丸不用补骨脂,金铃子散不用川楝子等。

《黄帝内经》有"肝旺于春"的论述,即肝脏的正常生理功能使机体呈现出生机勃勃的春生状态。田玉美在《济生方》橘核丸、《金匮要略》温经汤等组方的启发下，化裁出温肝理气活血的用方，使肝生理系统失衡得以恢复，激发经水畅行，临床疗效好，这对于阐发肝寒病机在妇科的应用也有重要意义。

（十）皮肤病

田玉美诊治皮肤病重诊断，精辨证；常用清解热毒、清热利湿、祛风止痒、活血通络等治法；对疑难杂证尤重视补法的运用。田玉美认为皮肤病的辨治需标本兼顾、知常达变、内外合治，这样才能取得较好的临床疗效。

1. 临证辨治总体思路

田玉美推崇《外科正宗》《医宗说约》（第5卷外科部分）的辨治思想。临证重诊断乃因其是辨证论治的前提。诊治皮肤病时首先要对皮损颜色、形态、范围、肿痒痛的程度、有无脓、诱发及加重因素等进行判断。如观皮损颜色：黑头粉刺，为湿重于热，湿热郁于肌腠，多缠绵难除；白头粉刺，为热重于湿，易化毒成脓，脓出而愈；水疱多为湿毒，血疱多为瘀毒。如观皮损范围：皮损在头面多从风热，对应肺与心胃；在四肢对应脾；在躯干对应肝与脾；在二阴对应肝与肾。如辨发作的时间：阴虚之痒在夜间，阳虚之痒发于冬季；若与月经来潮有关，多肝经郁热；时轻时重，皮肤干燥脱屑，为血虚生风；脓溃后局部作痒乃长肉之象；溃后遍身作痒，为风乘虚入，宜内托发散；脓出反痛或脓多不敛者亦为虚。

有诸于内则形诸于外，肌表的病变是体内脏腑病变的外在反应。因此，还要结合全身症状，详析病机，进行针对性治疗。如对于面部痤疮，根据皮损分布特点进行脏腑辨治，以确定是泻肺经风热还是清泻肝胃之火。同时，还要结合重要的兼症，如必问大便和月经的情况。大便干结者又分属气滞实热、阳明燥结，轻者用虎杖、火麻仁，重者用大黄、芒硝；属热结阴伤者用麦冬、生地增液通便；属肾虚精血不足者用肉苁蓉、制首乌。月经的情况亦能反映血热、血虚、血瘀、肝郁、肾虚等不同病机。

2. 常用治法

皮肤病虽名目繁多，病情错综复杂，但常见病机多为风湿热邪郁于肌肤，气血运行失调,故清热解毒、清热利湿、祛风止痒、活血通络等为田玉美常用治法。

凡属热毒炽盛者,首辨卫气营血病变层次的不同,谨慎选择药物及调整剂量。如用五味消毒饮,因野菊花和天葵苦寒力度大,量宜小,皮损小者重用紫花地丁,大者重用蒲公英;遵"治上焦如羽,非轻不举",用菊花从未超过 6 g;清阳明邪热时生石膏可至 50 g;清血分热时能用生地者,不用牛角粉;羚羊角和牛角粉不得混用,前者清肝热,后者清心、胃毒热。对于热毒炽盛不可概用攻下法,要辨表里虚实,若为痈疽初起,有表证、脉浮大数、大便如常时为邪气在表,宜发表,禁攻利;若邪在经络,外无风寒之病形,内二便调和,宜调和营卫,疏通经络;若表证不见,气血两燔,脉沉实有力,发热烦躁,大便秘结,口渴引饮,始可泻热通肠腑。另外,火势炽烈之时不宜苦寒太过,直折其势,多配甘缓之药;凡有虚损,苦寒药慎用,有血虚者少用凉血分药;注重祛热保津,尤其素体阴伤者或伤阴重证者,应重用阿胶、龟板等滋阴固本。运用清热利湿之法时需知湿分内外,其中最易忽略的是健脾胜湿。内湿重时除须利小便外,还可用茵陈、车前子引湿热下行;热重时用虎杖、杏仁通大便,使湿热前后分消;湿邪久蕴皮腠加茯苓皮、五加皮。运用祛风之法时防风、荆芥等散风之品不可过用,防耗伤津液;风痒顽症、长疮脱皮始用蝉蜕、僵蚕;病久多用四物汤化裁养血、活血以祛风。

除了臁疮、硬皮病、血栓闭塞性脉管炎等疾病以活血化瘀治疗为主外,很多常见皮肤病亦多酌情使用活血药。如治湿疹配用川牛膝、鸡血藤活血通络;治痤疮用当归、红花、桃仁、赤芍,少量使用,穿插其中;凡见肌表瘀斑、结节或皮肤增厚、瘢痕及色素沉着,或伴关节痹痛、月经紊乱等配以桃红四物汤。

另外,田玉美从实践中积累了丰富的外治法经验。如外洗之方不可概用寒凉,常配辛温之品疏表宣散,通经络腠理。特殊的外治方法:如治疗带状疱疹时,用鲜丝瓜叶榨汁外抹,好后无痕;身长小疣者用生腊肉去瘦肉和皮,肥肉部分切片,每晚睡前外敷;治斑秃时,取当归、紫草两味,用白酒(用于实证)或麻油(用于虚证)泡 15 天后,用药汁涂抹头部患处等。

3. 疑难重病治法重补,补中兼调

对于疑难重病的治疗,不可只着眼于皮肤,概以常法攻伐太过,图一时之功,而忽略内调脏腑气血,应多扶正祛邪,补中兼调。如前所论细察皮损的情况,如荨麻疹、风疹等疾病,皮损色红为血热,病在血分,色不变为血虚,色白为气虚,后两者要养血或益气;若红白相兼,比较红、白所占比例,以决定凉血药与补益药的比例。除结合全身症状外,还要结合患者的年龄、素体情况、病程长短等因素综合辨治。如婴幼儿湿疹,缠绵不已者,多与其禀赋不足、肝肾阴亏、肝火偏旺、化燥生风有关,后期治疗一定要加上滋补肝肾之药。

4. 举例

带状疱疹是由水痘-带状疱疹病毒引起的急性感染性皮肤病,该病毒具有亲神经性,常引起剧烈神经痛。现代医学在急性期常以抗病毒、止痛治疗为主,后遗症期以营养神经、改善循环为主,但仍有很多患者不仅在急性期疼痛缓解不理想,而且因遗留后遗神经痛而饱受折磨。田玉美认为以祖国医学温病学的理论,带状疱疹之治应从外感温病角度进行分析,因温热邪气外感,然温邪"热变最速",故病之初起时寒热等卫分证表现常短暂或不明显,而是迅速向气分及营血分传变;热(火)甚则必郁,郁火内迫营血,其病机关键是心肝二经郁火,窜入肌肤血络之中,使脉络受灼,即热入营血、气血同病。心者,火脏,主血脉,其华在面,开窍于舌,与心脉有关的病变容易反映在面部与舌。肝乃风木之脏,内寄相火,其性刚,主疏泄,喜条达而恶郁遏,郁则容易动风化火,如《女科经纶》:"(脉)弦为木之象,郁而不伸则热"。而《外科全生集》更加直接地指出:"肝郁,郁久化火掣痛。"

当然,在后世温病学理论中,血分证的证候特点有血热动血、血热动风、热扰心神、血热阴伤四个方面。那么带状疱疹之临床表现是不是可以用血分证来归纳呢? 田玉美认为答案是肯定的。带状疱疹之皮损呈疱疹状,色红,破溃,甚则疮烂,虽非斑疹,亦可以视为邪热动血的表现;皮损处灼热掣痛、触觉敏感则为血热动风;患者常烦躁不寐,则为热扰心神;而舌红,甚则舌绛,脉数或弦数均为热在血分的征象。临床(证)患者可兼见舌苔黄厚腻,或舌质暗滞,或大便秘结等症,在治疗上,遵叶天士"入血就恐耗血动血,直须凉血散血"之旨,选用犀角地黄汤为主方,以清解血分郁热为主,兼理气分,或兼清化湿热、痰热,或兼化瘀,或兼通腑泻热等,常常取得捷效,且经治疗后几乎不遗留后遗神经痛。这种从卫气营血辨治带状疱疹的经验为临床提供了一种新的思路,跳出了带状疱疹多属肝胆湿热而选方注重龙胆泻肝汤的桎梏,可谓不囿于成见而又不越绳墨。实践证明这种应用温病"卫气营血"辨证纲领辨治带状疱疹的思路是可行的,而且是行之有效的,可供临床参考。现举一案如下。

宁某,女,84岁。2018年5月26日初诊。主诉:右侧颜面部疱疹、疼痛15天。患者于5月11日无明显诱因出现右侧颜面全部、鼻、额、头顶前约1/3部及右侧外耳道、耳周疱疹伴持续性灼痛、掣痛,入住武汉市中医医院皮肤科,诊断为三叉神经带状疱疹(右侧三叉神经三支受累),口服普瑞巴林、加巴喷丁及洛索洛芬后疼痛稍有缓解,综合应用抗病毒、改善循环,使用中药汤剂(清热解毒、活血化瘀药,如龙胆草、黄芩、栀子、红花、桃仁等)治疗后各处疱疹大部分结痂愈合,耳内剧痛明显缓解,但余处疼痛持续存在,因个人原因于5月20日出院;因不能忍受疼痛遂于5月26日前来求诊田玉美。症见:右侧面部、额部及头顶前部呈持续性剧烈疼痛,时有触电样掣痛,不时惊呼,疼痛夜间较白天更甚,辗转不能入眠,述"疼痛欲裂、持续难忍、欲撞墙而死",其右侧颜面痛不可近,不愿洗脸,也拒绝针灸治疗,其右侧面部黯黑不泽,右侧鼻翼及鼻孔可见破溃,右眼疼痛,目眵色黄、黏稠、量多,羞明流泪,紧闭不睁,左眼稍可单独睁开,但也常闭,诉天热则汗多,纳食有减,小便如常,大便日行1~2次,质成形,不结不溏。唇暗紫,舌质绛紫而暗,舌体肿胀饱满、无齿印,舌面无苔而不甚干燥,舌下脉络瘀青粗大、直而不曲,双脉弦数不匀、脉来有力搏指而浮。既往史:有冠心病、心律不齐病史15年,近10年未服药治疗,偶有心悸、胸闷,基本无胸痛发作。

处方:龙胆草3 g,穿心莲6 g,牡丹皮12 g,白芍20 g,生甘草6 g,生地12 g,水牛角粉20 g(包煎),琥珀6 g,焦栀子6 g,木贼草8 g,丝瓜络6 g。3剂,日1剂,水煎服,日3次。

二诊:诉服药两剂后疼痛即大减,由持续性疼痛减为间歇性疼痛,且疼痛时间减少，已能忍受，其痛仍有灼热感，掣痛基本消失，流泪及目眵显著减少，纳食、二便同前，近两日夜间勉可入睡 3～4 小时。见其鼻翼部疮烂脱皮基本愈合，右面部亦能轻微触碰，仍暗滞如前，右眼可睁开，但"闭着要舒服一些"，左眼睁闭正常，双目白睛可见粗长赤络。舌象基本同前（舌面有滑润之义），双脉仍弦数不匀，势较前略缓软。药用：龙胆草 3 g，穿心莲 6 g，牡丹皮 12 g，白芍 20 g，生甘草 6 g，生地 12 g，水牛角粉 20 g（包煎），琥珀 6 g，焦栀子 6 g，木贼草 8 g，丝瓜络 6 g，石决明 15 g。3 剂，日 1 剂，水煎服，日 3 次。

三诊：疼痛进一步缓解，间歇性疼痛，仅在右侧面颊，余处疼痛甚微，每次疼痛不超过半小时，面部暗滞稍退，夜间可入睡 4～5 小时。双眼睁闭如常，目中赤络稍淡，眵、泪基本消失，无迎风流泪，现可正常洗脸，舌质、舌体同前，舌面湿滑无苔，脉弦不匀，数象有减，仍有搏指之力。"邪热渐退，其舌面湿滑，显露中阳素虚、湿浊不化之象"。药用：龙胆草 3 g，牡丹皮 12 g，白芍 15 g，生甘草 6 g，生地 12 g，水牛角粉 20 g（包煎），琥珀 6 g，焦栀子 3 g，木贼草 8 g，丝瓜络 6 g，石决明 15 g，白豆蔻 9 g，益母草 20 g。予 6 剂，日 1 剂，水煎服，日 3 次。并嘱逐渐停服普瑞巴林、加巴喷丁等药。

四诊：已停服西药，现但右颧部至鼻旁疼痛，每日痛作 3～4 次，每次持续 5～10 分钟，且近两日因故未能及时复诊，但"还算稳定"（疼痛未因漏服中药而加重）。见双目睁如常人，目中赤络减退，右面暗滞减去一半。夜寐较安，纳便正常。舌紫暗，体胀大消减，舌中部被覆少量薄白稍腻苔，四周仍无苔而滑，脉仍不匀，脉较前大为和缓，弦象基本消失，且脉体回落中按之部。血热已去大半，白苔渐起，为邪热外透之象。药用：牡丹皮 9 g，白芍 10 g，生甘草 6 g，生地 9 g，水牛角粉 6 g（包煎），焦栀子 3 g，丝瓜络 6 g，白豆蔻 9 g，益母草 20 g，草果仁 6 g。予方 6 剂。嘱药后若还有不爽，可再来复诊。后患者未再复诊。

肝与胆、心与小肠互为表里，经络相连，"胆足少阳之脉，起于目锐眦，上抵头角，下耳后……其支者，从耳后入耳中，出走耳前，至目锐眦后"，"小肠手太阳之脉，起于小指之端……络心……其支者，从缺盆循颈上颊，至目锐眦，却入耳中；其支者，别颊上䪼，抵鼻，至目内眦，斜络于颧"（《灵枢》），而火性炎上，火盛则壅结,风性善行,或左或右,无孔不可入,是故心肝火甚,风火相煽,窜扰经络,颜面、头角、耳周、耳内、目周、鼻旁等均可受累,而出现患处灼热疼痛,甚则掣痛如触电。热邪壅满,燔灼络脉,故痛不可近,毫针浅刺之下痛得暂减,是经所谓"盛则泻之……热则疾之"(《灵枢》)之理。瘀血留滞,则颜面滞暗如煤,其瘀血来源有二:其一,疱疹消退,离经之血留而为瘀,可称为"热迫血溢致瘀";其二,热邪入于血分,血热炽盛,血中津液耗伤,血液黏稠行滞而成瘀,此血因热灼而瘀,可称为"热灼血稠致瘀";又因是火郁之证,故"其面色多见滞暗无华,甚或黧黑"。病起于邪热,热盛而为郁热,此火郁与瘀血,说法不一,其实一也。目为五脏神华,少阴君火上通于目,肝开窍于目,又心经"系目系",肝经"连目系"(《灵枢》),心肝不和,故目为之病,而"太阳真火耀于目而扰于心"(《古今医统大全·鼻证门》),本已心火亢盛,能复受日光之耀乎?故羞明也;"肝热甚则出泣,心热甚则出汗"(《素问玄机原病式》),是以多泪不止,逢天热汗多,又热炼津稠,则目眵黄稠,故羞明流泪与目眵黄稠同见。心主血属营,血分热炽,可致脉络瘀滞,加之患者有冠心病宿疾而血脉久瘀,故舌绛紫,其暗而不甚干则是瘀血之征,正如叶天士所说:"热传营血,其人素有瘀伤宿血在胸膈中,挟热而搏,其舌色必紫而暗,扪之湿";又因"舌肿大而红,是火热之象",即经言"热盛则肿",而非中气不足之虚证,故舌虽大而无齿印;热入营血,素质阴虚,故无苔为常。唇暗紫,亦是血脉瘀滞之征。综上,其病机系热入血分,心肝同病,病机既明,则治法自出——凉血清热,散瘀通络,方以犀角地黄汤为主加味(犀角珍稀,以水牛角代)。方中水牛角咸寒,主清心营之热,解血分热毒,正如朱为坤所说:"可清脉内之热,兼清心热",用以为君;生地甘寒,凉血养阴,为臣;白芍酸寒泻肝,合生地而能清血热,养阴液,散血瘀,牡丹皮凉血散瘀(散血瘀含义有二:一指活血,二指养阴),龙胆草、穿心莲、焦栀子苦寒,直折气分之热,有助于血热清透,木贼草入肝经,质轻,上行散风热,琥珀安神兼能化瘀,丝瓜络性苦凉,"入经络,解热邪"(《本草便读》),共为佐药;经言,"肝苦急,急食甘以缓之",甘草又具调和主要之功,为使。复诊病证有变,处方随之进退,如"舌面湿滑无苔"乃"中阳素虚、湿浊不化之象",减苦寒之制而加入白豆蔻、草果等辛香宣化湿浊,亦不过随其疾病之兼夹，以随证治之。

（十一）其他

1. 疟疾

疟疾是患者感受疟邪后出现以寒战、壮热休作有时为特征的一类传染病，多发于夏秋季。青蒿素使中医药受到世界的重视。

田玉美认为疟邪舍于营气，伏藏于半表半里，随经络而内搏五脏，横连募原。具有盛虚更替（即与卫气相集则引起发病，与卫气相离则病休）的特点。他主张将祛邪截疟作为治疗疟疾的基本原则。在治法上，他常坚持发其汗，即《明医杂著·疟病证治》所说："邪疟及新发者，可散可截"。

1960 年暑假，田玉美从老家乘船返回湖北中医学院时，不慎感受风寒，寒战，高热，头痛，汗出则休止，每隔日一作，经化验并结合临床症状诊断为间日疟。在第 2 次发作前夕田玉美自饮姜汤，发汗而愈，因为只得微汗，故病未除。在第 3 次发作前夕田玉美饮白酒半斤，食辣鱼 1 盘及葱姜汤 1 碗，全身大汗淋漓，其病未再作。

田玉美治疟病时常嘱患者着衣比未病前多一二层，以助其微汗，同时要禁风、寒、冷以及荤腥食物，以防腠理闭塞。因脾胃为营卫生化之源，荤腥食物易壅塞脾胃而致营卫不利。凡疟病患者未经治疗而又不在汗出休止期，如全身微汗出，则乃吉祥之兆。发汗虽为《金匮要略》治疟病七大方法（温、清、吐、下、针灸、发汗及饮食调理）之一，但如何发汗，发汗到何种程度，张仲景并未明言，田玉美融发汗和饮食调理为一体，或曰以饮食调理而汗之，果收奇功。

2. 红斑狼疮

（1）病因病机

系统性红斑狼疮是一种全身性自身免疫性结缔组织病。患者体内有多种自身抗体及其免疫复合物，广泛沉积于全身各种组织、器官中，造成炎症性病变,临床表现以多系统损害为特点,可见面部盘状红斑、皮疹、关节疼痛等多脏器病变。系统性红斑狼疮临床表现复杂多样,见于中医的"蝶疮流注""水肿""心悸"等疾病中。

田玉美认为"正虚"为该病的发病之本,患者或因先天禀赋不足,或因后天失于调养而成机体亏虚之状。本虚标实是其发病的根本,当外感六淫之邪或七情过极之时,患者骤发本病,外邪入里化热或七情过极内生火热,于急性期多表现为热毒炽盛之象,热毒内蕴,导致体内阴阳失调,气血失和,痰瘀内生。痰、毒、瘀内结脏腑,致脏腑损伤,正气更虚。病情日久,当患者进入稳定期时,多表现为正虚邪恋或邪退正虚的虚象。

（2）辨证论治

田玉美认为系统性红斑狼疮的发病脏腑主要在肝、脾、肾。其病机为本虚标实。肾为先天之本,一身阴阳之根,肾虚不足,百病由生。素体禀赋不足,肾阴亏耗,阴阳失调,气血失和是本病的发病基础。真阴本亏,母病及子,则虚热内生,日久则相火妄动,津液暗耗,肌肤失养,内脏受损,阴损及阳,而致脾肾两虚。由于肾之精不仅来源于父母先天之精,还依赖于后天之本的充养,精血同源,故治脾很重要。脾胃为中焦之枢纽,脾主运化,胃主受纳,脾胃运化失调,则出现纳呆,故用炒麦芽、炒谷芽、焦山楂、焦神曲、炒鸡内金、炒白术消积除满,健脾除湿;脾虚生痰,痰气互结,胃气上逆而呃逆、嗳腐吞酸,用法半夏、枳壳降气止逆;脾胃升降失司而出现饭饱或饥饿时胃脘胀、隐痛,用厚朴、广木香行气止痛。患者多为妙龄女性,常伴情志抑郁,田玉美认为治疗时不仅要固本,还要治标,故在运用疏肝理气、养心安神药物的同时,还应对患者进行心理疏导。

3. 狐惑病

西医学称狐惑病为贝赫切特综合征,是一种慢性进行性多系统损害的自身免疫性疾病,以细小血管炎为病理基础,病变部位多为口、眼及生殖器;历代医家对本病均有描述。《千金要方》中提到:"此由湿毒邪气所致。"《金匮释义》中亦有:"狐惑病者,亦是湿热蕴毒之病。"《金匮玉函经二注》:"盖因湿热久停,蒸腐气血而成瘀浊,于是风化所腐为虫矣。"

田玉美认为,此病发病根本在于肝、脾、肾功能失调,并以湿热蕴毒为标。眼、口、前后二阴阴暗湿润,易感染湿热虫毒;内生湿热多源于肝脾,肝郁化热,脾虚生湿,湿热毒邪上蒸,眼口溃烂;湿重则湿热毒邪下注,前后二阴溃烂。前期为肝热脾湿相合,湿毒循肝经上下为患;后期为湿热虫毒久郁不解,病及脾肾,气阴两虚,正虚邪恋,秽浊之邪黏腻难解,疾病反复发作。

在临床诊疗上,田玉美多将此病分为3类:①湿热壅盛,上蚀下注证:治宜疏肝理脾,除湿清热,常用龙胆草、炒栀子、黄芩、车前子、木通等,龙胆草药性苦寒,既可泻肝胆实火,又可清下焦湿热。黄芩、炒栀子具有苦寒泻火之功,在此配伍龙胆草加强清泻之力,木通、车前子清热利湿,使湿热从水道排出。②中焦土虚,阴火上冲证:治宜扶土健脾,引火归原,常用党参、白术、白扁豆(炒)、陈皮、升麻、怀山药、薏苡仁、炙黄芪、炙甘草、肉桂。方中党参、白术、怀山药、白扁豆(炒)补气健脾燥湿,炙黄芪、升麻清热解毒,升举阳气,促进溃疡愈合;肉桂引火归原,导热下趋。田玉美强调,在临床诊治患者时要注重辨明标本,标本兼治。③肝肾阴虚,内夹湿邪证:宜滋养肝肾,清热解毒除湿,常用熟地、山茱萸、怀山药填精益髓,滋养肝脾肾,泽泻、茯苓、牡丹皮,渗湿浊,清虚热,六味合用,三补三泻,补药用量重于泻药,重补轻泻;肝脾肾三阴并补,以补肾阴为主,兼顾燥湿。

田玉美强调本证病程一般较长,贵在坚持,方可使正复邪祛,病渐康复,切不可急于求成。

田玉美还指出,由于每个人的体质、症状特点不同,而且临床上狐惑病有同时出现的,也有单独存在的,病因病机治法也略有不同,临证应当仔细辨别,要抓住本病的病理实质,并结合个人的特点辨证论治,从调理肝脾肾入手,前期注重燥湿活血,解毒疗疮,后期注重补益气血、扶正疗疮;在上者以清热解毒为主,在下者兼利湿渗浊为用。

4．咽喉疼痛

（1）病名认识

田玉美认为，咽喉疼痛所涉及疾病较多，病因复杂。在中医学中，其名最早见于《黄帝内经·太阴阳明》等篇章，有咽嗌、喉嗌、嗌、咽喉等称呼。如《灵枢·忧恚无言》曰："咽喉者，水谷之道也"。尔后前贤多有论述，如郑梅涧《重楼玉钥》说："夫咽喉者，生于肺胃之上，咽者嗌也，主通利水谷，为胃之系，乃胃气通道也……喉者空虚，主气息出入呼吸，乃肺气之通道也……人之一身，惟此最为关要。"并有专章或专书论述者，如《喉科紫珍集》《喉科秘旨》为专书论述。根据前贤描记，以咽喉疼痛为主证的疾病，中医病名有喉痹、喉痈、喉蛾、喉风等。

（2）病因病机认识

咽喉疼痛的病因不外乎外感与内伤两个方面。咽喉连于肺胃，为呼吸之门户，饮食消化之通道。肺主气，司呼吸，主卫外，胃主受纳，腐熟水谷。又咽喉为人体经脉运行的要冲，从五脏六腑十二经脉循行走向来看，除足太阳膀胱经是间接地通达咽喉口腔外，其余十一经脉均直接通达循行，或分支交会于此。故外感风寒湿热疫毒之邪，内伤饮食辛辣醇酒，煎煿之味，以及过量吸烟，或脏腑功能失调，极易损伤咽喉而发生疼痛。外感邪气中，以风热疫毒为多见，因为其邪易灼伤咽喉，风寒则少发，有之亦见于外寒内热，或寒郁化热。内伤中有急发与缓发之区别，急发者，多因过食辛辣、醇酒、炙煿煎炒之品，或吸烟过量；缓发者，多因久病，脏腑失调，阴血亏损，虚火内生，火性上炎，循经上犯，重灼咽喉而成。内伤脏腑失调者，可因进食不节等因素诱发或加剧。

咽喉疼痛病因虽较复杂，但病理相对单纯，主要是火热，常夹痰浊与血瘀。临床辨治，有虚实之分，即实热与虚热。实热多源于外感或饮食损伤，胃肠腑实；虚者正气虚，虚热多源于内伤，肝肾阴虚，水火失济，相火妄动，或外感失治，久病迁延而来。兼夹之痰浊可源于外邪伤肺，湿邪郁阻，亦可内伤脾胃而滋生；血瘀因新病而致者，因气滞而始生，因久病而发者，每见气虚，运行无力而成。痰浊阻滞而血行瘀滞者，临床亦可见之。

（3）辨证、遣方、用药

咽喉疼痛辨证，首先要辨外感与内伤。因外感而致者，除起病急、病程短外，多在咽喉疼痛的同时或稍早即显有外感症状，如恶寒、发热、鼻塞、流涕、周身不适等，其症状可轻可重，或多或少，咽喉视之微红，或鲜红，微肿或肿甚。病重者可见咽喉腐烂，出现脓点、溃疡。内伤所致者中，因饮食、烟酒损伤，其咽喉燥痛、灼痛，视之鲜红；因脏腑失调，阴虚火旺者，除起病较缓、病程较长外，往往伴有腰膝酸软，颧赤唇红，手足心热，神疲，头目眩晕，耳鸣，盗汗，自汗，脉细数，咽喉干燥，灼热而痛，但疼痛多轻微，视之微红或鲜红。

因外感而致者，田玉美药用银翘散化裁。田玉美认为，银翘散乃《温病条辨》治疗温病初起，肺卫受邪，见恶寒、发热、咽喉疼痛等症的代表方剂，其组方严谨，药味精少，方中凉温并投，重在辛凉透邪，清热解毒，宣肺利咽，清热生津，但临床应用时应当随证变通。无寒邪者，当去荆芥、豆豉；咽喉痛甚者，应加强清热解毒，加用马勃、玄参、山豆根；肿痛，苔薄黄者，加用凉血活血散血之药，如大青叶、生地、赤芍、牡丹皮；有脓点或溃疡者，加生黄芪托脓败毒；干燥疼痛，多为阴津受损，可酌加玄参、沙参、麦冬、知母。关于辛散药，田玉美认为，对外感者，必须用辛散法，使外邪从表而解，但不可过用，以免辛散太过，耗伤津气。热为阳邪，易损阴津，应多用滋阴之药，但不可过早过量，因为滋阴之药大多滋腻，过用恋邪，变生声音嘶哑。因肾阴亏损所致者，田玉美药用知柏地黄丸化裁，主治阴虚火旺而致骨蒸劳热、虚烦盗汗、腰膝酸痛等症。六味地黄丸本为滋补肾阴亏损、清降虚火的主方，对于咽喉疼痛者，清热降火力薄，用知柏地黄丸更贴切病情。临床施用时，亦需变通，若肾阴亏损，心阴损伤，相火旺盛，加导赤散，引虚火下行从小便外泄；咽喉疼痛甚者，加甘草、桔梗引肾阴循经上行，润咽喉止痛；山豆根苦寒，清热解毒，为治咽喉肿痛良药，有利于缓解其痛，亦每加入。梗痛，即咽喉作梗，如物阻塞，吞之不进，吐之不出，梗而作痛，多为气滞痰阻所致，加厚朴、桔梗、半夏行气化痰，每可药到病除。对于苔腻者，田玉美认为，久病咽喉疼痛者，舌苔多见薄白或薄黄，若苔腻且燥或欠润者，当需细辨，此时不可误认湿热内蕴，或湿热伤津，予以苦寒通下，此多属气机郁滞，腑气不畅，津不上承,浊邪上泛而成,治疗当行气通腑,其苔可随之消退;肉苁蓉甘咸温,归肾、大肠经,既能佐知柏地黄丸引火归原,又能润肠通便,降泻浊邪,是治疗肾虚咽喉疼痛的良药。咽喉疼痛的药物治疗固然重要,但同时,其预防也不可忽视。避免外感内伤的各种诱因,才能从根本上防止和治疗咽喉疼痛。

(4)典型病案

患者,女,65岁,于1997年4月17日初诊。咽喉痛伴舌部不适8年,呈持续性,时轻时重,进食辛辣之品加剧,曾经多家大医院中西药内服与局部用药治疗,疗效不佳,遂寻田玉美诊治。主诉:咽喉疼痛,干燥,干痒,舌部疼痛,进食咸辣尤甚,自觉舌根作梗,活动不利,脘腹胀满,肛门坠胀,大便干结,小便频数、短赤。咽部充血,呈暗红色,咽后壁可见淋巴滤泡,舌质暗红、苔黄燥,脉弦细。辨证属心肾阴亏,虚火上炎,兼夹腑气不畅。治以滋阴养肾,清心泻火,佐以行气通腑,润肠通便,拟知柏地黄丸、导赤散加减:生地 15 g,山药 20 g,茯苓 15 g,牡丹皮 10 g,山茱萸 10 g,泽泻 10 g,知母 10 g,黄柏 6 g,竹叶 10 g,木通 6 g,厚朴 15 g,木香 10 g,山豆根 15 g,肉苁蓉 15 g。每日 1 剂,忌辛辣。7 剂病愈,守方 14 剂,后未发。

二、理论探讨

(一)《金匮要略》异病同治举隅

异病同治,是指对不同的病用相同的方法治疗。这一法则在《金匮要略》中体现较多,涉及的病证较广,颇有指导意义,兹举例以说明。

1. 风湿、风水

《金匮要略·痉湿暍病》:"风湿,脉浮身重,汗出恶风者,防己黄芪汤主之。"《金匮要略·水气病》:"风水,脉浮身重,汗出恶风者,防己黄芪汤主之。"

按:上列二条文,仅水、湿二字互易而已。风湿在表,以关节疼痛而烦为主证；风水在表，以目窠上微肿、面目肿大、按其手足陷而不起为主证。二者皆可用汗法，当使微微汗出而愈。今自汗出而身重恶风，是邪未解而表已虚，卫阳不固，故二者皆可用防己黄芪汤以异病同治。方中重用黄芪补元气以固表，防己以泄水湿，白术、甘草佐黄芪建立中气，使卫阳振奋，则在表之水湿可去。

2. 暍病、消渴

《金匮要略·痉湿暍病》："太阳中热者，暍是也。汗出恶寒，身热而渴，白虎加人参汤主之。"《金匮要略·消渴小便不利淋病》："渴欲饮水，口干舌燥者，白虎加人参汤主之。"

按：暑、热、暍三者，名虽不同，其病是一。暑热炽盛而身热，热盛伤津故口渴，元气受伤，卫阳不固则汗出，汗出腠理疏松而恶寒，故用白虎汤清热祛暑，人参益气生津。后者消渴病属于上消。虽为肺燥，但源于胃热，故旋饮旋消，津液不能上承，难救口舌干燥。一为杂病，一为外感，但热盛阴伤则同，故治法同出一辙，亦用白虎加人参汤。

3. 狐惑、下血

《金匮要略·百合狐惑阴阳毒病》："病者脉数，无热，微烦，默默但欲卧，汗出，初得之三四日，目赤如鸠眼，七八日，目四眦黑。若能食者，脓已成也，赤豆当归散主之。"《金匮要略·惊悸吐衄下血胸满瘀血病》："下血，先血后便，此近血也，赤小豆当归散主之。"

按：狐惑病是湿热郁而不宣，深入血分之病。若目赤如鸠眼者，是血中热毒尚未成脓；若病者能食，是病变集中于局部，热腐成脓，而正气未衰，脾胃功能正常，可用解毒排脓法治之。先血后便，后世又称"脏毒""肠风"，其血也近，即在肠中，故称近血。肠中与肛门相去未远，皆为湿热蕴结，故可同用赤小豆当归散解毒排脓，去瘀生新。

4. 虚劳、妇人杂病

《金匮要略·血痹虚劳病》："虚劳里急，悸，衄，腹中痛，梦失精，四肢酸疼，手足烦热，咽干口燥，小建中汤主之。"《金匮要略·妇人杂病》："妇人腹中痛，小建中汤主之。"

按:《金匮要略》中所论虚劳,多为阴阳两虚、寒热错杂之证,重在脾、肾二脏。而本条病证之关键在于脾虚。脾虚,生化之源不足,则气血俱虚,阴阳失去平衡。若补阴则碍阳,补阳则劫阴,故用小建中汤调和阴阳,建立中气为治。"妇人腹中痛"一条,叙证简略,但揆之腹痛多属脾脏虚寒。女子以血为主,病多责之于肝。妇人腹痛为肝血虚,肝气郁,累及脾土,必然有腹痛喜按,心悸,面无华色,舌淡,脉弦涩诸证,故用小建中汤温脾土疏肝木为治。此二证的病机重点都属脾虚,是同用小建中汤的关键。

5. 寒疝、产后腹痛

《金匮要略·腹满寒疝宿食病》:"寒疝腹中痛,及胁痛里急者,当归生姜羊肉汤主之。"《金匮要略·妇人产后病》:"产后腹中疠痛,当归生姜羊肉汤主之。"

按:寒疝之痛,痛在腹中,而连及两胁;产后疠痛,痛势绵绵。疝痛既因于寒,也因于血虚;产后疠痛既由血虚而成,也因里寒为患。故两病的治疗同归于当归生姜羊肉汤温寒补虚。温则凝滞得散,补则经脉得养,痛症可瘳。

6. 黄疸、阴吹

《金匮要略·黄疸病》:"诸黄,猪膏发煎主之。"《金匮要略·妇人杂病》:"胃气下泄,阴吹而正喧,此谷气之实也,膏发煎导之。"

按:前者详于方略于证,推溯其因,为湿热日久,湿去热存而胃肠燥结,成痿黄证,当有少腹急满,大便秘结见证。后者是大便燥结,浊气下泄,不走后阴而走前阴,病名阴吹。两者胃肠都有津液枯涩之虚,大便燥结不下之实。用猪膏发煎,猪膏润燥,乱发消瘀,使燥结下,胃肠功能恢复,则黄自去,阴吹自止。

7. 痉病、宿食、下利、产后发热

《金匮要略·痉湿暍病》:"痉为病,胸满,口噤,卧不着席,脚挛急,必齘齿,可与大承气汤。"《金匮要略·腹满寒疝宿食病》:"寸口脉浮而大,按之反涩,尺中亦微而涩,故知有宿食,大承气汤主之。""下利不欲食者,有宿食也,当下之,宜大承气汤。"《金匮要略·呕吐哕下利病》:"下利,三部脉皆平,按之心下坚者,急下之，宜大承气汤。""下利，脉迟而滑者，实也，利未欲止，急下之，宜大承气汤。""下利，脉反滑者，当有所去，下乃愈，宜大承气汤。""下利已差，至其年月日时复发者，以病不尽故也。当下之，宜大承气汤。"《金匮要略·妇人产后病》："病解能食，七八日更发热者，此为胃实，大承气汤主之。"

按：痉病者，筋脉为病，此处所述者为邪热内结，化燥伤津，出现口噤齘齿，下肢拘急而背反张。宿食者，既为病名，又为病因，此处所述者为其脉证。古人所称之下利，包括泄泻与痢疾二者。产后郁冒，服小柴胡汤，病解能食，七八日又发热者是旧邪未尽，与新食相搏，结为胃实。所以四者病症不一，而胃中热实相同，治法亦可以相同，皆用大承气汤荡涤实热，急下以存阴。

8. 肺痈、痰饮

《金匮要略·肺痿肺痈咳嗽上气病》："肺痈，喘不得卧，葶苈大枣泻肺汤主之。"《金匮要略·痰饮咳嗽病》："支饮不得息，葶苈大枣泻肺汤主之。"

按：肺痈证见喘不得卧，吐浊唾涎沫，胸痛；支饮证见呼吸困难，烦满咳吐。一属风热蕴毒，一属饮邪内结，但胸中痰热壅盛，气机受阻相同，泻肺逐邪并为急务，故同用葶苈大枣泻肺汤。

9. 腹满、下利、痰饮

《金匮要略·腹满寒疝宿食病》："痛而闭者，厚朴三物汤主之。"《金匮要略·呕吐哕下利病》："下利谵语者，有燥屎也，小承气汤主之。"《金匮要略·痰饮咳嗽病》："支饮胸满者，厚朴大黄汤主之。"

按：上三方用药相同，而药量不侔。厚朴三物汤，重用厚朴行气通闭以下实结；小承气汤，君以大黄，攻燥屎为主，此下利者为热结旁流，谵语者为热邪上犯；厚朴大黄汤，厚朴、大黄重用，消满散结涤邪。可见量之轻重随证之主次变化。

10. 虚劳、痰咳、消渴、转胞

《金匮要略·血痹虚劳病》："虚劳腰痛，少腹拘急，小便不利者，八味肾气丸主之。"《金匮要略·痰饮咳嗽病》："夫短气有微饮，当从小便去之……，肾气丸亦主之。"《金匮要略·消渴小便不利淋病》:"男子消渴,小便反多,以饮一斗,小便一斗,肾气丸主之。"《金匮要略·妇人杂病》:"妇人病饮食如故,烦热不得卧而反倚息者……,此名转胞,不得溺也,以胞系了戾,故致此病,但利小便则愈,宜肾气丸主之。"

按:以上四证各有不同,但推其因,皆不外乎肾阳衰微、水不化气而已。虚劳之人,肾气损伤。腰为肾之外围,膀胱为肾之府,肾气虚,则腰痛,少腹拘急,小便不利。短气者,由于有微饮,下焦阳虚,不能化水,水泛心下。除短气症外,应有畏寒足冷、小腹拘急、小便不利等症。此处之消渴属下消,肾气亏虚,命门火衰,无以化气行水,蒸腾津液上承,故口渴;不能摄水,故小便反多。妇人转胞,以脐下急痛、小便不通为主证,因肾气衰弱、膀胱气化不行而致少腹胀满急痛,不得溺。八味肾气丸温肾化气,使气化流行,津液四布,水火相济,故诸证得愈。

(二)《金匮要略》中的四诊

《金匮要略》一书是我国现存最早治疗杂病的专著,概括了祖国医学的病因、病理、诊断、治疗等各个方面。现就全书中有关"四诊"的部分做简要叙述。

1. 望诊

望诊是观察病者的神、色、形、态,以推断疾病的变化和其病位所在。

(1)望神

望神是多方面的。《金匮要略》中"常默然,欲卧不能卧……如有神灵者""默默欲眠……卧起不安""喜悲伤欲哭,象如神灵所作""邪哭使魂魄不安者""下利谵语者""暮则谵语,如见鬼状""饥家……直视不能眴"等,均属"神"的病变。《金匮要略·血痹虚劳病》中"男子面色薄"是白而无神之象。《金匮要略·中风历节病》中"不识人",《金匮要略·脏腑经络先后病》中"目正圆",《金匮要略·肺痿肺痈咳嗽上气病》中"上气……肩息"等,属病情危笃,失神之候。

（2）望色

望色分以下各部。

①面部：五脏六腑之精华，现于外者为色，察面部之色，可知内在脏腑的病变。如《金匮要略·脏腑经络先后病》："色白者亡血也……色青为痛，色黑为劳，色赤为风，色黄者便难"，反映了失血、剧痛、肾亏、风火、湿热等不同的形于外之象。此为五色主病之大略，尚须明辨。以赤色为例：《金匮要略》中"面赤斑斑如锦文""其面翕热如醉状""若面热如醉""其人面少赤""中风……面正赤"等，虽色相同，但既有寒、热、虚、实及虚实夹杂之分，又有祛邪伤正所致之候。至于《金匮要略》中"面色白""面黄而喘""面色黧黑"等，皆属面部之诊，因血虚、外湿、饮邪之由不同，故其色不一。

②目部：《金匮要略·惊悸吐衄下血胸满瘀血病》："目睛晕黄……晕黄去，目睛慧了。"《金匮要略·百合狐惑阴阳毒病》："目赤如鸠眼……目四眦黑。"此为辨衄已止未止、脓已成未成。由此可见望目之色的重要性。

以上面、目两部之色。虽是分部之诊，但不能绝对划分。如《金匮要略·百合狐惑阴阳毒病》："面目青。"《金匮要略·黄疸病》："目青面黑。"《金匮要略·痉湿暍病》："面赤目赤。"《金匮要略·百合狐惑阴阳毒病》："面目乍赤、乍黑、乍白。"辨疫戾、风邪、湿热的变化以及血瘀之证在面目的表现。

③鼻部：《金匮要略·脏腑经络先后病》："鼻头色青，腹中痛，苦冷者死。鼻头色微黑者有水气。"后者言病水，前者论预后。

至于《金匮要略·黄疸病》中"额上黑"，《金匮要略·惊悸吐衄下血胸满瘀血病》中"舌青"，《金匮要略·腹满寒疝宿食病》中"舌黄"，《金匮要略·痉湿暍病》中"舌上如胎"，《金匮要略·脏腑经络先后病》中"卒厥……唇口青"等，既望色，又望舌，反映疾病的特征、病位以及宜寒、宜温的依据。

此外，望色不仅限于局部，还有望全身者，如《金匮要略·黄疸病》中"身体尽黄"，又"一身尽发热而黄"；《金匮要略·痉湿暍病》中"湿家……身色如熏黄"。三者说明了望色对于分型、辨证、鉴别诊断的重要意义。《金匮要略·水气病》：“黄汗……色正黄。”本是汗液之色，亦是望诊得之。

（3）望形体

"目窠上微拥""目下有卧蚕""面目肿大""面反瘦""阴肿"（《金匮要略·水气病》），"卧不着席"（《金匮要略·痉湿暍病》），"半身不遂""歪僻不遂"（《金匮要略·中风历节病》），"身体魁羸、脚肿如脱"（《金匮要略·中风历节病》），"肌肤甲错"（《金匮要略·血痹虚劳病》），"面浮肿""目如脱状"（《金匮要略·肺痿肺痈咳嗽上气病》），"羸瘦"（《金匮要略·血痹虚劳病》）等证，皆为形体的病变。

（4）望动态

"身体强""独头动摇""脚挛急"（《金匮要略·痉湿暍病》），"舌即难言"（《金匮要略·中风历节病》），"口噤不得语"（《金匮要略·痉湿暍病》），"不可屈伸"（《金匮要略·中风历节病》），"酸削不能行"（《金匮要略·血痹虚劳病》），"难以俯仰"（《金匮要略·水气病》），"但坐不得眠"（《金匮要略·肺痿肺痈咳嗽上气病》），"不得息""短气不得卧"（《金匮要略·痰饮咳嗽病》），"喘不得卧"（《金匮要略·肺痿肺痈咳嗽上气病》），"烦满不得卧"（《金匮要略·妇人产后病》），"吐血……不得卧"（《金匮要略·惊悸吐衄下血胸满瘀血病》），"如有神灵者"（《金匮要略·百合狐惑阴阳毒病》），"象如神灵所作"（《金匮要略·妇人杂病》）等，不仅反映了外感、内伤的各种证候，而且由此可以测知病的新、久、发展变化，甚至预后等。

2. 闻诊

《金匮要略·脏腑经络先后病》："病人语声寂然……骨节间病；语声喑喑然……心膈间病；语声啾啾然……头中病。""吸而微数，……呼吸动摇，振振者不治。"即从语声和呼吸了解病位和预后。"浊唾腥臭"（《金匮要略·肺痿肺痈咳嗽上气病》），"喉中水鸡声"（《金匮要略·肺痿肺痈咳嗽上气病》），"雷鸣"（《金匮要略·腹满寒疝宿食病》），皆为闻诊得之。《金匮要略·脏腑经络先后病》："息摇肩者，心中坚；息引胸中上气者，咳；息张口短气者，肺痿唾沫。"此乃望、闻二诊结合观察。

3. 问诊

凡诊断疾病，必须详细询问。某些症状，可出现于多种疾病之中。如"但热不寒"（《金匮要略·疟病》瘅疟），"无寒但热"（《金匮要略·疟病》温疟），"寒多热少"（《金匮要略·疟病》牝疟），"发热，日晡所剧"（《金匮要略·痉湿暍病》），"汗出恶寒"（《金匮要略·痉湿暍病》），"洒淅恶寒"（《金匮要略·疮痈肠痈浸淫病》），"风水恶风……续自汗出"，"风水……汗出恶风"（《金匮要略·水气病》），"湿家……头痛"（《金匮要略·痉湿暍病》），"中风……头痛"（《金匮要略·妇人产后病》），"咳唾引痛"（《金匮要略·痰饮咳嗽病》），"胸背痛"（《金匮要略·胸痹心痛短气病》），"肌肤不仁"（《金匮要略·中风历节病》），"身体不仁"（《金匮要略·血痹虚劳病》），"关节疼痛而烦"（《金匮要略·痉湿暍病》），"温疟……骨节疼烦"（《金匮要略·疟病》），"风水……骨节疼痛"（《金匮要略·水气病》），"痛而闭""谷气不行"（《金匮要略·腹满寒疝宿食病》），"大便难"（《金匮要略·妇人产后病》），"下利清谷""气利"（《金匮要略·呕吐哕下利病》），"鸭溏"（《金匮要略·水气病》），"小便不利而赤"（《金匮要略·黄疸病》），"小便难"（《金匮要略·水气病》肺水），"妊娠小便难"（《金匮要略·妇人妊娠病》），"小便一斗"（《金匮要略·消渴小便不利病》），"吐涎沫"（《金匮要略·肺痿肺痈咳嗽上气病》），"吐涎"（《金匮要略·趺蹶手指臂肿转筋阴狐疝蛔虫病》），"干呕、吐涎沫"（《金匮要略·呕吐哕下利病》），"朝食暮吐""食已即吐"（《金匮要略·呕吐哕下利病》），"先呕却渴""先渴却呕"（《金匮要略·呕吐哕下利病》），"意欲食……"（《金匮要略·百合狐惑阴阳毒病》），"消谷"（《金匮要略·消渴小便不利淋病》），"食难用饱"（《金匮要略·黄疸病》），"漱水不欲咽"（《金匮要略·惊悸吐衄下血胸满瘀血病》），"渴欲饮水"（《金匮要略·消渴小便不利淋病》），"肝着……但欲饮热"（《金匮要略·五脏风寒积聚病》），"咽喉痛"（《金匮要略·百合狐惑阴阳毒病》），"咽中如有炙脔"（《金匮要略·妇人杂病》），"咽喉利"（《金匮要略·肺痿肺痈咳嗽上气病》），"悬饮内痛"（《金匮要略·痰饮咳嗽病》），"心中如啖蒜齑状"（《金匮要略·黄疸病》），"胸中隐隐痛"（《金匮要略·肺痿肺痈咳嗽上气病》），"其人常欲蹈其胸上"（《金匮要略·五脏风寒积聚病》），"郁冒"（《金匮要略·妇女产后病》），"苦冒眩"（《金匮要略·痰饮》），"食谷即眩"（《金匮要略·黄疸病》），"……必眩"（《金匮要略·肺痿肺痈咳嗽上气病》），"暮则谵语"（《金匮要略·妇人杂病》），"食则谵语,至夜即愈"（《金匮要略·妇人产后病》），"但坐不得眠"（《金匮要略·肺痿肺痈咳嗽上气病》），"虚烦不得眠"（《金匮要略·血痹虚劳病》），"腹满""女劳疸,腹如水状"（《金匮要略·黄疸病》），"脾水……腹大"（《金匮要略·水气病》），"少腹满"（《金匮要略·血痹虚劳病》），"少腹肿痞"（《金匮要略·疮痈肠痈浸淫病》），"石水……腹满"（《金匮要略·水气病》），"少腹如扇"（《金匮要略·妇人妊娠病》），"下白物""经水不利""阴吹"（《金匮要略·妇人杂病》），"漏下""腹痛"（《金匮要略·妇人妊娠病》），"腹痛"（《金匮要略·妇人产后病》），"男子失精,女子梦交"（《金匮要略·血痹虚劳病》）等,均由问诊而得。此外,病者的饮食居处,也是影响疾病发生发展的重要因素之一,应当注意询问。

4. 切诊

切诊包括切脉、按诊两部分。

（1）切脉

在全书中诊法有四,如《金匮要略·中风历节病》第二条、《金匮要略·呕吐哕下利病》第二条诊"寸口",《金匮要略·五脏风寒积聚病》的脾约证、《金匮要略·呕吐哕下利病》的胃反病诊"趺阳",《金匮要略·中风历节病》第三条诊"少阴",《金匮要略·水气病》（附录）第五条诊寸口、趺阳、少阳、少阴,又（附录）第六条寸口、趺阳合诊,又第四条寸口、少阴合诊。以上用于诊查脏腑经络、营卫气血、脾胃、肾等不同的疾病,可归结为以下几点。

①阐明病因病理:《金匮要略·中风历节病》"脉微而数,中风使然",《金匮要略·惊悸吐衄下血胸满瘀血病》"寸口脉动而弱,动则为惊",《金匮要略·呕吐哕下利病》"脉弦者,虚也,胃气无余",《金匮要略·血痹虚劳病》"脉浮者,里虚也"等,从脉论病因。《金匮要略·胸痹心痛短气病》"阳微阴弦"等从脉论

病机。

②辨病位病性:《金匮要略·中风历节病》"寸口脉沉而弱……弱即为肝",《金匮要略·水气病》"水之为病,其脉沉小……浮者为风",《金匮要略·脏腑经络先后病》"脉浮者在前,其病在表;浮者在后,其病在里"等,从脉辨病位。《金匮要略·疟病》"弦数者多热,弦迟者多寒",《金匮要略·黄疸病》"趺阳脉……数则为热,热则消谷紧则为寒",《金匮要略·血痹虚劳病》"脉弦而大……芤则为虚"等,从脉辨病性。

③鉴别病证:《金匮要略·血痹虚劳病》:"脉大为劳,极虚亦为劳。"《金匮要略·肺痿肺痈咳嗽上气病》:"脉数虚者为肺痿,数实者为肺痈。"《金匮要略·腹满寒疝宿食病》:"脉数而滑者,实也,此有宿食。"

④指导治疗:《金匮要略·水气病》:"水之为病……脉沉者,宜麻黄附子汤;浮者,宜杏子汤。"《金匮要略·肺痿肺痈咳嗽上气病》:"咳而脉浮者,厚朴麻黄汤主之;脉沉者,泽漆汤主之。"《金匮要略·水气病》:"病水腹大……其脉沉绝者,可下之。"《金匮要略·疟病》:"弦小紧者,下之差……浮大者,可吐之。"

⑤判断预后:《金匮要略·惊悸吐衄下血胸满瘀血病》:"夫脉浮……衄未止。"《金匮要略·呕吐哕下利病》:"下利……脉大者,为未止。"又"下利后脉绝……手足温者生,脉不还者死。"《金匮要略·水气病》:"水病脉出者,死。"《金匮要略·肺痿肺痈咳嗽上气病》:"上气……其脉浮大,不治。"

(2)按诊

全书论述,颇为广泛,内、外、妇等科的疾病,均用之。如《金匮要略·水气病》"心下坚,大如盘,边如旋盘",又"气分……边如旋杯",《金匮要略·呕吐哕下利病》"按之心下坚者",《金匮要略·腹满寒疝宿食病》"按之心下满痛者",《金匮要略·痰饮咳嗽病》"心下续坚满",又"支饮……心下痞坚",《金匮要略·痰饮咳嗽病》中留饮"痛引缺盆""悬饮内痛",《金匮要略·疟病》"此结为癥瘕",《金匮要略·腹满寒疝宿食病》"按之不痛者为虚,痛者为实",又"腹满时减,复如故""腹满不减,减不足言",《金匮要略·腹满寒疝宿食病》"出见有头足,上下痛不可触近",《金匮要略·黄疸病》"女劳疸,腹如水状",《金匮要略·水气病》

"无水虚胀者为气",《金匮要略·五脏风寒积聚病》"积者……终不移",《金匮要略·妇人杂病》"少腹满如敦状",《金匮要略·疮痈肠痈浸淫病》"少腹肿痞,按之即痛如淋",又"腹皮急,按之濡……腹无积聚",《金匮要略·疮痈肠痈浸淫病》"若有痛处,当发其痈",《金匮要略·水气病》"胕肿,按之没指",又"按其手足上,陷而不起者",《金匮要略·腹满寒疝宿食病》"手足厥冷",《金匮要略·黄疸病》中女劳疸"手足中热",《金匮要略·水气病》"黄汗……两胫自冷",《金匮要略·黄疸病》中"肚热"等,从全身各部,通过按诊,对病证的虚实、寒热、气分、水分、血分、痰食进行辨证,确是诊断上不可忽视的一个方面。

上述四诊,各有特征,临证之际,不可执一而论。疾病的发生、发展、变化错综复杂,本有"从脉""从证"之治,但四诊合参,为诊断疾病之常法,如湿家"内药鼻中",支饮用"木防己汤",均以四诊为依据,为仲景举例之文。"非其时色脉,皆当病",善诊者,慎之。

(三)论《金匮要略》中的预后

预后,是医者对疾病的发展演变情况和后果的判断,是诊治疾病中的重要一环。《金匮要略》论预后,范围虽广,但有详略之分,下面将此扼要归纳如下,并予剖析,以供临床参考。

1. 从神色论预后

《金匮要略·脏腑经络先后病》云:"目正圆者痉,不治。"五脏六腑之精气,皆上注于目,两目直视不能转动,注家认为阴绝阳强而致痉,故云不治。据临床所见,不仅痉病如此,其他很多疾病在危笃之际,见"目正圆"者,亦属难治之候。本条又曰:"鼻头色青,腹中痛,苦冷者死。"鼻位于面部中央,内应于脾,青为肝之色,现于鼻头,症见腹中痛,乃肝木乘脾土之候,并见极度怕冷,甚至唇口青者,为阳气衰败,阴寒内盛之候,故主死。本条又云:"色白者,亡血也,设微赤非时者死。"亡血之辈,血不能上荣,故面色白不泽,亡血而面部见微赤的颜色,又非炎热的季节,乃血去阴伤,阴不涵阳,虚阳上泛,主预后不良。

《金匮要略·惊悸吐衄下血胸满瘀血病》第四条云："衄家……直视不能眴。"衄家两目直视，不能灵活转动，亦是神的病变，然与前条所论显然不同，前者是五脏之精气已绝，乃失神之候，正所谓"失神者亡"，故文中云"不治"；后者因衄家误汗，阴血重伤，目、经脉、心神等均失阴血的濡养，故有"额上陷，脉紧急""不得眠"等症并见，滋养阴血，则诸证即愈。

2. 从呼吸论预后

《金匮要略·脏腑经络先后病》第六条云："吸而微数，其病在中焦，实也，当下之即愈；虚者不治。在上焦者，其吸促，在下焦者，其吸远，此皆难治。呼吸动摇振振者，不治。"从吸气短促辨虚实二证，属中焦实邪者，用下法即愈；属无根失守之气所致者云不治。从吸气的深浅长短以辨病位，吸气浅而短促，病在上焦，乃肺气大虚；如吸气困难而深长，病在下焦，为元气衰竭，肾不纳气之候，二者皆属难治。从气与形判断预后，如呼吸迫促，出现全身振动者，谓之形气失守，无论病之在上在中在下，均属危笃之候，故云不治。本条从呼吸的观察，辨虚实、病位以及形气相失等，以判断即愈、难治、不治等不同预后。

3. 从脉象论预后

《金匮要略·痰饮咳嗽病》第三十四条云："久咳数岁，其脉弱者，可治；实大数者，死。"同属久咳，脉象不同，预后有二：久咳属于痼疾，经历数岁，正气已虚，如脉见虚弱者，说明正气虽虚，邪气亦衰，谓之脉证相符，故云可治；若久咳数岁，脉见实大数者，此乃正气衰，邪气盛，谓脉证不符，故曰死。文中云"死"者，即难治之意也，不独久咳如此，其他疾病亦然。

4. 从症论预后

《金匮要略·黄疸病》第十二条云："疸而渴者，其疸难治；疸而不渴者，其疸可治。"病疸证见口渴，是湿热化燥之象，病邪入里，其热炽盛，治疗比较困难，正如尤在泾云："热方炽而湿且日增，故难治"。如病疸口不渴，乃里热不甚，病邪较浅，正能胜邪，较为易治，正如《金匮要略浅注》所云："疸而不渴者，热从外宣，内之正气自运，其疸可治"。

《金匮要略·腹满寒疝宿食病》第四条云："病者痿黄,躁而不渴,胸中寒实,而利不止者,死。"本条证候属于寒实内结,侧重于胸中,其证乃阴盛阳微,里阳衰竭之危候,若又下利,则中阳绝,脏气陷,当属死证。

《金匮要略·痉湿暍病》第十条云："痉病有灸疮,难治。"注家对本条的理解颇不一致,或认为先患痉病,后用灸法成疮;或认为先有灸疮,后感外邪致痉。据《伤寒总病论》"痉病不宜……灸"的论点和本篇治痉用解表兼滋津的治法,当以后一种认识为妥。总之,痉病与灸疮并见,说明津血亏损严重,当然属于难治。

5. 从脉证论预后

《金匮要略·痉湿暍病》第三条云："太阳病,发热,脉沉而细者,名曰痉,为难治。"证属外感,脉见沉细,是脉证不符之一;文中"名曰痉",必然"项背强直、口噤不开"等痉病主证具备,却又不见弦劲有力的脉象,这是脉证不符之二。论其机理,曹颖甫指出:"卫气不和于表,故发热,营气不足于里,故脉沉细。"因风燥太甚,津枯血涸,正虚邪盛,攻补难投,故云"难治"。

《金匮要略·肺痿肺痈咳嗽上气病》第三条云："上气面浮肿,肩息,其脉浮大,不治;又加利尤甚。""肩息"指气喘抬肩呼吸,亦称"息高",因肾不纳气,属于虚喘,与《金匮要略·脏腑经络先后病》第五条因胸中有实邪之"息摇肩"不同。喘甚至呼吸困难与浮大无根之脉并见,病情当属严重,可以采用扶正固脱急治之,假若再加下利,可导致阳脱于上,阴竭于下,阴阳离决,更为危笃之候。

《金匮要略·水气病》第十条云："脉得诸沉,当责有水,身体肿重。水病脉出者,死。"阴寒内盛之病,其脉多沉,但脉沉不尽主水,水病不尽脉沉,身肿与脉沉并见,方可"责之有水"。脉上有下无,暴出无根者为"脉出",如病水,肿势未消,出现盛大无根之脉,乃真气涣散之候,故主死。第一条还论及"黄汗,其脉沉迟……必致痈脓"。

《金匮要略·惊悸吐衄下血胸满瘀血病》第六条云："夫吐血,咳逆上气,其脉数而有热,不得卧者,死。"吐血之后,咳喘交加,身热,脉数,烦躁不得卧者,乃阴虚火炽，气血交病，正如尤在泾云："有不尽不已之势，故死"。本篇第二条还从脉证判断衄血之趋势："夫脉浮，目睛晕黄，衄未止。晕黄去，目睛慧了，知衄今止。"

《金匮要略·呕吐哕下利病》论述下利之预后甚详，从症论者，第五条云："朝食暮吐，暮食朝吐，宿谷不化，名曰胃反。脉紧而涩，其病难治。"从脉论者，第二十五条云："下利脉沉弦者，下重；脉大者，为未止，脉微弱数者，为欲自止，虽发热，不死。"第二十六条又曰："下利手足厥冷，无脉者，灸之不温。脉若不还，反微喘者，死。少阴负趺阳者，为顺也。"概而述之，其特点有三：第一，邪正的盛衰。下利脉见沉弦，为病邪入里，症见里急后重，脉大者，为邪盛，故云："为未止"。脉见微弱数者，为邪衰正复，故云："为欲自止"。第二，阳气存亡。"下利手足厥冷，无脉"；"下利后脉绝，手足厥冷"乃阴竭阳衰之危候，予灸法与回阳之剂，脉还，手足转温者，是阳气来复，故主"生"；若脉不还，手足不转温者，乃真阳已绝，故主"死"。第三，胃气的存亡。下利手足厥冷，无脉，以艾灸温之，若脉还，从预后论，虽为好的征兆，但必须少阴肾脉弱于趺阳胃脉者，方为顺证。

6. 从病位的浅深论预后

《金匮要略·水气病》第二十条云："经水前断，后病水，名曰血分，此病难治；先病水，后经水断，名曰水分，此病易治。"妇人病水，并见经闭，有血分、水分之别。如病水在先，闭经在后，为水病及血，其邪浅而易行（水去则经行），故云"易治"；如先经闭，后病水，因血而病水，其病深而难通，故云"难治"。

《金匮要略·脏腑经络先后病》第十一条云："卒厥……唇口青，身冷，为入脏即死；如身和，汗自出，为入腑即愈。"突然晕倒，谓之卒厥，病邪有入脏入腑之分。如晕倒之后，见唇口青，身冷等症，乃阳气涣散，元真之气不行，升降出入之道皆绝，故云"入脏即死"；如晕倒之际，而身温和有汗，说明片刻之间，气返血行，阳气外达，邪气随之外泄，故云"入腑即愈"。本篇第十二条论浸淫疮，是对上条"入脏即死""入腑即愈"的引申举例，说明疮毒从口向四肢蔓延者，是由内向外，病情较轻，为"可治"；疮毒从四肢向口蔓延者，是由外向内，病情重，为"不可治"。

7. 从病程长短论预后

《金匮要略·黄疸病》第十一条云："黄疸之病，当以十八日为期，治之十日以上瘥,反剧为难治。"病黄疸,以 18 天作为治愈期的标准,具有实践意义。从预后而论,如治疗及时,容易治愈,故云"十日以上瘥";如治疗不得法,迁延日久,则病情反复加剧,难以治疗。

《金匮要略·疟病》第二条云:"病疟,以月一日发,当以十五日愈,设不差,当月尽解;如其不差,当云何? 师曰:此结为癥瘕。"说明疟病可出现两种不同的转归,因疟病初起,正气方盛,如及时治疗,收效甚速;如不及时治疗,日久正衰邪盛,不仅十五日不愈,而且当月不解,必然假血依痰,结于胁下而成痛块。

《金匮要略·百合狐惑阴阳毒病》第十四条云:"阳毒……面赤斑斑如锦文,咽喉痛,唾脓血。五日可治,七日不可治。"第十五条云:"阴毒……面目青,身痛如被杖,咽喉痛。五日可治,七日不可治。"疫毒之邪,伤人阳分在表者,谓之阳毒;伤人阴分在里者,谓之阴毒。阳毒侧重于热盛,肉腐化脓;阴毒侧重于经脉壅塞不通,因病势急,演变快,趁其正气方盛,即医治之,则病向愈,故云"五日可治";如治疗失时,则正虚邪盛,比较难治,故云"七日不可治"。

8. 从误治论预后

《金匮要略·痉湿暍病》第十七条云:"湿家下之,额上汗出,微喘,小便利者死;若下利不止者,亦死。"湿家取微汗,为正治法,妄用下法,属于误治,湿盛阳微之体,误下更伤中阳,症见"额上汗出,微喘",为阳气上越,症见"小便不利""下利不止",为阴液下脱,阳亡阴脱,故主死。第四条云:"太阳病,发汗太多,因致痉。"第五条云:"夫风病,下之则痉,复发汗,必拘急。"第六条云:"疮家虽身疼痛,不可发汗,汗出则痉。"以上三条,虽都是形成痉病的因素,但误治引起津伤之理则一。本篇第二十五条太阳中暍脉证,从治则上宜用清法兼益气以解热,如用汗、下、温、针等法引起病变,均属误治造成的结果。

以上内容归纳了《金匮要略》有关预后的论述,说明疾病在发展、变化过程中,有易治、难治和不治等不同的预后。医者对患者神色的改变、呼吸的异常,或舍脉从证,或舍证从脉,或脉症合参。病有浅深,证有轻重,以及误治的演变等。虽各有特点,但测知预后时要综合分析,方可得出预后的判断。论中所述

"难治""死""易治"并非绝对之论，仅言预后之好坏及临床上治疗之难易，如《金匮要略·肺痿肺痈咳嗽上气病》"始萌可救，脓成则死"之文，主要说明早期治疗的重要性，即使肺痈脓成，只要积极治疗，并非死症。临床上能随证测知预后，对提高疗效是大有帮助的。

（四）论《金匮要略》湿病与历节

"湿病""历节"，是内科常见的两种疾病，分别记载于《金匮要略·痓湿暍病》和《金匮要略·中风历节病》两篇之中。湿病从病因立论，历节以症状命名，二者就一般现象而言，相似之处颇多，如病因同"湿"，主证皆"痛"，病变部位均多在"关节"。然仲景在《金匮要略》中，将湿病和"痓""暍"并列叙述，历节与"中风"合为一篇，从理论到实践，具有其重要意义。

1. 病因不同，机理亦异

湿邪有内湿、外湿之分，《金匮要略·痓湿暍病》论湿病，专论外湿，之所以和痓、暍二病并列叙述，是因为三者均属六淫之邪所致，篇中首先指出："太阳病，关节疼痛而烦。"本篇多用"太阳病"三字开端，说明外湿侵袭人体，肌表受邪，太阳首当其冲，故见太阳经的一系列表证，无论夹风、夹寒之殊，属表实、表虚之异，但其病在表，感受外湿之因则一。纵然篇中涉及内湿，症见"小便不利，大便反快，"其目的是与外湿相衬，以资鉴别。《金匮要略·中风历节病》讲述中风、历节病，历节之所以与中风同论，因为二者与风有关，致病之由均侧重于内因。篇中论历节的形成，固然有汗出入水中、饮酒汗出当风、风血相搏等客观原因，但肝肾先虚，气血不足，方是致病的内在依据。

外湿侵袭于肌表，经络受邪，气血运行不畅，以致肢体、肌肉、筋骨、关节等处作痛。正如《金匮要略·中风历节病》所云："荣气不通，卫不独行，荣卫俱微，三焦无所御，四属断绝"。魏念庭说："血不流，则荣不通，荣与卫相将，荣不通则卫不独行也，三焦形体皆藉血以养，血亡则三焦无所依。"就是说历节病证患者由于肝肾俱虚，气血亦因之而衰微，元气不能运行于三焦，肢体失其营养。这是二者不同的机制所在。

2. 证有虚实,邪分兼夹

湿为六淫之一,其伤人也,亦如风寒之先在太阳,故头项强痛、恶寒发热等证并见。湿为重浊之邪,感之多在下肢,走窜于关节。《金匮要略·脏腑经络先后病》说:"湿伤于下""湿流关节"。具体反映了病变的部位和一般规律。湿之为病,多夹风寒,《素问·痹论》指出:"风寒湿三气杂至,合而为痹也。"又说:"湿气胜者为著痹也。"后世以肢体困重、肿痛并见为湿邪之特征。《金匮要略·痉湿暍病》论湿,有夹风、夹寒、表实、表虚之不同。病有轻重之分,受邪部位,亦有区别,但归结到一点,病邪在表,以身体疼重、骨节烦痛为主证。

历节者,遍历关节而痛,本是肝肾虚,气血衰,如与风湿合邪,流注于筋骨,搏结于关节,气血运行受阻,故"诸肢节疼痛,身体魁羸,脚肿如脱"等症迭出;如与寒湿合邪,逗留于关节,疼痛不可屈伸。《素问·痹论》说:"寒气胜者为痛痹。"故痛有定处,得寒则剧。湿病与历节均以疼痛为主证,夹杂风寒,似乎相同,但湿病之痛遍于周身,历节之痛多在肢节。前者夹风、夹寒,其病在表,属于外感,见于卒病;后者夹风、夹寒,因内外合邪,其病在里,属日久失治之痼疾。前者为实证,后者为虚证。新久、表里、虚实之别,不可不辨。

3. 取微似汗,通阳行痹

湿病有内外之分,治法有汗、温之异,湿邪在表宜汗,祛邪外出,湿邪在里宜温,振奋阳气,汗温适宜,邪去正复,此大法也。《金匮要略·痉湿暍病》"但当利其小便"一语,是内湿之法,以达到通阳以行气化的目的。湿为阴邪,其性黏滞,遭受之后,难以骤除,使用汗法,不论夹风夹寒;"慎不可以火攻之",是说切勿过汗,否则阳气受损,"风气去,湿气在",病必不除。故麻黄加术汤,白术量大于麻黄;麻杏苡甘汤,甘草量倍于麻黄,均治表实,而取微汗,是"发其汗为宜"。防己黄芪汤,除湿固表,振奋卫阳而治表虚之风湿证。至于桂枝附子汤,桂、附为伍,白术附子汤,术、附相合,甘草附子汤,术、桂、附同用,均属温经助阳以除湿。

"历节"正虚邪实,而出二方,合而论之,其中,麻黄、桂枝、防风、乌头祛邪于表，芍药、知母和阴于里，甘草、芍药通调经脉，附子温经复阳，黄芪益元气而实腠理，麻黄配白术以除表湿，亦取微似汗之意。总之，湿病宜取微汗，"历节"则是通阳以行痹。

湿病与历节，是两种不同的疾病，一为外感湿邪，一为肝肾气血俱不足，二者有霄壤之别，不可因二病形似而混为一谈。湿与风寒，同属六淫之邪，风寒一汗而解，湿邪取微微汗出，湿去则病愈。《金匮要略》以遍历关节作痛曰"历节"，《黄帝内经》以风寒湿之偏胜而谓"行痹""痛痹""著痹"，后世因其痛势之剧烈，呼之曰"白虎历节""痛风"者，名虽不同，然闭阻不通而痛则一；轻者痛楚连绵，与气候变化相应，重者肢体变形，活动受限，难觅速效之方，由此可见，二者不能相提并论。

《金匮要略·痉湿暍病》论湿病，着重于外湿，理法方药具备，不仅强调取微似汗，助阳祛湿等法，至于过汗、误下，以致祸不旋踵之予后，亦分类告诫；《金匮要略·中风历节病》论历节，详于脉、因、证，而仅出二方，恐有脱简。

历节，偏于寒湿者，用乌头汤；偏于风湿者，用桂枝芍药知母汤，取其具有通阳行痹之功，此乃为病程短暂者设。后世用乌头汤治痛痹，桂枝芍药知母汤治热痹而获效，足证重在祛邪以治其标。岂有肝肾亏、气血虚、"至有历年"之历节病，而以二方为长恃之药饵？未之闻也。治历节者，可以宗通阳行痹之法，但不能刻舟求剑，固守其方不变。

世之医者，本《黄帝内经》之旨，辨风、寒、湿之偏胜，以游走不定、痛有定处如锥刺、肿痛并见为标志，以祛风、散寒、除湿三法区分主次，用防风汤、乌头汤、薏苡仁汤为三者之主方，依然侧重于祛邪以治痹。患病之初，正气方盛者为宜，若本病迁延日久，肝脾肾俱虚，非所宜也。因肝为藏血之脏，肾为元气之根，脾为气血生化之源，岂有久病"历节"肝脾肾不虚乎？痛势游走不定，即肢节遍历而痛，是血虚与风邪相合，如久服防风汤之类徒祛其风，则伤津耗血，宜着重养血活血，通调经脉，使血行风自灭。痛有定处如锥刺，正是历节不可屈伸疼痛之征，是肝肾虚与寒邪相合，如纯以乌头、麻黄之品散其寒，则阳愈虚，法当滋养肝肾，佐以温煦，以利关节而散其寒。肿痛并见，如脚肿如脱，是脾虚与湿合邪所致,如屡用燥湿、淡渗之剂,势必阴愈伤,必须扶脾以胜湿。故活血养血,温通经脉,滋养肝肾,调理脾胃,方为历节治本之法。

(五)《金匮要略》寓证于方梗概

《金匮要略》一书,原二十五篇,除杂疗方和食物禁忌三篇外,为二十二篇,采取专篇与合篇论述的不同形式。在叙述疾病过程中,对其病因、证候、脉象、治疗等,颇为完善。但在写作方法上,有"开门见山",其理法方药了然者;有"借宾定主",从旁托出者。或上下连贯以明其理;或前后参照以辨其证。或详于彼而略于此;或略于前而详于后。全书三百九十八条,其中"寓证于方"者,二十余处。

1. 麻黄加术汤

"湿家身烦疼,可与麻黄加术汤发其汗为宜。"(《金匮要略·痉湿暍病》)湿邪伤人,痛势剧烈,谓之"烦疼",宜取微汗,则湿去痛除。方中白术重用,纳入麻、桂、杏、草之中,故以麻黄加术汤名之。本方白术虽量大于麻黄,但毕竟麻黄汤乃发汗解表之峻剂,为风寒束于肌表者宜。本条仅"身烦疼"一证,而曰"可与麻黄加术汤",此乃省略之文。如篇中第十四条说:"太阳病,关节疼痛而烦",湿病本以关节疼痛为主证,云"太阳病"者,因外感湿邪,先犯太阳而见表证,往往与风寒兼夹出现。如与风邪相伍,则为风湿;与寒邪相合,则为寒湿,可见麻黄加术汤证必夹风寒之邪,应有发热、恶寒、无汗等表实证候。文中不曰"主之"而云"可与"者,意味着麻黄汤本发汗解表,祛风散寒,证属寒湿在表,故可以与之。麻黄得术,虽发汗而不致过汗;术得麻黄,能行表里之湿,使取微汗而解。

2. 黄芪建中汤

"虚劳里急,诸不足,黄芪建中汤主之。"(《金匮要略·血痹虚劳病》)虚劳里气虚寒,腹中拘急,气血阴阳俱虚,从方而论,所谓"诸不足",除具备上条小建中汤所有证候外,还有自汗、身重或不仁等症。比所谓补阴则阳脱,泻阳则阴竭,以及必须调以甘药,建立中气之理更明。小建中汤加黄芪,因黄芪温分肉、实腠理、益元气,故《医宗金鉴》称其有"补中外两虚"之功。

3. 厚朴麻黄汤、泽漆汤

"咳而脉浮者,厚朴麻黄汤主之。""脉沉者,泽漆汤主之。"(《金匮要略·肺痿肺痈咳嗽上气病》)前条云"咳"者,乃"咳嗽上气"约略之辞,应是八、九两条共有之证。脉之"浮""沉",亦是二者病偏于表、偏于里的病位不同而已。云"厚朴麻黄汤主之"者,必有咳嗽喘逆、胸满、痰声漉漉、倚息不得卧等症。云"泽漆汤主之"者,必有咳喘、身肿、小便不利等症。前条以胸满为主,用之以散饮降逆,后条因有身肿、小便不利,用之以通阳逐水。

4. 大柴胡汤

"按之心下满痛者,此为实也,当下之,宜大柴胡汤。"(《金匮要略·腹满寒疝宿食病》)满痛在心下、拒按,本属实证,但按之不痛者为虚,痛者为实,只是相对而言,就此一证,而用下法,不可为凭之候,如第二条云:"舌黄未下者,下之黄自去"。这说明不能拘于按诊,尚须验之于舌,审之于证,方可使用下法。因大柴胡汤证是少阳、阳明两经俱病,本条除"心下满痛"外,尚有往来寒热、胸胁苦满、郁郁微烦等症,故用之解少阳之邪,泻阳明之热,则心下满痛等症可除。

5. 苓桂术甘汤、肾气丸

"夫短气有微饮,当从小便去之,苓桂术甘汤主之;肾气丸亦主之。"(《金匮要略·痰饮咳嗽病》)饮之轻者为微饮,仅"短气"一证,而出二方,从方而论,前者其治在脾;后者其治在肾。饮在脾者,乃中阳不运,水停为饮,其证必兼心下逆满、起则头眩等症,故用苓桂术甘汤以健脾利水。饮在肾者,由于下焦阳虚,不能化水,以致水泛心下,其证必然还有畏寒足冷、小腹拘急不仁,故用肾气丸,以温肾化水。饮之在脾在肾,短气相同,兼证各异。

6. 十枣汤

"病悬饮者,十枣汤主之。"(《金匮要略·痰饮咳嗽病》)应结合"脉沉而弦者,悬饮内痛""咳唾引痛"等脉证。只是悬饮用十枣汤的主要病证方面,尚不完善,因此方为攻逐水饮之峻剂。必须与《伤寒论》一百五十二条的心下痞硬满、引胁下痛、头眩、干呕、短气等症互参,方可用之。此方用于悬饮若此,即"咳烦胸中痛"之支饮家用之亦然。

7. 大、小青龙汤

"病溢饮者,当发其汗,大青龙汤主之;小青龙汤亦主之。"(《金匮要略·痰饮咳嗽病》)第二条云:"当汗出而不汗出,身体疼重。"饮在肌表,当汗不汗,以致肢体沉重疼痛,说明其病机与证有共同之点,至于"当发其汗",是其治疗大法,并非饮在体表,仅凭"身体疼重"一证,而用二方,汗之可也。然云"大青龙汤主之"者,因饮在四肢,阳气被郁,邪胜于外,内兼郁热,必见脉浮紧、发热、恶寒、喘、不出汗而烦躁等症,故用之以发汗兼清郁热,则体表之寒自愈。云"小青龙汤亦主之"者,则是外饮内饮俱胜,必有恶寒、发热、干呕、咳喘等症,故用之以外解表邪,内涤水饮,则溢饮可除。

8. 麻黄附子汤、杏子汤

"水之为病,其脉沉小,属少阴;浮者为风……脉沉者,宜麻黄附子汤;浮者,宜杏子汤。"(《金匮要略·水气病》)本条从脉之"沉小"与"浮",论正水、风水二证。云"属少阴"者,是指正水,乃肾之本脏自病,言"风"者,说明风水主要在肺。水病脉沉,用麻黄附子汤,必然全身肿、喘、小便不利、发热、恶寒、无汗、四肢不温等症具备,用之以温经发汗,兼顾肾阳。水病脉浮,用杏子汤,必具有外证骨节疼痛、恶风、目窠上微拥、按其手足下陷而不起等症。此方虽未见,但用麻黄、甘草、杏仁宣肺散邪,颇为合适。

9. 越婢加术汤、甘草麻黄汤

"里水,越婢加术汤主之,甘草麻黄汤亦主之。"(《金匮要略·水气病》)"里水"即为"皮水",而出二方。从辨证而论,宜着眼于"里热"二字,至于见证,第五条已将"一身面目黄肿,其脉沉,小便不利"等症做了叙述。因为水湿既不能从皮毛外泄,又不能从小便排出,郁于脾胃而化热。从方而论,石膏量大于麻黄,在于清里热,可以牵制麻黄之辛温,使发汗而不致过汗,故越婢加术汤发汗利水,除肌表之湿邪。甘草麻黄汤,证虽从略,据方后云,"温服一升,重复汗出;不汗再服",可见甘草麻黄汤证必有表实无汗之症,但里无热。方中甘草,和中扶脾,而麻黄量倍于

荆楚中医药继承与创新出版工程·荆楚医学流派名家系列（第一辑）·

田玉美

甘草,重在宣肺利水,故二者"里热"之有无为使用二方之要点。

10. 柏叶汤

"吐血不止者,柏叶汤主之。"(《金匮要略·惊悸吐衄下血胸满瘀血病》)吐血不止,虚实二证,均可见之,从方中艾叶、干姜、马通汁之温,与柏叶之清降合用以止血来看,可见本证由于吐血日久,应有面色苍白、精神不振、表情淡漠、语声低微、不渴、舌淡、脉弱等一派虚寒现象。方可用之以温中止血。

11. 桃花汤

"下利便脓血者,桃花汤主之。"(《金匮要略·呕吐哕下利病》)古称"下利",包括泄泻与痢疾。本证是指久利,属于痢疾范畴。"便脓血"一证,乃血分病变,但有寒热之分,虚实之异。从赤石脂之固涩,干姜之温中,粳米之补虚来看,显然本证属于滑脱不禁,并伴有腹痛、喜温、喜按、口渴、血色紫暗、舌淡、苔白薄、脉细弱等症,故用桃花汤温中补虚,涩肠固脱。

12. 茵陈五苓散

"黄疸病,茵陈五苓散主之。"《金匮要略·黄疸病》专篇论疸,分谷疸、酒疸、女劳疸三型,本条论病省证,出茵陈五苓散一方,究其方之作用,重在清利湿热,测其证,应是身目俱黄、胸脘痞闷、食少、恶心欲吐、小便不利,或身热不扬等湿重而热不甚之候,正如后世之所谓"阳黄",属湿重于热之类。

全书寓证于方者,还有"人参汤""赤丸""猪膏发煎""己椒苈黄丸"等,亦方详证略。如《金匮要略·胸痹心痛短气病》第五条云:"胸痹心中痞,留气结在胸,胸满,胁下逆抢心",诸证为枳实薤白桂枝汤与人参汤所共有,由于病者中阳已虚,出现四肢不温、倦怠、少气、语声低微、脉象细弱等一派虚象,故用人参汤舍标以治本。《金匮要略·腹满寒疝宿食病》第十六条中"寒气厥逆"一句,将病机和症状,做了重点的概括,从"赤丸"的组成来推测,尚有呕吐、腹痛、心下悸动等伴随症状。《金匮要略·黄疸病》第十七条以"诸黄"二字,而主以猪膏发煎。对于诸黄之意,《医宗金鉴》说"诸黄,谓一切黄也,皆主猪膏发煎,恐未必尽然。"猪膏润燥,乱发消瘀,为胃肠燥结属萎黄证者宜,黄疸因于湿者,不可与也。因此用猪膏发煎,当有便秘。《金匮要略·痰饮咳嗽病》第二十九条本是"肠间有水气",文中只云"腹满、口舌干燥之证",乃饮邪内结,津不上承,不可轻投己椒苈黄丸之品,然防己、椒目导水于前,葶苈、大黄逐水于后,其证必具有二便不利,方可用前后分消之法。

尚有文中仅提出一证,而用数方者,如《金匮要略·消渴小便不利淋病》第十一条云:"小便不利,蒲灰散主之;滑石白鱼散、茯苓戎盐汤并主之"。对于小便不利一证,使用三方,虽属同病异治,但各有特点,必须从方药测其兼证。蒲灰散善于化瘀清热,必有溲时尿道涩痛,痛引小腹之证并见;滑石白鱼散消瘀、止血兼顾,且证以小便涩痛、尿中带血为显著;茯苓戎盐汤重在健脾益肾,证有余沥不尽之特征。因其兼证不同,故"偏消""消中有补""偏补"各奏其功。至于《金匮要略·妇人妊娠病》中"当归散""白术散",切不可拘泥于"常服"与"养胎"之文,更不可误从黄芩、白术为安胎之圣药之说。总之,湿宜燥、热宜清、寒宜温乃常法也。妇人妊娠,无不皆然。当归散中用黄芩、白术,必须有湿热见证,白术散中蜀椒伍白术,必然有寒湿见证,故此二条,亦应属"寓证于方"之畴。以上等等,仅是张仲景《金匮要略》中省文法之一,学者识之。

(六)大承气汤在《金匮要略》中的应用

大承气汤出自《伤寒杂病论》,为寒下的重要方剂,在临床上应用广泛,单是在《金匮要略》中就先后用于治疗5种病证,分别是痉病、腹满、宿食、下利和腹痛。众多学者认为该方是张仲景专为治疗阳明腑实证而立,然田玉美在多年教学与临床过程中发现,并非肠腑不通才能使用大承气汤。现结合《金匮要略》有关内容对其理法方药分析如下。

1. 理法分析

(1)热盛动风之痉病

本病见于《金匮要略·痉湿暍病》第十三条:"痉为病,胸满,口噤,卧不着席,脚挛急,必齘齿,可与大承气汤。"该条主要论述热盛津伤、化燥动风所致痉病证治。太阳病不解，传于阳明，郁而化热，热扰胸膈，故见胸满；阳明经环口入齿，其支脉可下至足，热盛津伤，筋脉失养，故见口噤、卧不着席、脚挛急、齘齿等症。病情危急，宜用大承气汤急下实热燥结，以存阴救阴，即"釜底抽薪，急下存阴"之法。

（2）里实积胀并重之腹满病

本病见于《金匮要略·腹满寒疝宿食病》第十三条："腹满不减，减不足言，当须下之，宜大承气汤。"该条主要论述里实腹满积胀并重的证治。"腹满不减，减不足言"是形容胀满没有减轻的时候，哪怕有所减轻，减轻的程度也不足以拿来说，这是由燥屎内结、腑气不通引起的，其积滞与气滞并重，故用大承气汤通腑导滞。

（3）宿食积滞于中焦之宿食病

本病见于《金匮要略·腹满寒疝宿食病》第二十一、二十二、二十三条："问曰：人病有宿食，何以别之？师曰：寸口脉浮而大，按之反涩，尺中亦微而涩，故知有宿食，大承气汤主之。脉数而滑者，实也，此有宿食，下之愈，宜大承气汤。下利不欲食者，有宿食也，当下之，宜大承气汤。"以上三条均是论述宿食病的证治。宿食内结于中焦，使上焦和下焦不得宣通，故见寸口脉浮而大，按之反涩，尺中亦微而涩；宿食内结，郁而化热，故可见脉数而滑；虽下利，但宿食内停，影响脾胃运化功能，故仍见不欲食。以上三条，虽脉证不一，但病机均为宿食内结，且属实证，故均用大承气汤荡涤宿食。

（4）实热积滞于肠之下利病

本病见于《金匮要略·呕吐哕下利病》第三十七、三十八、三十九、四十条："下利，三部脉皆平，按之心下坚者，急下之，宜大承气汤。下利，脉迟而滑者，实也，利未欲止，急下之，宜大承气汤。下利，脉反滑者，当有所去，下乃愈，宜大承气汤。下利已差，至其年月日时复发者，以病不尽故也，当下之，宜大承气汤。"以上四条均是介绍实热下利的证治。下利与"心下坚""脉迟而滑""脉滑"同见，说明虽为下利，但仍以实热积滞内停为病机关键。其中脉滑、脉迟而滑均主胃肠积滞。"下利已差，至其年月日时复发"多见于休息痢。若此病是属阳明积滞未尽者,均应治以"通因通用"之法以攻下实热积滞。

(5)瘀血内结兼化热之腹痛病

本病见于《金匮要略·妇人产后病》第七条:"产后七八日,无太阳证,少腹坚痛,此恶露不尽。不大便,烦躁发热,切脉微实,再倍发热,日晡时烦躁者,不食,食则谵语,至夜即愈,宜大承气汤主之。热在里,结在膀胱也。(方见痉病中。)"该条主要论述瘀血内结兼化热之产后腹痛的证治。产后七八日见发热,大多认为是产后气血亏虚,容易感受外邪,邪正交争,营卫不和,即"邪之所凑,其气必虚",然而此非外感,因条文直言"无太阳证"。结合《金匮要略·惊悸吐衄下血胸满瘀血病》第十一条有关内容:"病者如热状,烦满,口干燥而渴,其脉反无热,此为阴伏,是瘀血也,当下之",以及《灵枢·痈疽》曰:"营卫稽留于经脉之中,则血泣而不行,不行则卫气从之而不通,壅遏不得行,故热。"可知,发热是由瘀血滞于经络隧道之中,气血郁而不通所致。瘀血化热,热扰心神故见烦躁;血行郁闭,热邪阻滞,故见脉实;日晡为阳明所主,气血当旺,可助热,热扰心神,故见日晡烦躁;热扰于胃,故见不食,食则助热,故见谵语;产后恶露不尽,阻滞胞宫,不通则痛,故见少腹坚硬疼痛;至夜阳气渐散,热减轻,故谵语即愈。其病机应为"热在里,结在膀胱",此膀胱泛指下焦,实为子脏,又名子宫,即瘀血内结子宫,瘀而发热。当用大承气汤攻下瘀热。

2. 方药分析

以上病证虽均用大承气汤,但只有《金匮要略·痉湿暍病》第十三条和《金匮要略·腹满寒疝宿食病》第十三条详细介绍其药物组成、炮制及煎煮服用方法,其余均未云具体用药。根据病证及功能主治的侧重不同,可知方中药物的炮制、煎煮应略有不同,如《金匮要略·痉湿暍病》第十三条:"大承气汤方:大黄四两(酒洗),厚朴半斤(炙,去皮),枳实五枚(炙),芒硝三合,上四味,以水一斗,先煮二物,取五升,去滓,内大黄,煮取二升,去滓,内芒硝,更上火微一二沸,分温再服,得下止服。"《金匮要略·腹满寒疝宿食病》第十三条:"大承气汤方:大黄四两(酒洗),厚朴半斤(炙,去皮),枳实五枚(炙),芒硝三合,上四味,以水一斗，先煮二物，取五升，去滓，内大黄，煮取二升，去滓，内芒硝，更上火微一二沸，分温再服，得下止服。"两条条文中均用大黄四两（酒洗）、厚朴半斤（炙，去皮）、枳实五枚（炙）、芒硝三合，厚朴、枳实先煎、去滓再煎，然在大黄的处理上，虽均为后下，但一为去滓内芒硝再煎，取其清淡之性，不但清泻上扰胸膈之邪热，且薄其苦泻之味，而防直下败胃之弊，如《伤寒论》第一百五十四条之大黄黄连泻心汤的用法；一为不去滓内芒硝再煎，取其薄其味厚而直泻血分之火热，如《金匮要略·惊悸吐衄下血胸满瘀血病》第十七条之泻心汤的用法。实热积滞于肠之下利病，其大黄应为生大黄，取其泻下之力；针对瘀血内结兼化热之腹痛病，其枳实应炒黑，使其能入血分，如《金匮要略·妇人产后病》第五条之枳实芍药散的用法，等等。

由此可见，大承气汤治疗病证虽皆属于实，但病邪有热、实、瘀之不同，症见或痞、或满、或躁、或实、或坚、或热、或痛等，犹如小柴胡汤"有柴胡证，但见一证便是，不必悉具。"非吴昆等人所言"痞、满、燥、实、坚全俱者"方可用之。其用药亦非一成不变，应根据病情需要进行适当调整。

三、用药经验

（一）常用药对配伍

古人有言：用药如用兵。兵可单战，药可单行，此兵要有过人的本领，方可单胜，此药要有独特的效力，方可疗疾。然战场形势千变万化，强中自有强中手，凭单力难常胜，疾病之生亦是错综复杂，凭单药亦难疗众疾。

兵有阵法之用，以退强敌；药有合群之妙，以愈顽疾。对药就是其中的代表之一。对药之用，或相须，以增强疗效，此谓相辅相成之用；或相畏相杀，以减不利之用，此又相反相成之用也。田玉美对对药的应用有较丰富的经验。

1. 黄精配合欢皮

黄精，性味甘平，归脾、肺、肾经，功能补气养阴，健脾，润肺益肾；合欢皮，气味甘平,归心、肝、肺经,功能解郁安神,活血消肿。田玉美常言:黄精、合欢皮合用能使人心情舒畅,和颜悦色,欢乐无忧,可用于中医的郁证、西医的更年期综合征、黄褐斑等与情志有关疾病的治疗。盖情志之病与五脏皆有密切的关系,黄精、合欢皮同用可入五脏以调五脏,且其气味甘平,药性平和,不必虑其过偏之弊。《本草求真》谓:"黄精(专入脾,兼入肺、肾)。书极称羡,谓其气平味甘,治能补中益五脏,补脾胃,润心肺,填精髓,助筋骨,除风湿,下三虫,且得坤土之精粹,久服不饥。"李时珍亦言:"黄精受戊己之淳气,故为真黄宫之胜品。土者,万物之母。土得其养,则水火既济,木金交合,而诸邪自去,百病不生矣。"盖黄精以黄字称之,则其入土可知,土之阴,脾也,土之阳,胃也。脾胃者,后天之本,气血生化之源,脾胃气壮,则五脏得养。情志之乖戾实因五脏之虚损,五脏得其养,情志安能不守分?《神农本草经》云:"合欢,味甘平,无毒,主安五藏,利心志,令人欢乐无忧,久服轻身,明目,得所欲。"合欢皮直安五脏,而黄精补不足而安五脏,二者相配,黄精似宰相,合欢皮似武将,将相一和,无往而不平也。

2. 杜仲配补骨脂

杜仲,性味甘,温,归肝、肾经,功能补肝肾、强筋骨、安胎,《神农本草经》谓其"味辛甘平,无毒,主腰脊痛,补中,益精气,坚筋骨,强志"。补骨脂性味辛、苦,温,归肾、脾经,功能温肾助阳,纳气平喘,温脾止泻。田玉美常以杜仲、补骨脂同用治腰腿痛。盖腰腿痛以虚者、寒者为多,杜仲、补骨脂二者皆偏温,以温补肝肾为主。《本草求真》言:"杜仲(专入肝)……以其色紫入肝,为肝经气药……故入肝而补肾,子能令母实也。"杜仲所用为皮,将其皮拨裂拉开则可见其间有白丝相连,颇类连骨之筋,而筋为肝所主,因此而知其入肝也。《本草求真》亦言:"补骨脂,(即破故纸,专入肾)……使心包之火与命门之火相通,因而元阳坚固,骨髓充实。"补骨脂色黑,其形像肾,故谓其专入肾。腰腿痛或为筋痛,或为肾亏而致骨痛,亦有筋痛和骨痛并见者,筋痛治在肝,用杜仲为佳,骨痛治在肾,以补骨脂为优。然补肝亦可补肾,子能令母实也;补肾亦可补肝,水生木也。杜仲配补骨脂,肝肾同补,则筋骨并强,腰痛可愈。然补骨脂有实大便之功,若大便干者用之,可致便秘,故田玉美此时每以续断代之,如此,方为妥当。

3. 白术配车前子

白术,性味甘、苦,温,归脾、胃经,功能健脾益气,燥湿利水,止汗,安胎;车前子,性味甘寒,归肝、肾、肺、小肠经,功能清热利尿通淋,渗湿止泻,明目祛痰。《药性赋》言:"白术消痰壅,温胃,兼止吐泻。"又言:"车前子止泻利小便兮,尤能明目。"白术、车前子均有止泻之效,故田玉美常以白术、车前子配合使用,以疗腹泻,且以脾虚湿盛者尤佳。盖脾主运化,脾气虚弱则运化水湿之力下降,精微物质不能上输心肺为机体所用,反而下注大肠而为泄泻,即所谓"清气在下,则生飧泄"。白术健脾益气而性温,复其运化水湿之能,则水湿可去,清阳可升;车前子,通利小便、渗湿而性寒,可使偏渗大肠之水湿从小便排出,即所谓"利小便以实大便"也。如此寒温互用,前后分消,则水湿去,脾气健,腹泻可止。此相反相成之用也。

4. 香附配旋覆花

香附,性味辛、微苦、微甘、平,归肝、脾、三焦经,功能疏肝解郁,理气宽中,调经止痛。旋覆花,性味苦、辛、咸,微温,归肺、脾胃、大肠经,功用降气,消痰,行水止呕。田玉美常合用之以治胃气上逆所致呃逆、呕吐、嗳气等症。盖胃气上逆则宜降之,此旋覆花之任也,然何以用香附?盖胃气上逆可因肝气郁滞、横逆犯胃而起,且胃病亦可及肝,即"土壅木郁"也。香附主入肝经,行肝气,解肝郁,肝气条达舒畅则胃气自和,其气自降。再与旋覆花配合使用则降气和胃之功颇彰。

5. 川芎配蔓荆子

川芎,性味辛温,归肝、胆、心包经,功能活血行气,祛风止痛。蔓荆子,性味辛、苦,微寒,归膀胱、肝、胃经,功能疏散风热,清利头目。田玉美常将其同用以疗诸头痛。盖头为清窍,其位最高,易感外邪而致经络阻滞,不通则痛。其亦有因虚者,即所谓"不荣则痛"也。然血脉失荣亦可致不通也,正如河道缺水,其行也滞。《本草求真》言川芎"辛温升浮",《药性赋》言川芎"祛风湿,补血清头",李东垣亦言"头痛须用川芎",可知川芎乃治头痛要药。田玉美常说诸子皆降,苍耳独升,其实蔓荆子亦升,所以两药合用可直达病所,祛邪通络,则头痛可愈。但应用时其量要轻,正如吴鞠通所言:"治上焦如羽,非轻莫举"。二药相配,寒温少偏,药性平和,用于诸型头痛的治疗,均可收到良好的效果。

6. 山茱萸配五味子

山茱萸,性味酸、涩,微温,归肝、肾经,功能补益肝肾,收涩固脱。五味子,性味酸、甘,温,归肺、心、肾经,功能收敛固涩,益气生津,补肾宁心。田玉美常将二者合用以治疗乙肝、肝硬化、脂肪肝等导致的肝功能不良及肝脏损伤。现代药理研究表明,五味子可利胆保肝,山茱萸有抗实验性肝损害的作用。山茱萸、五味子味俱酸而入肝,可滋阴、益精、助阳,使肝之精血得补,正气自足,则病证自可得以恢复。

7. 白术配泽泻

泽泻,性味甘、淡、寒,归肾、膀胱经,功能利水渗湿,泻热化浊,降脂。白术、泽泻相配即《金匮要略》中之泽泻汤:"心下有支饮,其人苦冒眩,泽泻汤主之"。田玉美常用其疗痰饮所致之头晕。盖痰饮之邪,流动无常,有形无形,上下内外,无处不至,其易阻遏清阳之气上升而使清窍失养而见头晕,亦可阻滞脑络而致眩晕。白术健脾助运,以杜生痰之源;泽泻一般被认为是利下焦之药,使痰饮水湿并走下焦从小便而出,然《本经疏证》泽泻条下云,"淡渗之物,其能去水,必先上行而后下降",可知泽泻可至三焦而利其痰饮水湿,自可至清空而引水湿下达,并而泻之。两药相伍,一守一走,将相配合,头晕可愈。此亦《金匮要略》中泽泻汤能疗"苦冒眩"之由。

8. 天冬配石斛

天冬,甘、苦,寒,归肺、肾、胃经,有养阴润燥、清肺生津之功,《本草汇言》云:"润燥滋阴,降火清肺之药也,统理肺肾火燥为病。"石斛,甘,微寒,归胃、肾经,有益胃生津、滋阴清热之功,《本草再新》云:"清胃火,除心中烦渴,疗肾经虚热。"二者均入肾经,可滋阴清热,临床常用此药对治疗肾阴不足,水不涵木之眼睛干涩、视物昏花。若肾虚甚,加用潼蒺藜、枸杞;肝火上炎之目赤肿痛者,加用石决明、夏枯草、刺蒺藜以清肝明目；若目生翳障，加用木贼草、密蒙花以明目退翳。田玉美常用剂量：天冬 10～15 g，石斛 10～15 g。

9. 磁石配石菖蒲

磁石，咸，寒，归心、肝、肾经，有镇惊安神、平肝潜阳、聪耳明目、纳气平喘之功，《本草纲目》云其"治肾家诸病而通耳明目"。石菖蒲，辛、苦，温，归心、胃经，有开窍醒神、化湿和胃、宁神益志之功，《本草从新》云其"辛苦而温，芳香而散，开心孔，利九窍，明耳目，发声音"。二者均入心经，可聪耳明目安神，在补肾磁石汤、菖蒲丸、耳聋左慈丸等名方中也可见到二药同用。磁石偏于滋肾阴、潜肝阳、镇心神，石菖蒲偏于芳香豁痰、开窍安神，二者伍用，补虚泻实，益肾平肝，豁痰开窍，聪耳明目，镇心安神效尤。临床常用于治疗耳鸣、耳聋，偏肾阴虚者合用六味地黄汤加减，偏肝经湿热者合用龙胆泻肝汤加减。田玉美常用剂量：磁石 20～30 g，石菖蒲 6～10 g。

10. 牡丹皮配连翘

牡丹皮，苦、甘，微寒，归心、肝、肾经，有清热凉血、活血祛瘀之功，《神农本草经》云其"除癥坚瘀血留舍肠胃，安五藏，疗痈疮"。连翘，苦，微寒，归肺、心、小肠经，有清热解毒、消肿散结、疏散风热之功，《珍珠囊》："连翘之用有三：泻心经客热，一也；去上焦诸热，二也；为疮家圣药，三也。"二者均入心经。因诸痛疮疡皆属于心，故二者均可清热疗疮。牡丹皮入营血分，善清营血分实热，连翘入卫气分，既能透热达表，又能清热解毒，二者配伍，气血并清，清热解毒、凉血消痈效尤，临床常用于治疗疮痈肿毒。若气分热甚，合用黄连解毒汤加减以清热解毒；血分热甚者合用犀角地黄汤加减以清热凉血。田玉美常用剂量：牡丹皮 10～20 g，连翘 15～30 g。

11. 生牡蛎配制鳖甲

牡蛎，咸，微寒，归肝、胆、肾经，有重镇安神、潜阳补阴、软坚散结之功，《本草备要》云其"咸以软坚化痰，消瘰疬结核，老血疝瘕"。鳖甲，甘、咸，寒，归肝、肾经，有滋阴潜阳、退热除蒸、软坚散结之功，《神农本草经》云其"主心腹癥瘕坚积、寒热，去痞息肉"。二者咸、寒，均入肝、肾经，相须为用，滋阴潜阳、软坚散结力强。田玉美取《医级》卷七中的"牡蛎鳖甲散"之意，用此药对专门治疗癥瘕痞块。癥瘕痞块常与痰湿、热毒、瘀血有关，痰湿壅盛者加用全瓜蒌、浙贝母以化痰散结，火热毒盛者加用夏枯草、蒲公英、连翘以清热解毒散结，瘀血日久者加用三棱、莪术以破血消癥。田玉美常用剂量：生牡蛎 20～30 g，制鳖甲 15～30 g。

12. 煅瓦楞子配法半夏

瓦楞子，咸、平，归肺、胃、肝经，有消痰软坚、化瘀散结之功，煅用则长于疏肝和胃，制酸止痛。半夏，辛、温，有毒，归脾、胃、肺经，有燥湿化痰、降逆止呕、消痞散结之功，因生用有毒，故常炮制后用。田玉美喜用法半夏，因其长于燥湿且温性较弱，无伤阴之弊，治胃病尤宜。二者均入胃经，均可降胃气，相须为用，燥湿化痰、降逆制酸力强，常用于治疗肝胃不和之吐酸者。若伴有嗳气，加用香附、旋覆花以疏肝和胃降逆；有食管梗阻感者加用苏梗以顺气；胃脘灼热者加用黄连以清热；脘腹胀满者加用厚朴以除满；腹痛者加用芍药甘草汤以柔肝和胃止痛；纳呆者加用焦三仙以健胃消食；便秘者加用当归、火麻仁、肉苁蓉以润肠通便；便溏者加用炒白术、车前子、鸡内金以健脾止泻。田玉美常用剂量：煅瓦楞子 15 g，法半夏 10 g。

13. 橘核配荔枝核

橘核，苦、平，归肝、肾、膀胱经，有理气散结止痛之功，《本草汇言》："橘核，疏肝、散逆气、下寒疝之药也。"《日华子本草》云其"主膀胱浮气，阴疝肿疼，妇人瘕疝"，因此适宜于治疗各种解剖位置在盆腔以下的疾病。荔枝核，辛、微苦、温，归肝、胃经，有行气散结、散寒止痛之功，由《本草纲目》云其"行散滞气，治㿗疝气痛，妇人血气痛"可知其还可入血分而疗妇人病。二者均入肝经，均可治疝气，但橘核偏入气分，荔枝核性温，散寒力较强，且能补肝血，偏入血分，二药配伍，气血同调，行气散结止痛力强。虽然二者合用出自《沈氏尊生书》的荔核橘核汤，是治小肠疝气之方，但田玉美以法统方，临床常用此药对治疗寒凝肝脉之疝气、男子睾丸疼痛及诸多妇科疾病。若小腹胀满，加用青皮、小茴香以疏肝理气；阴囊潮湿者，加用苍术、薏苡仁以祛湿；小腹或阴器疼痛者，加用芍药甘草汤以柔肝止痛；小便不利者，加用白茅根、车前子以通利小便。田玉美常用剂量：橘核 10～15 g，荔枝核 10～15 g。

（二）特殊用药

1. 土虚木郁忌用郁金

郁金为治疗肝胆心系因郁而病的常用药。田玉美认为，是否选用郁金，当辨郁证缘由。肝郁之证，有因情志不遂，肝失条达致郁者；有因饮食失调，土虚血少，木失所养而郁者。两者分论，前者责之于肝实，后者责之于脾虚血亏。病情演变方面，前者因郁而证实，久病失治，多气滞血瘀热化；后者因气血虚少而证虚，久病失治，易土亏木旺，寒热错杂。治疗前者重在疏肝解郁，理气活血清热；后者重在补脾益气，温中清热，佐以抑肝。郁金味辛散苦泄，性寒，适用于肝胆郁证之实证热证，而土虚血少致木郁者不可用之，如《本草汇言》谓："胀满，膈逆，疼痛，关乎胃虚血虚者，不宜用也"。若选用，则非但郁证不解，且因其辛苦耗散脾气，性寒伤损中阳，易变生痞满、泄泻等症。

2. 内伤便秘用肉苁蓉

肉苁蓉，甘、咸、温，功能补肾助阳，润肠通便。是以医家习惯用于精血亏损之便秘，其他便秘则少用之。田玉美临证，凡内伤便秘者每必用之，疗效卓著。田玉美指出，便秘虽属大便传导功能失常，但脏腑辨证与肾脏密切相关，正如《杂病源流犀烛》曰："大便秘结，肾病也"。内伤便秘，慢性反复，或持续不解。病机虽有虚实寒热气血之别，但都关联肾脏。因肾主五液，五脏之阴乃肾阴之滋充，人之气血乃肾脏精气所化生，肾脏精气旺盛，则气血流畅，大肠调和，排便正常。肉苁蓉归肾、大肠经，性温，滋补而不峻，温而不燥，滑而不泄，通大便从容和缓，不耗气伤津，故凡内伤便秘均可用之，且剂量宜大。临床应用时，阴虚血少者，伍当归、何首乌；气滞实热者，伍大黄、木香；食积阻滞者，伍炒莱菔子；肾阳虚衰者，伍制附子。前贤有"古方治老人燥结，多用苁蓉，不知胃气虚者，入口即作呕吐"之说,田玉美验之临床,并非如此。

3. 虚寒性胃痛用鹿角霜

鹿角霜,甘、咸、温,益肾助阳,归脾、肾经,临床常用于治疗腰痛、阳痿、早泄、宫冷不孕,或儿童发育不良,或妇人冲任虚寒,带脉不固,崩漏不止,带下过多等症。田玉美除对上症施用外,对虚寒性胃痛,每喜用之,且收效立竿见影。虚寒性胃痛临床可见病情缠绵,胃痛隐隐,部位固定,喜温喜按,空腹痛甚,得食痛减,甚则神疲乏力,四肢不温,纳呆,便溏。其病机乃脾肾阳虚,胃失温运,且久病阳虚血滞,瘀血内阻。田玉美认为鹿角霜甘温益脾,甘能缓急,温散寒凝,实是治疗虚寒性胃痛的一味良药。又虚寒性胃痛西医多见于消化性溃疡,鹿角霜之收敛作用,有益于溃疡面修复愈合。田玉美以鹿角霜治疗虚寒性胃痛,十分讲究配伍,若泛酸或烧心,伍用吴茱萸、瓦楞子、黄连、白螺蛳壳;泛吐清水者,伍用干姜、法半夏、陈皮;呃逆、嗳气者,伍用赭石、旋覆花、木香、厚朴。

4. 脘腹胀满用厚朴、枳实

厚朴为临床上消胀满要药,施治于脘腹胀满症,虽获效者多,罔效者亦屡见不鲜。而田玉美施治脘腹胀满,以厚朴、枳实联用,每获疗效。田玉美指出,人之脘腹乃脾胃所主,脘腹胀满当责之于脾胃功能失常。脾与胃互为表里,生理上燥湿相济,升降相因,共同完成水谷的受纳、腐熟、消化、吸收与输布水谷精微。病理上往往相互影响,胃之不降,可致脾之不升,脾之不升,又可致胃之不降。是以升降失调、燥湿相混、食积气滞往往是脾胃功能障碍的病理特征,而脘腹胀满乃其常见病症。论其治疗,不可简单行气消胀。当需调理脾胃,恢复其脾升胃降、燥湿相济的生理功能。厚朴,辛、苦、温,其辛散苦燥,温能祛寒,张锡纯谓其为"温中下气之要药"。综合认识,厚朴适用于脾湿阳郁气滞之证,而胃热食郁者则不达,此时联用枳实,取其辛散苦泄,性寒清热,有益于胃热清,胃气降,食积消。厚朴、枳实联用,一寒一温,温脾清胃,辛散苦泄,升中有降,降中有升,脾胃调和,则脘腹胀满之症必消。

荆楚中医药继承与创新出版工程·
荆楚医学流派名家系列（第一辑）

田玉美

医案精选

一、肺病证

（一）感冒

案 1. 风热犯肺

何某,女,4 岁。2007 年 2 月 6 日初诊。

主诉:发热 3 天。

现病史:患儿 3 天前玩耍受凉后,当晚出现高热,体温 40 ℃左右。其父略知医,给麻杏石甘汤患儿服用,高烧未退。昨晚呕吐 2 次,其父在患儿呕吐后给予过人参汤。刻诊见高热,39.5 ℃(家长自测),颧红,额头扪之烫手,无汗出,纳呆,神志尚清。咳嗽,喉间有痰鸣音,不喘,咽红,畏冷,脚尖冰凉,夜间口干,指纹淡红隐隐,舌质红、苔薄黄。

辨证:风热犯肺。

治法:辛凉解表,清泄肺热,兼化痰利湿。

处方:金银花、连翘各 9 g,茯苓、枳实各 6 g,青蒿、黄芩、陈皮、法半夏、竹茹、杏仁、浙贝母各 6 g,黄连、薄荷各 3 g,甘草 3 g。3 剂,每日 1 剂,水煎服。

二诊:服药后微汗,2 月 7 日晨起体温降至 37 ℃,中午恢复正常。夜间口渴,畏冷,2 月 8 日晨起 9 点突然又发烧,大便一日一行,偏稀,有腐臭味,纳呆。药用:金银花、连翘各 9 g,茯苓、青蒿、陈皮、竹茹、板蓝根、前胡各 6 g,薄荷 3 g,黄芩、白前、川贝母末(另冲)、甘草各 3 g,炒二芽、天花粉各 6 g。3 剂。

三诊:服药后烧退,未曾反复。现咳嗽,痰多,流清涕,倒吸不易出,不吐,口已不渴,唇干,大便成形,腐臭味消失,指纹淡红,苔薄白。药用:金银花、连翘各 9 g,薄荷 3 g,甘草、陈皮、款冬花、紫菀、白前、枇杷叶、川贝母末(另冲)各 6 g,茯苓、板蓝根各 6 g,炒二芽、天花粉各 6 g。5 剂。

按语:《温热经纬·陈平伯外感温病篇》云:"风温为病,春月与冬季居多。

或恶风，或不恶风，必身热，咳嗽，烦渴，此风温证之提纲也。"田玉美认为本病病变重心在肺，故以辛凉宣肺为主，然此证易夹湿为患，使病趋缠绵。故常在辛凉解表、清泄肺热的同时，加入化痰利湿之剂，往往能收到奇效。叶天士在《温热论》中亦指出："在表，初用辛凉轻剂，挟风加入薄荷、牛蒡之属，挟湿加芦根、滑石之流。或透风于热外，或渗湿于热下，不与热相搏，势必孤矣。"本例患儿症状典型，田玉美初诊即用银翘散合蒿芩清胆汤加味。方中金银花、连翘重用，辛凉解表，杏仁、浙贝母、薄荷宣肺理气，蒿芩清胆汤清化三焦湿热，使湿去热孤。一剂后热退，后又复燃，非方不对症，实乃湿邪未尽也。《温热论》云："伤寒大便溏为邪已尽，不可再下，湿温病大便溏为邪未尽，必大便硬，慎不可再攻也，以粪燥为无湿矣。"二诊加炒二芽、天花粉，健脾护胃，防止热盛伤阴，继进三剂。三诊热退后去苦寒之青蒿、黄芩，加强清肺化痰之力。田玉美辨证精准，把握病情发展规律，大胆守方，故使病得痊愈。

案 2. 风寒束表

王某，女，47 岁。2012 年 3 月 9 日初诊。

主诉：头痛伴鼻塞 3 天。

现病史：3 天前因突然天凉，未及时加衣，头痛如裂，无汗，身冷如坐水中，鼻塞欲打喷嚏而不能，急往西医处接受输液治疗，效果不明显，继而咽部干痒，咳吐白色痰液如泡沫状，胃纳不佳，眠可，二便调。舌白、苔薄白而润，脉浮。

辨证：风寒束表。

治法：解表散寒。

处方：荆芥 10 g，防风 15 g，前胡 15 g，桔梗 15 g，化橘红 20 g，芦根 15 g，牛蒡子 15 g，鸡内金 15 g，白芷 10 g，桂枝 3 g，甘草 6 g。3 剂，日 1 剂，水煎服，日 3 次。

二诊：患者诉药后，头痛身冷等症状已经明显好转，觉四肢无力，胸胁胀满，时流清涕，胃纳不佳。处方：守原方去桂枝，加柴胡 5 g、厚朴 15 g、炒白术 15 g。3 剂，日 1 剂，水煎服，日 3 次。

3周后随访患者,患者诉服药后一切症状消除,未见其他不适。

按语:本案患者病为风寒所致,风为阳邪,易袭阳位,故出现头痛如裂;风寒之邪从口鼻而入,故出现鼻塞、打喷嚏;咽喉为肺之门户,故可见咽部干痒;风寒束肺,肺失宣降,故可见咳嗽、咯白色痰液;肺与脾胃为母子关系,子病累母,故可见纳呆;寒束肌表,卫阳不能运转周身,故身冷如坐水中、无汗;此为风寒外束,卫阳被郁,腠理闭塞,肺气不宣,舌脉亦为之佐证。故治以辛温解表之法,方用荆防败毒散加减。方中荆芥、防风、白芷辛温发散,祛风除湿,三药共奏散风止头痛之功;前胡宣通肺气而降痰涎,桔梗宣肺止咳,化橘红醒脾燥湿,芦根配牛蒡子利咽散结,桂枝温通阳气,鸡内金健胃消滞,甘草调和诸药。二诊时患者胸胁胀满,故加柴胡、厚朴疏肝行气除满,患者仍觉纳呆,故加炒白术健脾和胃,因患者身冷情况好转,为防过燥伤阴,故去桂枝。

田玉美认为:①化橘红性微温微燥,有陈皮(橘红)醒脾燥湿行气之功而其燥性和缓,久用而无耗气伤阴之虑。②芦根配牛蒡子的作用在此有二:一则在大量辛温之剂中加入少量辛凉之品,可起反佐的作用;二则能利咽消肿,正如《珍珠囊》所言:"润肺散气,主风毒肿,利咽膈"。

案3. 体虚感冒

李某,女,59岁。2012年3月15日初诊。

主诉:咳嗽咳痰2天。

现病史:年轻时因流产在乡镇卫生院行刮宫手术,因当时条件有限,术中大出血,术后体质虚弱,常因天气变化而患感冒,两日前受凉而出现打喷嚏,流清涕,夜间偶咳嗽,痰多色白,咯痰无力,胸闷,气短,纳呆,小便清长,大便两日一解,量少。刻诊见体形偏瘦,脸色苍白,舌淡苔白,脉浮而无力。

辨证:气虚感冒。

治法:益气解表。

处方:党参30 g,紫苏叶10 g,葛根20 g,茯苓20 g,前胡10 g,陈皮10 g,枳壳10 g,桔梗15 g,甘草10 g,焦三仙各10 g。5剂,日1剂,水煎服,日3次。田玉美嘱咐患者若服药后病愈,定要前来予膏剂调理身体。

一周后,患者如期复诊,诉感冒症状基本消失,尚觉浑身酸痛,精神较差,易疲劳,动则气喘。处方:红参 50 g,熟地 200 g,黄芪 200 g,防风 100 g,白术 150 g,桔梗 100 g,茯苓 100 g,以蜂蜜熬膏,每次一匙,兑五匙温开水吞服,日 3 次。一年后随访患者,患者诉服用膏剂后觉得精神明显好转,遂到我院国医堂守田玉美原方再熬膏两回,服用后,近一年内,平均四个月才感冒一次,较往前每月感冒三四次有明显改善。

按语:患者既往有失血史,刮宫术后没有及时调护身体。血为气之母,气随血脱。体虚之人,卫外不固,感受外邪,常缠绵难愈,或反复不已。风寒束表,肺失宣降,窍道不利,故见流清涕、咳嗽、咯痰;脾虚运化失司,故纳呆;虽感受风邪,但见脉象浮而无力,为正气不足之证;体形偏瘦、脸色苍白、气短,均为体虚的表现。此为肺卫不和与正虚并见,故治以参苏饮加减益气解表。方中紫苏叶发表散寒,理气宽中,前胡降气祛痰、疏散风邪,葛根解肌发表,陈皮理气化痰,枳壳、桔梗宽中快膈,茯苓健脾渗湿,焦三仙健胃消食,甘草补气安中,兼和诸药。诸药相配,补散并用,扶正祛邪,使风寒散,痰湿除,肺气舒,诸症自消。因半夏辛温,恐其伤阴化燥,故去而不用。患者体虚,为免虚不受补,故去人参。二诊时,患者外感症状基本消失,此时应根据《金匮要略》新旧同病的治疗原则,顾护患者正虚的情况,采用玉屏风散合四君子汤加减以益气固表。

田玉美认为:①治疗此类患者,用药不可过于辛散,单纯祛邪或强发其汗会重伤正气,当扶正祛邪,在疏散药中酌加补正之品。②《本草纲目》曰:"橘皮,苦能泻能燥,辛能散,温能和。其治百病,总是取其理气燥湿之功,同补药则补,同泻药则泻,同升药则升,同降药则降。脾乃元气之母,肺乃摄气之要,故橘皮为二经气分之要,但随所配而补泻升降也。"此橘皮实即陈皮,虽患者体虚,但有是证则用是药,不拘泥其辛温味苦会伤阴的情况;每遇痰湿壅肺、肺失宣降,而致咳嗽痰多、胸膈胀闷者,可与茯苓配伍,以燥湿化痰止咳。

（二）喘证

案 1. 外寒内饮

李某,男,35 岁。2012 年 3 月 12 日初诊。

主诉:反复咳喘 10 余年,发作近一周。

现病史:患者自述近 10 年来咳喘反复发作,每次劳累、遇寒则发,一周前因受寒咳喘再次发作,表现为喘息咳逆,呼吸急促,胸部胀满,咳痰清稀夹泡沫,时流清涕,打喷嚏,无恶寒发热,纳可,二便调,舌淡红、苔薄白,脉浮缓。

辨证:外寒内饮。

治法:外散风寒,内化寒饮。

处方:射干 10 g,炙麻黄 6 g,紫菀 10 g,款冬花 10 g,五味子 6 g,法半夏 10 g,化橘红 10 g,茯苓 15 g,白芷 6 g,杏仁 15 g,厚朴 15 g,细辛 3 g,生姜 6 g,川贝末 6 g(冲服)。7 剂,日 1 剂,水煎服,日 3 次。

二诊:患者喘息咳逆,呼吸急促,胸部胀满明显减轻,时有乏力,畏寒,舌淡红、苔薄白,脉缓。处方:六君子汤加黄芪 30 g、杏仁 20 g、厚朴 20 g、紫菀 10 g、款冬花 10 g、五味子 5 g、川贝末 6 g。7 剂,日 1 剂,水煎服,日 3 次。随证加减调理 3 个月后,患者咳喘未再发。

按语:本案患者属本虚标实证,本虚以肺脾气虚为主,故每次遇劳或受寒即发,表实以风寒壅肺为主,外有风寒,内有寒饮,内外相引,故发为喘证。故李用粹在其著的《证治汇补》中把本病的病机精辟地归纳为"内有壅塞之气,外有非时之感,膈有胶固之痰"。根据"表里同病,急则治其标"之理,选用《金匮要略》之射干麻黄汤以外散风寒,内化寒饮。同时加厚朴、杏仁降气平喘,白芷外散风寒,川贝末化痰止咳。二诊时外寒已解,肺气稍降,再以治本之法,以六君子汤加黄芪补益肺脾之气,略加化痰降气平喘之品,标本兼顾。

田玉美认为:①射干麻黄汤和小青龙汤皆能温肺化饮,止哮平喘,前者长于降逆平哮,用于哮鸣喘咳,表证不著者;后方解表散寒力强,用于表寒里饮,寒象较重者。临床运用应根据具体情况选方用之。②临床医家专以射干麻黄汤治疗冷哮，均忽略其功能主治为宣肺散寒、化痰平喘，能治疗外寒内饮之喘证。喘证急性发作且表证不明显时，每多用之。③对于本虚标实之喘证治疗，发作期以治肺为主，待到病情缓解后，再以健脾、补肾等法治本，须注意的是，降气化痰一般贯穿治疗始终。

案 2. 表寒肺热

张某，女，40 岁。2012 年 3 月 20 日初诊。

主诉：咳喘 5 年余，发热 3 天。

现病史：患者 5 年来反复咳喘，3 天前患者因受寒出现发热（38 ℃），形寒，鼻塞，流涕，咳喘，咳黄色黏痰，心烦，口干，呼吸气粗，大便干，舌红苔黄，脉浮数。既往有喘息性支气管炎病史 5 年余。

辨证：表寒肺热。

治法：解表清里，化痰平喘。

处方：麻黄 6 g，杏仁 6 g，生石膏 15 g，甘草 6 g，黄芩 10 g，桑白皮 15 g，川贝末 6 g（冲服），射干 10 g，炒栀子 6 g，淡豆豉 10 g，鱼腥草 30 g。3 剂，日 1 剂，水煎服，日 3 次。

二诊：发热已退，鼻塞、流涕减轻，咳喘稍减。处方：守上方去生石膏、淡豆豉，加海蛤壳 10 g，厚朴 15 g，瓜蒌仁 15 g，服上方 14 剂，诸症大减。

按语：患者素有痰浊阻肺，外邪侵袭，引动伏痰则发咳喘；寒邪束表，热郁于肺，肺气上逆故咳喘较剧，咳黄色黏痰；风寒之邪入里化热，痰热胶结，故见心烦、口干、呼吸气粗。舌脉亦为之佐证。根据《临证指南医案》中的"实而热者，不外乎蕴伏之邪，蒸痰化火，有麻杏甘膏，千金苇茎之治也"治以解表清里，化痰平喘，方用麻杏石甘汤合栀子豉汤加减。方中麻杏石甘汤外散风寒，内清郁热，并能降气平喘，栀子豉汤清泻郁热，加黄芩、桑白皮、射干、鱼腥草、川贝末清泻肺热，化痰止咳。二诊时表证已解，肺热减轻，故去淡豆豉、生石膏，加海蛤壳、厚朴、瓜蒌仁清热化痰，降气平喘，即《景岳全书》所云："实喘者胸胀气粗……则上焦气壅而为喘,气之壅滞者,宜清宜破也"。

田玉美认为:①针对表寒肺热之喘证,用温药治疗表寒,恐加重肺热;用寒药治疗肺热,恐加重表寒,故最难治疗,临床用药要寒热并用才能获良效。②生石膏等性寒,久用易伤脾胃,故强调中病即止。

案 3. 痰浊阻肺

廖某,女,28 岁。2012 年 3 月 16 日初诊。

主诉:胸满而闷伴喘 3 天。

现病史:患者 3 天来自觉喘息胸闷,咳嗽,痰多、黏腻、色白,纳呆,舌淡苔白腻,脉濡。

辨证:痰浊阻肺。

治法:健脾化痰。

处方:陈皮 20 g,法半夏 15 g,茯苓 20 g,炒白术 20 g,莱菔子 15 g,白芥子 10 g,杏仁 10 g,旋覆花 10 g(布包),甘草 6 g。7 剂,日 1 剂,水煎服,日 3 次。

二诊:患者诉服药后咳嗽、喘息症状减轻,可见自汗、寐差、纳呆。处方:茯苓 20 g,桂枝 5 g,炒白术 20 g,甘草 5 g,党参 15 g,陈皮 10 g,姜制半夏 10 g,沙参 15 g,百合 15 g,百部 10 g,五味子 5 g,山药 20 g,莲子 20 g。7 剂,日 1 剂,水煎服,日 3 次。

按语:此案患者脾阳不振,积湿生痰,痰浊壅肺,肺失肃降,导致喘而胸满闷塞,咳嗽,痰多黏腻色白,舌脉亦为之佐证。治以祛痰降逆,宣肺平喘,方用二陈汤合三子养亲汤加减。二诊时患者咳嗽、喘息症状减轻,而见自汗、寐差、纳呆等症,为脾虚渐现之象,故治以健脾化痰,方用涤痰汤合四君子汤加减。

田玉美认为:①脾为"生痰之源",辨治痰浊阻肺之喘证,不但要理肺化痰,同时要健脾利湿。②二诊时,根据《金匮要略》"夫短气有微饮,当从小便去之,苓桂术甘汤主之"之则,酌加茯苓、桂枝、炒白术、甘草等,化气行水,使湿气从小便而去。可见辨治肺病不仅可用发汗的方法,也可以用利小便之法。③用药上,如痰湿较重,可见舌苔厚腻,则加苍术、厚朴燥湿理气以助化痰定喘;如脾虚纳少,神疲便溏,则加党参、白术;如痰色白清稀,表明痰从寒化,需加干姜、细辛以温化寒邪。

案 4. 肾虚不纳

徐某,男,75 岁。2012 年 3 月 16 日初诊。

主诉:气喘 20 余年。

现病史:患者诉 20 年来常发气喘,动则喘甚,气不得续,神疲乏力,入冬则四肢冰凉,时有腰膝酸软,小便清长,夜尿 3 次,舌淡、苔薄白、脉沉细。

辨证:肾虚不纳。

治法:健脾益肾,纳气平喘。

处方:熟地 15 g,山药 30 g,山茱萸 10 g,泽泻 15 g,茯苓 15 g,牡丹皮 10 g,桂枝 3 g,熟附子 6 g,五味子 6 g,厚朴 20 g,杏仁 15 g,化橘红 10 g,炙甘草 6 g,红参 6 g,白术 15 g,沉香 6 g,桑螵蛸 15 g。7 剂,日 1 剂,水煎服,日 3 次。

二诊:喘气略减,精神好转,仍感腰膝酸软。处方:守上方加补骨脂 20 g、杜仲 20 g,服上方加减 3 个多月,喘气、乏力、畏寒、腰酸、夜尿等明显好转。

按语:本案患者证属肾虚不纳,"肺为气之主,肾为气之根,肺主出气,肾主纳气,阴阳相交,呼吸乃和。若出纳升降失常,斯喘作焉。""实喘者气长而有余,虚喘者气短而不续……虚喘者慌张气怯,声低息短,惶惶然若气欲断,提之若不能升,吞之若不相及,劳动则甚,而惟急促似喘,但得引长一息为快也。"肺、肾为母子关系,金水相生,患者久患肺病,由肺及肾,导致肺肾俱虚,气失摄纳,故见喘气、动则喘甚、呼多吸少、气不得续、神疲乏力,入冬则四肢冰凉,时有腰膝酸软、小便清长等症。根据《金匮要略》中"夫短气有微饮,当从小便去之,苓桂术甘汤主之,肾气丸亦主之"之理,治以健脾益肾、纳气平喘,方用金匮肾气丸合厚朴杏子汤、四君子汤。方中加桑螵蛸温补肾阳,固精缩尿;五味子、沉香纳气平喘,取《临证指南医案》"虚者,有精伤气脱之分,填精以浓浓之剂,必兼镇摄,肾气加沉香,都气入青铅,从阴从阳之异也"之意。二诊时患者症状好转,但仍感腰膝酸软,故加青蛾丸补肝肾,强腰膝。

田玉美认为:①辨治喘证当分虚实,实证多责之肺,虚证多责之肾。②金匮肾气丸和参蛤散均有补肾纳气之功,前方温补肾阳,用于喘息短气,形寒肢冷,跗肿。后方取人参、蛤蚧补肾纳气,用于咳喘乏力,动则为甚,吸气难降。前者偏于温阳,后者长于益气;前方用于久喘而势缓者,后方适于喘重而势急者。本案患者以喘息短气、形寒肢冷等为主,故选用肾气丸。③此证虽肺肾同病,但治疗不能忽略脾作为"后天之本"的重要作用,故加用四君子汤健脾益气。④诊疗体虚年衰之人,治多以平补肝肾、强筋壮骨为法,以六味地黄丸为主方,合二至丸、青蛾丸。

案5.产后瘀血暴喘

王某,女,26岁。1997年9月14日初诊。

主诉:产后恶露淋漓2天,伴胸闷喘促1小时。

现病史:因产后恶露淋漓2天,胸闷喘促汗出1小时,邀田玉美会诊。述产后两天恶露淋漓,量少,有瘀块,少腹疼痛拒按,腹胀。1小时前突发喘急难续,张口抬肩,胸闷如窒,汗出如珠,唇甲发绀。舌暗、苔白滑,脉细涩。

辨证:败血上冲,瘀血暴喘。

治法:破血逐瘀,降气平喘。

处方:人参、苏木、三棱、莪术、当归、桃仁、红花、赤芍、苏子各15 g,厚朴10 g,血竭2 g(冲服)。2剂水煎,每小时1次。服药4次后,恶露大下,腹胀顿减,胸宽喘平。田玉美改用四物汤加味调理善后而愈。

按语:患者产后暴喘,因病情初起,发现及时,田玉美急投大量破血祛瘀之品,使恶露大下,败血无以上冲,故而肺气平,暴喘消。后以四物汤加味养血润肺收功。田玉美认为,肺主气司呼吸,肺朝百脉,辅心行血。恶露不下,败血上冲于肺,血碍气机,肺司呼吸失职,升降出纳失常则喘急难续,张口抬肩,汗出如珠,胸闷如窒。唇甲发绀,舌暗脉涩,均为血瘀之象。田玉美以破血活血祛瘀之三棱、莪术、桃仁、红花、赤芍、苏木为主药,佐以苏子、厚朴降气平喘,人参益气防脱。《证治汇补》曰:"瘀血入肺喘者二味参苏饮,妇人……败血上冲肺者用血竭散。"可见田玉美擅用古方,变通灵活。田玉美强调,对于瘀血暴喘应用破血活血祛瘀药,应注意中病即止,不可妄用,慎防出血过多,因血虚亦能致暴喘。

案 6. 阴阳欲绝之喘脱

李某,男,58 岁。1997 年 4 月 26 日初诊。

主诉:发热 1 天。

现病史:因咳嗽少痰,动则喘气半年,发热 1 天,于 1997 年 4 月 26 日入院。当晚突然呼吸急促、窘迫(呼吸频率为 62 次/分),两肺散在干、湿性啰音,心率 160 次/分。血气分析:动脉血 pH 7.51,$PaCO_2$ 3.0 kPa,PaO_2 7.7 kPa。全胸片示:两上肺大片致密不均阴影,两中下肺散在斑片阴影,似毛玻璃样改变。西医诊断为Ⅲ型肺结核并感染并急性呼吸窘迫综合征。在使用呼吸机西医常规治疗的同时,邀田玉美诊治。刻诊见患者呼吸喘促、窘迫,汗出如油,张口抬肩,烦躁不安,四肢发冷,面赤。舌紫无苔,脉细欲绝。

辨证:阴阳欲绝之喘脱。

治法:益气养阴,回阳固脱。

处方:西洋参、茯苓、丹参各 15 g,麦冬 30 g,五味子、熟地、山茱萸各 10 g,附子 6 g,山药 20 g。2 剂/天,连服 7 天后,呼吸喘促、窘迫消失,血气分析指标恢复正常,改用抗痨药及百合固金汤加减治疗。

按语:本例病情危重。经中西医治疗后得到控制,抢救成功。田玉美认为:肺为气之主,肾为气之根,肺主出气,肾主纳气。患者年老,肺病日久,肺肾俱虚,导致肺肾阴竭阳微、阴阳欲绝之喘脱,故呼吸急促、窘迫,汗出如油,四肢发冷,脉细欲绝。田玉美采用生脉散合七味都气丸为基础方,益气养阴,配参附汤回阳固脱,佐丹参益气活血。临床中,田玉美诊治危急重症并不排斥西医药治疗手段,而是主张中西医发挥各自优势,分秒必争,以挽救患者生命。

(三) 咳嗽

案 1. 脾虚湿盛,兼气阴两伤

张某,男,42 岁。2009 年 7 月 28 日初诊。

主诉:咳嗽伴饮水后加重 10 年余。

现病史:患者诉 10 年前感冒后出现发热、恶寒、身痛、咳嗽等症,经口服抗生素、解热镇痛药及清热解毒中成药后,发热、恶寒、身痛等症缓解,其后咳嗽、咯痰反复发作,时重时轻,多因感冒而诱发加重。西医诊断为慢性支气管炎,予以抗炎、镇咳、祛痰等治疗,效果欠佳。随后辗转多处治疗,其间亦请中医诊治,多以疏风宣肺、清热止咳为法,处以杏仁、苏子、桑叶、菊花、陈皮、瓜蒌、白前、前胡等药,服用后未见好转,甚为苦恼,后经他人介绍,求治于田玉美。刻诊症见阵发性咳嗽,咯白色泡沫样痰,量中等,易咯出,详细询问后,得知患者常于饮水后(无论寒温)咳嗽、咯痰加重,平素疲倦乏力,纳呆,易感冒,大便偏稀,自汗,睡眠不佳,舌质淡红、苔白微腻,脉细滑。

辨证:脾虚湿盛,兼气阴两伤。

治法:健脾利湿,理肺化饮,兼以益气养阴,润肺止咳。

处方:茯苓 15 g,桂枝 10 g,炒白术 20 g,炙甘草 6 g,党参 15 g,陈皮 10 g,法半夏 10 g,百合 15 g,百部 10 g,五味子 6 g,薏苡仁 30 g,山药 15 g。7 剂,每日 1 剂,水煎分 3 次服。

二诊:服药后咳嗽、咯痰均减轻,偶有饮水后咳嗽加重,纳呆、大便稀、睡眠不佳亦有好转,仍感疲倦乏力,自汗,活动后汗出较多。守上方,山药加至 30 g,续服 7 剂。

三诊:咳嗽、咯痰偶尔发作,已不再为饮水后阵咳而苦恼,睡眠好转,纳食增加,自汗减轻。守二诊方续进 10 剂,余症悉除。

按语:本案患者脾虚饮停,上逆于肺,肺失宣降,其气上逆,津液失布,聚而成痰,故见咳嗽、咯痰;脾虚湿困,运化失职,故见纳呆、便溏;气血乏源,不能养身濡形,故见神疲、寐差;营卫气血,同源互化,气血亏虚,营卫不足,故常易感冒。田玉美认为患者久咳数岁致气阴两伤,故将自汗一症诊断为气阴亏虚。舌脉也为水湿之征。脉症合参,证属脾虚湿盛,痰饮贮肺,兼气阴两伤。遵《黄帝内经》"兼者并行,甚者独行"和《金匮要略》"病痰饮者,当以温药和之"及"夫短气有微饮,当从小便去之,苓桂术甘汤主之"之则,故将本患者的治法定为健脾

医案精选

利湿、理肺化饮，兼以益肾养阴、润肺止咳，并拟苓桂术甘汤、四君子汤、二陈汤合方化裁治之。方中茯苓、薏苡仁利湿健脾，使水湿从小便而去；桂枝助阳化气，佐茯苓、薏苡仁温阳健脾、化气行水；炒白术健脾燥湿，同茯苓一燥一渗，使水湿无处藏匿；陈皮、法半夏健脾燥湿化痰，理肺行气除饮，兼以辛散开肺；党参、炙甘草、山药味甘性温，健脾益气，与炒白术、茯苓相伍取四君子汤之意，共成"培土"之用，以扶正祛邪。妙在百合、百部、五味子三药：久咳伤肺，气阴外耗，肺金不敛，非益气养阴、敛肺止咳不能治，然痰饮水湿之阴邪时时作祟，甘温咸寒纯厚之品则不当用，故巧取轻平质润之百部、百合润肺止咳，兼能祛痰，五味子敛肺止咳，百合合五味子又能养心安神而治寐差。诸药同用，共奏健脾理肺、燥湿化痰、益气养阴、敛肺止咳之功，药力直中病所，故二诊时患者咳嗽、咯痰明显减轻，伴随症状皆有好转，但自汗一症未有变化，当属痰饮水湿虽然减退，气阴两伤仍旧未复，更显田玉美初诊认证之准，用药恰当，故二诊时，山药加至 30 g，以加强补益气阴之力。三诊时患者主次症状明显减轻，又因水湿缠绕，常易反复，故效不更方，再进 10 剂，圆满收功。

案 2. 寒邪在表，痰饮内蕴，郁而化热

李某，女，65 岁。2014 年 12 月 20 日初诊。

主诉：喘息、咳嗽、咳痰伴低热 1 周。

现病史：自诉 10 年前受凉感冒后，间断咳嗽，时轻时重，冬天重夏天轻，曾在多家医院接受输液治疗，服用止咳药物，效果不显著，10 年来咳嗽反复发作，1 周前患者受凉后再次出现咳嗽、喘息、气短、胸闷、咳白色稀痰，稍有恶寒，伴有低热、烦躁、盗汗、乏力。刻诊面色黧黑，无光泽，舌质淡，苔稍黄，脉浮滑。

辨证：寒邪在表，痰饮内蕴，郁而化热。

治法：宣肺解表化饮兼以清热。

处方：麻黄 6 g，干姜 6 g，五味子 10 g，细辛 3 g，半夏 12 g，桂枝 8 g，白芍 10 g，茯苓 25 g，生石膏 30 g，炙甘草 6 g。每日 1 剂，水煎取汁 600 mL，分 3 次饭后温服，服 7 剂。

医案精选

二诊：咳嗽较前明显好转，但仍然咳白色稀痰，自诉乏力，纳呆，容易出汗，继用上方加党参 20 g、白术 10 g，再服用 7 剂。

三诊：患者诉咳嗽、胸闷、盗汗已除，面色较前好转，由鳘黑转为略带黄色，较前有光泽，精神状态明显好转，改用八珍汤加减继服 7 剂，患者痊愈。

按语：本案患者以长期反复咳嗽、咳痰、胸闷为主证，兼有恶寒、低热、烦躁、乏力、盗汗，望诊面色鳘黑，病证复杂，寒热并见。总体病机为外寒内饮。患者宿有咳疾，又外感寒邪，引动内饮，气机不利，故而出现咳嗽、气短、咯痰，寒邪束表，正邪相争，故而恶寒发热，寒为阴邪，伤及阳气，而使胸阳不温，则荣卫涩而不利，不能上华于面，故患者面部呈现鳘黑之色。此外，外寒内饮正合小青龙汤之证，但本案患者有烦躁、舌苔薄黄等热象，当考虑痰饮蕴久而化热，故病机当为寒邪在表，痰饮内蕴，郁而化热，正合小青龙加石膏汤之证，治法为外散寒邪、内化痰饮兼以清热除烦。《金匮要略》云："咳而上气，烦躁而喘，脉浮者，心下有水，小青龙加石膏汤主之。"方中麻黄、桂枝宣肺解表散寒，臣以干姜、细辛温阳化饮，半夏散寒降逆，配以五味子收敛肺气，散中有收以防肺气耗散太过；加以生石膏清热除烦，与麻黄相协发越水气，方证相合，故收效显著。

复诊时患者仍有乏力、盗汗等症。考虑患者为老年女性，病程日久，反复发作，耗伤正气。故加用白术、党参，合四君子汤益气健脾，扶助正气，待寒邪散、痰饮除，最后以益气补血之八珍汤善后，固护正气，使得正气存内，则邪不可干。

案 3. 外感风寒郁而化热

廖某，男，37 岁。2012 年 4 月 2 日初诊。

主诉：咳嗽 4 天。

现病史：患者诉一周前因被大雨淋透全身，未及时更换衣服而出现打喷嚏、流清涕、头痛、恶寒、发热，遂到社区门诊接受西药输液治疗（具体用药不详），治疗 3 天后症状没有缓解，近日还出现剧烈的咳嗽、口渴、咽痛，咳嗽时大汗淋漓，气息急促，咯痰不爽，偶咯出少量黏稠黄色浓痰，伴黄浊浓涕，恶风，全身疼痛如被鞭打，小便黄，大便干结，舌红、苔薄黄，脉浮数。

辨证：外感风寒，郁而化热。

治法：疏风清热，宣肺止咳。

处方：桑叶 10 g，菊花 10 g，薄荷 6 g（后下），连翘 10 g，桔梗 15 g，芦根 20 g，前胡 10 g，杏仁 20 g，枇杷叶 10 g，牛蒡子 10 g，甘草 6 g，黄芩 6 g。5 剂，日 1 剂，水煎服，日 3 次。

二诊：患者诉病情已好转，仍有间歇性阵咳，自觉寒热往来，纳食乏味。处方：守原方，加柴胡 10 g，厚朴 20 g，焦山楂 10 g。7 剂，日 1 剂，水煎服，日 3 次。药后患者神清气爽而痊愈。

按语：本案患者外感风寒，正邪相争于肌表，故可见恶寒发热；风为阳邪，易袭阳位，故见头痛；肺开窍于鼻，肺失肃降，故打喷嚏，流清涕；治疗不当，风寒之邪郁而化热，故不但可见剧烈的咳嗽，而且可见咳嗽时汗出、气息急促、咯黏稠黄色浓痰、流黄浊浓涕、口渴、咽痛等热象，舌脉亦为之佐证。此证属风寒入里化热性咳嗽，治以疏风清热，宣肺止咳为法，方用桑菊饮。桑菊饮以桑叶、菊花为君药，清肺平肝，臣以杏仁、桔梗，宣降肺气止咳，佐以连翘、薄荷、芦根，清热解毒，安未受邪之地，清热生津，黄芩清泄肺热，牛蒡子清热利咽，枇杷叶清热润肺、止咳化痰，前胡清热化痰，甘草调和诸药。二诊时，患者出现自觉寒热往来、纳食乏味等症状，外邪有往半表半里发展之势，故加用柴胡、厚朴疏肝理气，焦山楂健胃消食。

田玉美认为：①治疗此类病证，多遵"治上焦如羽"之理，用药宜清新空灵。②常人多以为桑菊饮仅用来治风热咳嗽，其实外感风寒郁而化热，出现风热症状者亦可用之。③肺与脾胃在生理上为母子关系，病理上相互影响，为"此皆聚于肺，关于胃"之体现，在肺系疾病临床症状里多并见，故用药亦要兼而顾之。④《药性论》中记载桔梗有载药上行之功，杏仁止咳镇咳，兼有润肠清利之功效，以此两药并用，皆因杏仁虽功在镇咳，然药性重，少上达肺脏，借桔梗之升提之功上达华盖，使药达其所，疾必得治。

案 4. 痰火郁肺

陈某，男，28 岁。2012 年 3 月 21 日初诊。

主诉:咳嗽 3 天。

现病史:患者诉平常嗜烟好酒,3 天前与友人通宵喝酒后出现咳嗽,痰色黄、量多、质黏厚,不易咯出,偶见痰中带血丝,胸胁胀满,咳时前胸后背牵引疼痛,口干欲饮,咽痛,小便短赤,大便隔日一行,不易解出,舌红、苔黄腻,脉滑数。

辨证:痰火郁肺。

治法:清热肃肺,豁痰止咳。

处方:黄芩 15 g,焦栀子 10 g,知母 15 g,桑白皮 15 g,杏仁 20 g,苏子 15 g,全瓜蒌 15 g,射干 15 g,大贝 10 g,甘草 6 g。5 剂,日 1 剂,水煎服,日 3 次。

按语:本案为典型的痰火郁肺型咳嗽,患者素有烟酒习惯,火热之邪与顽痰胶结壅积于肺腑,使肺失肃降而导致咳嗽,痰黄、质地黏厚,咳痰不爽;火邪易损伤肺络,肺络受损,痰中可见血丝;痰阻气滞,故胸胁胀满,咳嗽时疼痛牵引胸胁;痰火郁肺,肺与大肠相表里,故二便不利;痰火郁肺,津液不能上乘,故口干欲饮。舌脉亦为之佐证。此时治疗应重在清热肃肺,豁痰止咳,方用清金化痰汤加减。方中黄芩、焦栀子、桑白皮清泻肺火;知母养阴清热,润肺止咳;杏仁、苏子理气化痰止咳;更以全瓜蒌、大贝清热涤痰,宽胸开结;射干解毒利咽,清热化痰;甘草补土而和中。

田玉美认为:①本案与外感风寒郁而化热咳嗽均可见咳嗽、咯痰,均可见热象,鉴别要点在于前者有表证,且脉浮数;而本案并无表证,脉象虽亦为数,但数而滑。临床辨证要加以注意。②紫苏功能宽中和胃,其种子既有其性又能通润大肠,在此用之,盖肺与大肠互为表里,苏子一则能宽中逐痰,使邪热不得羁留中焦而上扰肺腑,二则能通润清降使火热之邪从大肠排出体外,三则能与杏仁合而为用,更显杏仁止咳镇咳之要妙,临证为痰火郁肺的咳嗽病证每多用之。③痰热或痰火为患,见症繁多,临床用药时应注重随证加味,如肺络损伤的情况较为严重,可酌加鱼腥草、冬瓜仁、薏苡仁等清热利湿化痰;如痰热壅盛,腑气不通,胸满咳逆、便秘,可加葶苈子、大黄等泄腑逐痰;痰热伤津,口干甚者则加北沙参、麦冬、天花粉等养阴生津。

案 5. 肝火犯肺

张某,女,45 岁。2012 年 4 月 15 日初诊。

主诉:咳嗽 1 周。

现病史:患者平素脾气急躁,一周前因感冒出现咳嗽,多干咳无痰,咳声重,咳嗽时痛引两胁,两天前因与人争吵,现咳嗽加重,每每夜间咳醒,不能入睡,两胁满闷,喜太息,咽干口苦,半年来月经时常未能按时来,多推迟半月,更有甚者三个月未来月经,经来时小腹坠胀,舌红苔黄,脉弦数。

辨证:肝火犯肺。

治法:疏肝行气,泻肝清肺。

处方:柴胡 15 g,苏叶 6 g,半夏 5 g,杏仁 10 g,厚朴 10 g,薄荷 6 g(后下),炒白术 20 g,白芍 15 g,茯苓 20 g,当归 20 g,生姜 3 片(后下),桑白皮 15 g,地骨皮 20 g,黄芩 10 g,甘草 6 g。7 剂,日 1 剂,水煎服,日 3 次。

按语:本案患者咳声重、咽干口苦、两胁满闷、咳时痛引两胁等症状,每遇情绪波动会加重,为肝郁化火、上逆侮肺所致,同时女子以肝为先天,肝郁气滞,月经愆期,伴见经来时小腹坠胀,舌脉亦为之佐证。治以疏肝行气、泻肝清肺,方用柴胡疏肝散合泻白散加减。柴胡疏肝散实为四逆散去枳实,加陈皮、枳壳、川芎、香附,增强疏肝行气,活血止痛之效;泻白散清肺顺气化痰。二方合用,使气火下降,肺气得以清肃,咳逆自平。

田玉美认为:①有肝郁者在前,而后咳嗽者,为肝病犯肺之证,五行中肝属木而肺属金,肝木当受肺金所克,然肝郁而化火者肝旺而反侮肺脏,治当疏肝、泻肝以治肺,肝气条达则肺气自降。②时人用药多惯以半夏、陈皮并用,取古方二陈汤涤痰清解之义,而在此则灵活运用之:杏仁止咳平喘,半夏燥湿化痰,两者相配上可降肺脏逆气,中可理脾脏之郁气。③在用药上:如果肺气郁滞、胸闷气逆,可加瓜蒌、桔梗、枳壳利气降逆;如果胸胁疼痛,可加郁金、旋覆花、丝瓜络理气和络;痰黄黏腻者,可加知母、贝母清热豁痰;火郁伤津,咽燥口干,咳嗽日久不减者,可加养阴生津敛肺之品,如麦冬、天花粉、诃子等。

（四）哮病

案 1. 内热外寒

龙某,男,78 岁。2012 年 3 月 2 日初诊。

主诉:胸闷伴咳痰 3 天。

现病史:近 3 天来自觉胸中满闷,喉中有痰鸣声,伴呼吸急促,气逆如窒,咳痰不爽,痰黏稠色黄,体温 39 ℃,无汗,身体疼痛,口干喜饮,大便干结。舌尖红、苔黄白相间,脉弦紧。既往有哮喘病史。

辨证:内热外寒。

治法:解表散寒兼清里热。

处方:麻黄 6 g,石膏 15 g,桂枝 6 g,白芍 15 g,厚朴 15 g,杏仁 10 g,细辛 3 g,紫菀 10 g,法半夏 15 g,全瓜蒌 15 g,甘草 6 g,大枣 15 g,干姜 6 g,五味子 6 g,黄芩 10 g。7 剂,日 1 剂,水煎服,日 3 次。一周后患者复诊,诉已无胸口满闷感,偶咳,痰较以往变稀,易咯,烧退,大便日解一次,眠可,舌淡红、苔黄薄,脉滑。田玉美守原方去麻黄、石膏,加桔梗 15 g,款冬花 15 g,紫菀 15 g,炒鸡内金 10 g,7 剂,日 1 剂,水煎服,日 3 次。

按语:患者症见胸闷、喉中有痰鸣声、伴呼吸急促、气逆如窒、咳痰不爽、痰黏稠色黄、发热、无汗、身体疼痛、口干喜饮、大便干结、舌尖红、苔黄白相间、脉弦紧等,为痰热壅肺、复感风寒、客寒包火、肺失宣降所致,故治以小青龙加石膏汤解表散寒、清热化痰。方中麻黄宣肺平喘,桂枝通阳,配白芍调和营卫,干姜、细辛、法半夏温化痰饮、散寒降逆,五味子收敛肺气,石膏清热,配麻黄清肺平喘、发越水气,黄芩助石膏以清肺热,杏仁利肺,厚朴、全瓜蒌理气宽胸,紫菀化痰止嗽。全方合用,共奏宣肺平喘、温化痰饮、清热除烦、宽胸理气之功。

田玉美认为:①小青龙加石膏汤证的基本病机是外感风寒,内有痰饮郁热,临床上既可见到发热恶寒、头痛、周身不适之风寒表证,又可见到咳嗽喘促、胸闷、气短、痰量多而质稀的痰饮犯肺之里证。烦躁是张仲景对内有郁热之病机的高度概括，并非单指症状。就其烦躁一症，患者可有可无，但一定要有郁热的其他见症，如咳痰黄白相间或舌苔现黄等。②针对外感风寒、内有痰饮郁热之哮病，主张寒温并用，有麻杏石甘汤、射干麻黄汤、厚朴杏子汤之意。③临证如兼有表证，可加桂枝、细辛以散寒解表；如哮而痰鸣气逆重，可加射干、葶苈子、苏子等祛痰降气平喘；如痰黄稠且黏如胶漆，可加黄芩、前胡、全瓜蒌等清热化痰。

案 2. 风痰哮

廖某，男，69 岁。2012 年 3 月 7 日初诊。

主诉：咳嗽、咳痰 1 天。

现病史：今天触冒风寒后咳嗽有痰，喉中痰涎壅盛，喘急胸满，不得平卧，痰稠黏喉，不易咯出，偶大力咳嗽后吐出白色泡沫少量，无恶寒发热，伴鼻咽部痒，鼻塞流涕，胸部憋塞。舌淡、苔厚腻，脉滑实。既往有喘息性支气管炎多年。

辨证：风痰哮。

治法：祛风涤痰，降气平喘。

处方：白芥子 10 g，苏子 15 g，莱菔子 10 g，麻黄 6 g，杏仁 10 g，厚朴 15 g，法半夏 15 g，陈皮 15 g，茯苓 20 g。7 剂，日 1 剂，水煎服，日 3 次。

二诊时，患者诉咳痰、喘急等症状得到控制，但仍觉咳嗽不得卧。处方：在原方基础上加葶苈子 10 g、防风 15 g。5 剂，日 1 剂，水煎服，日 3 次。半年后随访，患者诉二诊 5 剂药物后，病情好转。

按语：伏痰在里，再遇风寒引触，痰随气升，气因痰阻，相互搏结，壅塞气道，肺管狭窄，通畅不利，肺气宣降失常，引动停积之痰，而致咳嗽咳痰、气息喘促等。治以三子养亲汤、三拗汤合半夏厚朴汤加减涤痰利窍，降气平喘。方中白芥子温肺利气涤痰，苏子降气化痰、止咳平喘，莱菔子行气祛痰，麻黄宣肺平喘，杏仁祛风化痰，厚朴、法半夏、陈皮降气化痰，茯苓健脾化痰。二诊时患者仍咳嗽，且不得卧，故加葶苈子、防风以增强祛风痰之力。田玉美认为：风痰哮临床表现以痰为主，恶寒发热等表证一般不明显或无，故治疗侧重于有形之痰。

（五）肺胀

案 1. 肺肾气虚

郭某，男，70 岁。2012 年 3 月 6 日初诊。

主诉：喘满 3 天。

现病史：患者诉近 3 天来喘息，胸部胀满，心慌，咳吐泡沫样白痰，腰膝酸软，汗出反怕冷，纳呆，小便清长，点滴而出，大便三日一解，夜间睡觉需半卧姿势才可入睡。刻诊见患者呼吸短浅，张口抬肩，倚靠在候诊椅上大口呼吸，胸廓明显增大，舌暗苔白，脉沉细。既往有慢性支气管炎病史。

辨证：肺肾气虚。

治法：补肺益肾，纳气平喘。

处方：党参 15 g，黄芪 20 g，五味子 6 g，桃仁 10 g，当归 10 g，沉香 6 g，苏子 15 g，款冬花 10 g，法半夏 10 g，橘红 10 g，炙甘草 6 g。7 剂，日 1 剂，水煎服，日 3 次。

二诊时，患者诉服药后胸闷症状明显改善，但近日胃口欠佳，大便两日一解，寐可。处方：守上方，加厚朴 10 g、鸡内金 10 g。7 剂，日 1 剂，水煎服，日 3 次。

按语：本案证属肺肾气虚。患者久患慢性肺系疾病（慢性支气管炎），迁延失治，痰浊潴留，壅阻肺气，气之出纳失常，还于肺间，日久导致肺虚。"肺为气之主，肾为气之根"，金不生水，致肺虚及肾，则可见呼吸浅短难续、声低气怯，甚则张口抬肩、倚息不能平卧、咳嗽、胸闷心慌、形寒汗出、腰膝酸软、小便清长等症状，舌脉亦为之佐证。此时应治以补肺纳肾，降气平喘，方用平喘固本汤加减。方中党参、五味子、黄芪补益肺肾之气，桃仁、沉香纳气归肾，苏子、款冬花、法半夏、橘红燥湿化痰，降气平喘，当归养血活血，炙甘草调和诸药。

田玉美认为：①肺胀的基本病机为本虚标实：本虚，早期多属气虚、气阴两虚，由肺而及脾肾；晚期气虚及阳，以肺肾心为主或阴阳两虚。标实，早期以痰浊为主,渐而痰瘀并见,其治疗当以扶正为主,佐以祛邪。②临证加减:如患者肺虚夹寒,可加肉桂、干姜、细辛温肺散寒;久病伤阴,则加麦冬、玉竹、生地养阴清热;如气虚瘀阻,则加当归、丹参、苏木活血通脉。③此病非短时而致,治疗上也不可一蹴而就,需谨慎用药,随时观察患者病情改变,并嘱咐患者坚持治疗,方可达到治疗目的。

案 2. 阳虚水泛

张某,男,55 岁。2012 年 3 月 1 日初诊。

主诉:咳嗽咳痰 1 周。

现病史:近 1 周来喘咳,心悸,咳清稀泡沫样白痰,胸腹胀满,在华中科技大学同济医学院附属同济医院(以下简称同济医院)确诊为"肺气肿",近两日来出现颜面、下肢浮肿,伴见纳呆,尿少,畏寒。舌淡、苔白滑,脉沉细。

辨证:阳虚水泛。

治法:温阳化饮。

处方:猪苓 15 g,茯苓 20 g,泽泻 15 g,附子 5 g,桂枝 5 g,炒白术 15 g,生姜 5 g,赤芍 10 g。7 剂,日 1 剂,水煎服,日 3 次。

二诊:患者诉心悸、喘咳症状好转,颜面、下肢浮肿减轻。处方:守上方加葶苈子 10 g,丹参 15 g,7 剂,日 1 剂,水煎服,日 3 次。后随证加减 3 个月,患者症状全消,未见其他特殊不适。

按语:本案患者心肾阳虚,水饮内停、水饮停留在胸,则引起肺胀;水饮凌心,则心悸;水饮停留在下,则出现下肢的水肿。阳虚,气化不利可见尿少;阳虚不能温煦,故见畏寒,舌脉亦为之佐证。治以温肾健脾、化饮利水之法,方用五苓散合真武汤加减。真武汤温阳利水,可治脾肾阳虚之水肿;五苓散通阳化气利水,更可助真武汤加强利尿消肿之功效。二诊时,患者症状虽好转,为加强疗效,加用葶苈子泻肺平喘、利水消肿,丹参活血化瘀。

田玉美认为:①此案虽重在温肾健脾、化饮利水,使用一味葶苈子,有"提壶揭盖"之功。②"血不利则为水","久病入络",水饮和血瘀之间相互影响、相互转化,故在治阳虚水泛之肺胀过程中,不忘治血,常加入活血化瘀药物。

(六) 肺痈

案 1. 溃脓期

龚某,男,24 岁。2012 年 4 月 16 日初诊。

主诉:高热、胸痛、咳吐脓血 1 周,加重 2 天。

现病史:患者近 1 周来发热,最高体温达 39 ℃,胸痛,咳吐脓血,外院西医诊断为右下肺脓肿,住院 5 天,用大量抗生素后效果不明显,近 2 天来症状加重,自觉胸闷如被石块压于胸前,身热,精神萎靡不振,纳呆,小便黄,大便干结,两天未解,舌红苔黄,脉滑数有力。

辨证:痰热蕴肺,瘀毒壅肺。

治法:清化痰热,排脓解毒。

处方:桔梗 30 g,生甘草 10 g,瓜蒌仁 20 g,法半夏 10 g,白前 6 g,前胡 10 g,金银花 15 g,茅根 30 g,黄芩 10 g,芦根 10 g。3 剂,日 1 剂,水煎服,日 3 次。

二诊时,患者诉药后咳吐大量腥臭脓痰,热稍退,查体温 38 ℃,精神较前明显好转。处方:守前方加薏苡仁 20 g,冬瓜仁 20 g。7 剂,日 1 剂,水煎服,日 3 次。

三诊时,患者诸症好转,现感气短、乏力。处方:沙参 15 g,麦冬 20 g,党参 15 g,黄芪 15 g,茯苓 15 g,炒白术 15 g,炙甘草 6 g。7 剂,日 1 剂,水煎服,日 3 次。

按语:痰热蕴肺,日久成瘀,损伤肺络,血败肉腐化脓,故可见咳吐大量脓血、高热;痰热阻滞胸中,不通则痛;甚者影响胃肠,故见纳呆、小便黄、大便干结;舌红、苔黄腻,脉滑数有力,均为热壅血滞之象。病由痈肿内溃、脓液外泄所致。故治以排脓解毒,方用桔梗汤加减。方中桔梗排脓散结,配生甘草解毒,瓜蒌仁、法半夏宽胸理气,白前、前胡化痰排脓,金银花、黄芩、芦根清肺热,茅根凉血止血。二诊时患者药后咳吐大量腥臭脓痰,热稍退,效不更方,加薏苡仁、冬瓜仁以利湿排脓。三诊时,患者出现气短、乏力症状,为病邪乍退、正气未复之故,治以沙参麦冬汤合四君子汤加减,健脾扶正、益气养阴。

田玉美认为:①肺痈溃脓期,蓄结之脓毒尚盛,邪气仍实,治疗当以排脓为首要措施,切不可使用温补之药。待邪气已去,虚象渐现,方可扶正。②排脓用桔梗,且用量宜大。

案 2. 恢复期

付某,男,48 岁。2012 年 3 月 8 日初诊。

主诉:咳嗽、咳痰、胸部隐痛 1 个多月。

现病史:患者 1 个月前因受凉出现高热,伴有咳嗽、咳痰、头痛、全身肌肉酸痛、食欲减退,外院诊断为"大叶性肺炎",予西医治疗后症状好转,现偶咳嗽,咳少许黄痰,胸部隐隐作痛,气短,心烦,口燥咽干,舌淡苔白,脉细数无力。

辨证:余邪阻肺,气阴亏耗。

治法:止咳化痰,养阴补肺。

处方:沙参 20 g,麦冬 15 g,桑白皮 20 g,知母 6 g,地骨皮 10 g,玉竹 15 g,党参 10 g,黄芪 15 g,当归 10 g,大贝 15 g,冬瓜仁 10 g,杏仁 6 g,乌梅 15 g,生甘草 6 g。7 剂,日 1 剂,水煎服,日 3 次。

二诊时,患者诉咳嗽、咳痰情况已愈,仍气短。处方:守上方加炒白术 20 g,山药 15 g,茯苓 20 g。7 剂,日 1 剂,水煎服,日 3 次。临证加减近两个月,患者病愈,未见其他特殊不适。

按语:本案为肺痈恢复期,虽脓痰已经大量排出,但仍有少量残留在肺部,脓痰阻肺,肺失宣降,故咳嗽、咯痰;肺气不通,故胸部隐隐作痛;邪毒渐去,肺体损伤,阴伤气耗,故见气短、心烦、口燥咽干、舌淡苔白、脉细数无力等症状。治疗以清养补肺为主,药用沙参清肺汤加减。二诊时,患者症状好转,尚有气短,故加炒白术、茯苓、山药健脾益气。

田玉美认为:①疾病后期,或恢复期,或缓解期,应注重"脾为后天之本",每用炒白术、茯苓、山药,取其培土生金、养护正气之功。②恢复期虽属邪衰正虚,阴气内伤,但用药不仅要清养补肺,同时还要佐以排脓之品,以防脓毒未净,正虚邪恋。

(七)肺痨

案 1. 肺阴亏损

魏某,男,58 岁。2012 年 4 月 6 日初诊。

主诉:干咳、咯血 5 年余。

现病史:患者五年前出现干咳,咳吐鲜血,西医诊断为肺结核,经抗肺结核治疗后,断续咳嗽,现干咳,咳声短促,痰少,偶见痰中夹有血丝,盗汗,形体消瘦,手足心发热,舌红苔白,脉细数。

辨证:肺阴亏损,燥热内扰。

治法:滋阴润肺,抗痨止咳。

处方:沙参 20 g,麦冬 30 g,天冬 30 g,玉竹 10 g,百合 10 g,白及 15 g,百部 20 g,胡黄连 15 g,地骨皮 15 g,白茅根 20 g。7 剂,日 1 剂,水煎服,日 3 次。

二诊时,患者诉咳嗽较前好转,但见心悸、小便清长,因家住天门,复诊不便,要求多开剂量。处方:守上方加炒白术 15 g,黄芪 20 g,山药 20 g,14 剂,日 1 剂,水煎服,日 3 次。

按语:痨虫犯肺,侵蚀肺叶,肺体受病,阴分先伤,故见咳嗽、咯血、手足心发热、盗汗、身体消瘦等一派阴虚肺燥之候。正如元代朱丹溪提出的"痨瘵主乎阴虚"之说法。既肺伤络损,阴虚内热,故治以滋阴润肺、抗痨止咳,方用沙参麦冬汤加减。方中沙参、麦冬、天冬、玉竹、百合滋阴补肺,白及补肺生肌止血,百部润肺止咳,胡黄连、地骨皮清虚热,白茅根凉血止血。二诊时,患者症见心悸、小便清长,唯恐阴损及阳,故加炒白术、黄芪、山药补益肺脾之气。

田玉美认为:①百部不但能润肺止咳,还有杀虫之功效,如《日华子本草》中记载:"百部,治疳蛔及传尸骨蒸,杀蛔虫、寸白、蛲虫,主杀痨虫。"辨治肺痨多用之。②无论是阴虚还是阳虚,最终多会演变为阴阳两虚,临证用药可以参考《金匮要略·血痹虚劳病》治则。

案 2. 气阴耗伤

吴某,女,37 岁。2012 年 3 月 9 日初诊。

主诉:咳嗽、气短乏力 9 年余。

现病史:患者诉有肺结核病史 9 年余,一直服用西药异烟肼治疗,时好时坏,现咳嗽气短,言语乏力,咯大量白色清稀痰液,痰中有血丝,午后潮热,畏寒畏风,夜寐盗汗,纳呆倦怠,便溏,颧红如妆,舌淡,舌边有齿印,苔少,脉细数。

辨证:气阴两伤,肺脾亏虚。

治法:补气养阴,肺脾同调。

处方:党参 15 g,黄芪 15 g,炒白术 15 g,甘草 5 g,山药 15 g,沙参 10 g,麦冬 20 g,五味子 5 g,熟地 10 g,白及 10 g。7 剂,日 1 剂,水煎服,日 3 次。

按语:本案患者有肺结核病史 9 年余,病久伤阴耗气,故见咳嗽气短、言语乏力、咯大量白色清稀痰液、午后潮热、畏寒畏风、夜寐盗汗、纳呆倦怠、便溏、颧红如妆等症状。针对气阴耗伤之病机,采用沙参麦冬汤合参苓白术散加减。沙参麦冬汤功在补气养阴,参苓白术散健脾补气,培土生金。

田玉美认为:①久病肺痨,易肺损及脾、肾,导致气阴两伤,治疗应当兼顾。②见肺阴虚者,喜用沙参麦冬汤滋阴补肺。

(八) 肺痿

案 1. 虚热证

黎某,男,68 岁。2012 年 4 月 8 日初诊。

主诉:咳嗽、咳痰数年,加重 3 天。

现病史:患者自诉有慢性支气管炎病史,近 3 天加重,咳声重浊,咳吐黏稠淡黄色唾沫痰液,痰中有血,气急喘促,口渴欲饮,咽中干燥如火燎,寐差,小便正常,大便干结,午后潮热,体瘦,皮肤干燥无泽,毛发枯黄,舌红少苔,舌面干燥无津,脉虚且沉数。

辨证:邪热上壅,灼伤肺阴。

治法:养阴润燥,清金降火。

处方:太子参 15 g,大枣 10 g,粳米 15 g,桑叶 5 g,石膏 20 g,麦冬 15 g,胡麻仁 10 g,杏仁 15 g,枇杷叶 10 g,法半夏 15 g,橘红 10 g。7 剂,日 1 剂,水煎服,日 3 次。

二诊:一周后患者前来复诊,诉咳嗽缓解,痰易咯出,活动后尚有喘息,较之前已经明显好转,二诊守原方去法半夏、橘红,加苏子 10 g、川贝末 6 g(冲服)、玉竹 10 g。7 剂,日 1 剂,水煎服,日 3 次。后随访患者,二诊药后咳嗽得止,3 个月内未见咳嗽,平时自行上三楼不用停歇亦未见喘息,赞田老用药神效也。

按语:患者素有肺病,痰热久咳,热灼肺伤,邪热上壅,消灼肺阴,变生浊唾涎沫,临床见一派阴虚内热之症,如口渴欲饮、咽中干燥、午后潮热、体瘦、舌红少苔等。治以养阴润燥、清金降火之法,方用麦门冬汤合清燥救肺汤加减。方中太子参、大枣、粳米益气生津,甘缓补中;桑叶、石膏清泻肺经燥热;麦冬滋阴养肺;胡麻仁通泄大肠经之热,使肺热从之而去;杏仁、法半夏、橘红化痰止咳,下气降逆,二诊时咳嗽缓解,恐法半夏、橘红辛燥复伤肺津,故去之,加苏子降逆平喘;川贝清热化痰,因川贝为贵细品,合煎易耗,故田玉美嘱咐患者研末另包,待其他汤剂煎好后再冲服川贝末;玉竹清热和胃降逆。

田玉美认为:麦门冬汤见于《金匮要略·肺痿肺痈咳嗽上气病》,诸多学者认为其仅用于虚热性咳嗽上气,然辨证属肺胃津亏、阴虚内热者,均可用之,不拘泥于该病,且用麦门冬汤治疗虚热肺痿效果显著。

案 2. 虚寒证

郭某,男,71 岁。2012 年 4 月 6 日初诊。

主诉:咳喘、咳痰 8 年,加重 1 周。

现病史:患者咳喘、咳痰 8 年,近 1 周来因受凉出现咳喘加重,咳痰质清稀、涎沫量多,不渴,短气不足以息,头晕目眩,神疲乏力,纳呆食少,夜寐不安,形寒畏冷,小便频数,舌淡苔白,脉虚且沉细。

辨证：肺气虚寒，脾阳虚衰。

治法：温补肺脾，益气生津。

处方：炙甘草 10 g，炮干姜 6 g，党参 20 g，大枣 10 g，炒白术 15 g，茯苓 20 g。7 剂，日 1 剂，水煎服，日 3 次。

二诊时，患者诉咳嗽、咳吐唾沫、精神均较之前好转，纳可，小便已经恢复正常，望田玉美再开具中药巩固疗效。处方：守上方加五味子 10 g，7 剂，日 1 剂，水煎服，日 3 次。半年后随访患者，一切症状消失，疗效显著。

按语：此患者一派虚寒之象，为肺气已虚，气不化津，津反为涎，法当温肺益气，方选甘草干姜汤加减。方中炙甘草、炮干姜均为温补肺脾之品，助以党参、大枣、炒白术、茯苓甘温补脾，益气生津，此乃培土生金之大法也，用之必显效。二诊酌加五味子以敛肺，更取其酸味滋补肺阴，巩固疗效，使病邪去而不返。

田玉美认为：①本案辨证属于虚寒肺痿，当法于仲景"肺痿吐涎沫而不咳者，其人不渴，必遗尿，小便数，所以然者，以上虚不能制下故也。此为肺中冷，必眩，多涎唾，甘草干姜汤以温之"。②本方补脾温中以暖肺，为"培土生金"之意。③运用甘草干姜汤，甘草多用炙甘草，干姜当取炮姜，而且炙甘草的用量一般大于炮姜。

二、心脑病证

（一）心悸

案　心肺阴虚，痰热内扰

梁某，女，46 岁。2004 年 11 月 20 日初诊。

主诉：心慌伴胸闷、气短半年。

现病史：心慌、胸闷、气短半年，伴头昏、眼花、口干、口苦、小便赤。4 个月前曾因此住院，所有检查包括心电图、CT、脑电图等均未见异常。但仍感心悸、神志恍惚,易紧张,发作时胸闷、气短、头昏、手抖,无恶心、呕吐。患者丈夫诉其性格偏内向,平素常为家中琐屑之事懊恼,家庭关系紧张,胆小惊慌甚至不敢出门。饮食、睡眠可。舌尖红,苔薄黄微腻,脉滑数,其月经、白带均正常。

辨证:心肺阴虚,痰热内扰。

治法:清心润肺,清热化痰。

处方:百合 15 g,生地 15 g,胆南星 5 g,茯神 15 g,炙甘草 6 g,陈皮 10 g,法半夏 10 g,枳实 15 g,竹茹 10 g,郁李仁 10 g,酸枣仁 20 g,柏子仁 10 g,五味子 6 g,红枣 7 个。7 剂,日 1 剂,水煎服,分 2 次温服。忌食油腻、酒等物。

二诊:头昏缓解,现情绪稳定,但易紧张,发作时胸闷、气短,饮食、睡眠可,大便干结,2～3 天 1 次。守上方去竹茹,加生龙骨、牡蛎各 30 g,泽泻 15 g,香附 15 g。

三诊:患者诉目前情绪稳定,精神放松,大便调,续服上方 7 剂。嘱其保持心胸开阔,精神愉快,避免外界不良刺激,做到"糊涂一点"。并告知其联系方式,如有不适,随时联系沟通。之后嘱其家属认识该病表现,注意其情绪变化,避免接触诱发因素。

按语:《金匮要略·百合狐蜮阴阳毒病》言:"百合病者,百脉一宗,悉致其病也。意欲食,复不能食,常默默,欲卧不能卧,欲行不能行,欲饮食,或有美时,或有不用闻食臭时,如寒无寒,如热无热,口苦,小便赤,诸药不能治,得药则剧吐利,如有神灵者,身形如和,其脉微数。"田玉美认为百合病多与情志相关。平素忧思不断,抑郁寡欢,以致暗耗阴血,虚热内生,熏灼心肺,扰及百脉而致病;同时,思虑伤脾,气血生化之源受阻,神气失于依附,百脉失养而发病。该患者即典型病例。辨证方面,该患者久病致阴虚内热,炼津为痰,痰热扰于心肺而心神不安,故病性属虚实夹杂。治疗上以百合地黄汤和温胆汤化裁,佐以养心安神之品,全过程紧扣病机辨证施治,故收良效。田玉美还指出,百合病与情志相关,故作为医生,不应简单处方了事,而应在非药物方面如精神心理层面给予患者耐心指导,有效沟通,必要时给予其亲密家属指导教育(因为亲密家属与其长期共处,更了解其习性),方能收效快捷。该病例亦体现了这一点。

（二）失眠

案 1. 胆胃不和，痰浊内扰

患者，女，66 岁。2010 年 3 月 7 日初诊。

主诉：寐差 10 余年。

现病史：患者曾患有心脏病，安装有起搏器。现不易入睡，多梦，有幻想症，常因此不能入睡，心悸，虚烦不安，小腿浮肿，午后明显，胸痛，小便频数，但每次量少。舌红，苔黄略腻，脉弦滑。

辨证：胆胃不和，痰浊内扰。

治法：理气化痰，利胆和胃。

处方：法半夏 10 g，竹茹 10 g，枳实 15 g，陈皮 10 g，茯苓 15 g，百合 15 g，生地 15 g，小麦 30 g，大枣 10 g，龙骨、牡蛎各 30 g，远志 3 g，甘草 6 g。7 剂，每日 1 剂，水煎分服，每日上午 11 时、下午 5 时、晚上 9 时服药。

二诊：不易入睡、多梦减轻，现全身浮肿，舌红，苔黄略腻，脉弦细。前方加茯苓皮 20 g 淡渗利水，并加茯神 15 g、珍珠母 30 g，以镇静安神。继服 7 剂。

三诊：寐差、不易入睡、多梦减轻，全身浮肿缓解，现小腿浮肿，右小腿红肿，午后甚，小便黄，尿量少，夜尿 2 次，舌红，苔较前转薄，脉弦细。守上方加合欢皮 15 g、黄精 15 g，继服 7 剂。

四诊：睡眠好转，小腿浮肿减轻，时心前区疼痛，舌红，苔黄，脉弦细。以上方加蒲黄 15 g、五灵脂 10 g，继服 14 剂，患者睡眠恢复正常，小腿浮肿消失。

按语：本案以心烦不寐、多梦幻想、心悸、舌红、苔黄略腻、脉弦滑为辨证要点。《灵枢·邪客》云："厥气客于五脏六腑，则卫气独卫其外，行于阳，不得入于阴。行于阳则阳气盛，阳气盛则阳跷陷；不得入于阴，阴虚，故目不瞑。"说明卫气正常的出阳入阴规律是昼卫其外，夜安其内。若有邪气客于人体，内扰脏腑之气，则卫气奋而抗邪于外，不能入于阴分，形成卫气浮盛于体表，脏腑之精气虚于内，神气不得内守，痰浊内扰于心，故而不得眠。对此，田玉美以温胆汤为主方,理气化痰、利胆和胃,并用《金匮要略》百合地黄汤和甘麦大枣汤养心安神,佐用珍珠母、龙骨、牡蛎等重镇安神。诸药并用,标本同治,故疗效满意。

案2. 肝阳上亢,风痰上扰

患者,女,54岁。2010年7月15日初诊。

主诉:寐差半年。

现病史:寐差,不易入睡,易醒,多梦,头部太阳穴胀痛,眩晕,目干,口干,上腹部胀满,肠鸣音亢进,舌红,苔黄微腻,脉弦细。

辨证:肝阳上亢,风痰上扰。

治法:平肝潜阳,化痰定眩,宁心安神。

处方:法半夏10 g,白术15 g,天麻10 g,柴胡10 g,白芍30 g,枳实15 g,决明子15 g,酸枣仁15 g,知母6 g,茯神15 g,川芎10 g,柏子仁10 g,远志3 g,珍珠母20 g,龙齿30 g,甘草6 g。7剂,每日1剂,水煎分服,每日上午11时、下午5时、晚上9时服药。

二诊:头部太阳穴胀痛、眩晕、目干、口干、上腹部胀满减轻,寐差、不易入睡、易醒、多梦症状缓解,现胃脘隐痛,时腰膝酸软,舌红,苔黄微腻,脉弦细。上方去知母,加丹参15 g、厚朴20 g,改远志为6 g,继服7剂。

三诊:寐差、不易入睡、多梦症状减轻,仍易惊醒,腰膝酸软,舌红,苔白,脉细。鉴于患者心烦不安较为明显,守上方加生地15 g、阿胶15 g,以滋阴养血,继服7剂。

四诊:夜寐能安,仍感腰膝酸软,舌红,苔白,脉细。以上方加杜仲15 g、续断15 g,继服上方14剂,诸症消失。

按语:本案以头目眩晕、太阳穴胀痛、目干、口干为辨证要点,兼见心烦不安、舌红、苔黄微腻、脉弦细等症,故田玉美以半夏白术天麻汤为主治疗。《金匮要略·血痹虚劳病》云:"虚劳虚烦不得眠,酸枣仁汤主之。"故配以酸枣仁汤加柏子仁、远志养心安神,珍珠母、龙齿重镇安神,后加生地、阿胶以加强滋阴养血之力,并合四逆散疏肝行气。诸药配合,协调共济,共奏平肝潜阳、化痰泻热、重镇安神之效。

案 3. 心肾不交,阴虚火旺

患者,女,49 岁。2009 年 10 月 18 日初诊。

主诉:寐差 5 年。

现病史:寐差,不易入睡,易醒,多梦,易疲劳,头部怕风,腰部酸胀,夜尿多,每夜 3~4 次,视物不清,食后易胃胀,咽干,舌红,少苔,脉细。

辨证:心肾不交,阴虚火旺。

治法:滋阴清热,养血安神。

处方:生地 15 g,山茱萸 10 g,山药 30 g,泽泻 15 g,牡丹皮 10 g,茯苓 15 g,酸枣仁 15 g,知母 6 g,茯神 15 g,川芎 10 g,补骨脂 20 g,杜仲 20 g,桑螵蛸 20 g,益智仁 15 g,厚朴 15 g,甘草 6 g。7 剂,每日 1 剂,水煎分服,每日上午 11 时、下午 5 时、晚上 9 时服药。

二诊:寐差、不易入睡、易醒、多梦减轻,腰部酸胀缓解,夜尿减少,每夜 2次,服药后胸前区时有燥热感,舌脉同前。上方去川芎、益智仁,加连翘 15 g、黄连 6 g、淡竹叶 10 g,继服 7 剂。

三诊:睡眠明显好转,腰部酸胀减轻,夜尿减少,胸前区燥热感消失,舌脉同前。效不更方,继服上方 14 剂,患者眠安。

按语:本案以寐差,不易入睡,易醒,多梦,伴腰部酸胀、夜尿多、舌红、少苔、脉细为辨证要点。《景岳全书》云:"真阴精血不足,阴阳不交,而神有不安其室耳。"故田玉美用六味地黄丸滋补肾阴,酸枣仁汤养血安神,青蛾丸补肾阳、强腰膝,加益智仁、桑螵蛸固精缩尿,后加连翘、黄连、淡竹叶以清心火。诸药配伍,上清心火,下滋肾阴,心肾相交,水火均平,故药后心烦自除,夜寐自酣。

案 4. 肝阴亏虚,心虚胆怯

患者,男,39 岁。2010 年 4 月 3 日初诊。

主诉:寐差 1 年余,加重半年。

现病史:寐差,不易入睡,易醒,多梦,伴心悸不安,易受外界环境惊扰,胆怯,性情急躁,口干喜饮,舌红,苔黄,脉弦细。

辨证:肝阴亏虚,心虚胆怯。

治法:养血清热,安神定志。

处方:酸枣仁 15 g,知母 6 g,茯神 15 g,川芎 10 g,石菖蒲 10 g,远志 6 g,太子参 15 g,龙齿 30 g,琥珀末 3 g,合欢皮 15 g,黄精 15 g,珍珠母 20 g,甘草 6 g。7 剂,每日 1 剂,水煎分服,每日上午 11 时、下午 5 时、晚上 9 时服药。

二诊:寐差、不易入睡、易醒、多梦、心悸不安减轻,舌脉同前,守上方加首乌藤 20 g,继服 7 剂。

三诊:睡眠明显好转,心悸不安减轻,易受外界环境惊扰、胆怯好转,舌脉同前。守上方再服 7 剂善后。

按语:本案以寐差、不易入睡、易醒、多梦、心悸不安、处事易惊、胆怯为辨证要点。《沈氏尊生书》云:"心胆惧怯,处事易惊,梦多不祥,虚烦不眠。"故田玉美以安神定志丸合酸枣仁汤为主方,前者偏于安神定志,后者偏于养血清热安神,佐以合欢皮、首乌藤、珍珠母加强安神之效。诸药合用,恰合病机,故获良效。

(三)头痛

案 1.阴虚火动

易某,男,35 岁。2012 年 12 月 24 日初诊。

主诉:左侧头痛半年余。

现病史:患者半年前无明显诱因出现左侧头皮胀痛,寐差眠浅,心烦,纳可,面红,身体消瘦。劳累后腰部酸胀,两侧肩关节处僵硬酸胀疼痛,全身畏寒,四肢冰凉。大便日一行,质干结呈羊屎状,小便尚调,舌红,苔薄白、腻,边有齿痕,脉细数。

辨证:阴虚火动。

治法:滋阴养血,清热降火。

处方:酸枣仁 15 g,茯苓 15 g,知母 10 g,川芎 10 g,补骨脂 20 g,炒杜仲

20 g,当归 15 g,熟地 15 g,白芍 15 g,苍术 15 g,川牛膝 15 g,薏苡仁 20 g,黄芪 20 g,夜交藤 20 g,桂圆肉 25 g,西洋参 15 g,广木香 10 g,阿胶 25 g,鹿角胶 25 g,红参 25 g,三七 5 g,枸杞 15 g,野云芝 10 g,太子参 15 g,葛根 15 g。14 剂,每日 1 剂,水煎分服。

二诊:服上方后,患者症状缓解,头痛减轻,大便质变软,腰部无酸胀,肩关节酸胀缓解,患者自诉就医交通不便,要求制丸剂服用,现症状缓解,守上方:酸枣仁 150 g,茯苓 150 g,知母 100 g,川芎 100 g,补骨脂 200 g,炒杜仲 200 g,当归 150 g,熟地 150 g,白芍 150 g,苍术 150 g,川牛膝 150 g,薏苡仁 200 g,黄芪 200 g,夜交藤 200 g,桂圆肉 250 g,西洋参 150 g,广木香 100 g,阿胶 250 g,鹿角胶 250 g,红参 250 g,三七 50 g,枸杞子 150 g,野云芝 100 g,太子参 150 g,葛根 150 g。用蜜熬膏。2 个月后随诊,头痛、大便干结症状明显缓解。

按语:《景岳全书·杂证谟》言:"阴虚头痛,即血虚之属也,凡久病者多有之。"由阴虚火动所致的头痛,需要滋阴降火之法,故田玉美用青蛾丸补肾滋阴,益气养血,四物汤养血补血。患者关节酸痛不利,以四妙丸清热利湿,通筋利痹,又以黄芪补气,夜交藤养血安神,桂圆肉开胃益脾、养血安神、补虚,西洋参配当归、熟地、白芍补气养阴,清热生津,广木香行气止痛,健脾消食,阿胶、鹿角胶滋阴润燥,红参大补元气,益气摄血,三七散瘀止血,消肿定痛,枸杞补肝益肾,野云芝、太子参补益脾肺,益气生津,葛根解痉止痛。

案 2. 肝血不足,外感风寒

蔡某,女,42 岁。2012 年 11 月 1 日初诊。

主诉:头痛间断发作 15 年。

现病史:患者近 15 年来头痛间断发作,以右侧为甚,伴头晕,遇冷风加重,双眼、鼻腔干涩,心悸,夜寐不安,多梦易醒,饮食尚可,二便调,舌红苔薄白,脉浮数。

辨证:肝血不足,外感风寒。

治法:养血补肝,益气固表,疏风止痛。

处方:黄芪30 g,炒白术15 g,防风6 g,川芎10 g,石斛15 g,苍术10 g,蔓荆子6 g,延胡索15 g,炒枣仁15 g,茯神15 g,炙甘草6 g,百合15 g,夜交藤15 g。7剂,日1剂,水煎服,日3次。

二诊:患者诉服药后,头痛、夜寐不安、多梦易醒稍有缓解,守上方14剂,日1剂,水煎服,日3次。

按语:本案患者气虚不固表,风邪上受,故头痛、遇冷风加重;患者肝血不足,虚热扰神,故窍道干涩、心悸、头晕、夜寐不安;舌脉亦为之佐证。《古今名医方论》曰:"防风遍行周身,称治风之仙药……惟黄芪能补三焦而实卫"田玉美用玉屏风散补脾实卫、益气固表;酸枣仁汤养血补肝、宁心安神,其中川芎能调气疏肝、善行头目、活血通窍、祛风止痛,配玉屏风散起益气固表、疏风止痛之效。加用百合清心安神,延胡索活血散瘀、行气止痛,石斛滋阴清热、明目,苍术利水渗湿,蔓荆子疏散风热、清利头目、除湿止痛。

案3. 卫气不足,外感风寒

程某,女,49岁。2013年3月16日初诊。

主诉:右侧头痛10余年。

现病史:患者10年来右侧头痛难耐,甚者痛及额前、右侧肩臂项背,服止痛药能缓解,伴头晕、恶寒畏风,指关节疼痛,腰部俯仰不利,不自主流泪,咽喉有痰,色白清稀,气短,胃中善饥,食多则胀,纳可,寐差,失眠,小便尚调,大便日一行,成形。末次月经:2013年3月6日,持续5天,量少,暗红色。月经来潮时头痛、腰痛更甚,平素白带量多,色黄,有异味,舌淡、边有齿痕,苔黄,脉浮紧。

辨证:卫气不足,外感风寒。

治法:益气固表,疏风止痛。

处方:防风10 g,黄芪20 g,白芷6 g,川芎10 g,苏梗6 g,枳实15 g,丹参15 g,炒白术15 g,威灵仙15 g,乌贼骨15 g,浙贝母10 g,广木香6 g,蔓荆子10 g,炒杜仲20 g。7剂,日1剂,水煎服,日3次。

二诊:患者诉服药后右侧头痛、寐差、失眠好转,恶寒畏风缓解,白带量多,色黄，外阴瘙痒，守上方加苦参 6 g，7 剂，日 1 剂，水煎服，日 3 次。

三诊：患者诉右侧头痛、外阴瘙痒缓解，月经来潮腰痛甚，守上方，去掉苦参，加菟丝子 12 g，桑寄生 12 g，7 剂，日 1 剂，水煎服，日 3 次。

按语：风为百病之长，多夹时气为患，《类证治裁》曰："因风者恶风，因寒者恶寒。"《素问》亦提到"伤于风者，上先受之"。田玉美认为本案患者恶寒畏风、头痛为外感风寒所致，故用川芎茶调散疏风止痛；另又"正气存内，邪不可干"，故用玉屏风散合四君子汤益气固表，以抵御外邪的侵袭。同时加用威灵仙祛风除湿、通络止痛；乌贼骨、浙贝母和酸止痛；广木香理气止痛；蔓荆子善治头风；炒杜仲补益肝肾；炒白术健脾益气、燥湿利水。二诊时，患者头痛、寐差、失眠好转，恶寒畏风缓解，白带量多，色黄，外阴瘙痒，为湿热下注所致，加苦参燥湿止带。三诊时，患者外阴瘙痒缓解，故去掉苦参，因月经来潮腰痛甚，故加菟丝子、桑寄生强筋骨、止腰痛。

（四）中风

案 1. 肾阴亏虚，肝阳上亢

张某，男，57 岁。1972 年秋初诊。

主诉：眩晕、头痛 1 周。

现病史：家属描述，多年以来，患者常有眩晕、头痛，多因工作劳累或心情不舒而发，很少用药治疗，只休息片刻，可自然消失，已习以为常，未予重视。此次发病则异，始为肢体麻木，周身不适，头不昏疼，自疑气候影响，风湿为患，便乘自行车往诊。经一般处理，服药数日，上症未减，反而手难以握，下肢笨重，转身活动亦欠灵便，认为自幼体弱，昔时跋山涉水，饱受风雨，迄今年近六旬，气血亏损，劳伤、风湿等病，或者有之，步行再诊，检查示血压偏高，以眩晕复作，予对症治疗，带药回家后，病情日剧，因此住院，采用综合治疗，病势仍在恶化。刻诊症见颜面潮红，口眼㖞斜，左侧半身完全瘫痪，闭其目，撒着手，呼吸气粗，鼾声不断，喉中痰声如锯，口开，流涎，舌强难言，神志模糊，询问呼唤之，则目泣自出，幸能窥其舌质深红,舌体胖大,抵齿难伸,苔老黄焦枯,诊其脉,轻取弦数,重按似有似无。

辨证:肾阴亏虚,肝阳上亢。

治法:滋阴养血,生津润燥。

处方:炙甘草 12 g,干地黄 6 g,生白芍 6 g,麦冬 12 g,阿胶 10 g,麻仁 8 g,羚羊角 6 g,钩藤 8 g,龟板 6 g。7 剂,日 1 剂,水煎服。

按语:本病形成,正如《素问·风论》所言"风中五脏六腑之俞"和《金匮要略》"络脉空虚"之说。病者形体肥胖,年近六旬,肝阳素亢,已备中风之内因。此乃肾阴亏虚,水不涵木,肝阳上亢,气血紊乱,上扰清窍所致。患者当初肢体麻木,系络脉受邪;继而下肢笨重,转侧不灵,邪已在经,与《金匮要略》"邪在于络,肌肤不仁,邪在于经,即重不胜"之理无异;其后舌强不能言,口流涎,邪已不在经络,而入脏腑。目合、口开、手撒、鼻鼾,均属脱证,乃心、肝、脾、肺等脏之精气已衰。面部潮红,是阳脱于上之势。精衰阳脱,病在垂危,幸而二便时有所感觉,肾之精气尚存,还可挽救于万一之生机。据述曾用大秦艽汤、天麻钩藤饮、导痰汤等,本属常用有效之方,但不适应其变化之速。然痰热炽盛,风火相煽,津涸气脱,命在须臾之候,不能拘泥于中风范畴立法拟方,考虑吴鞠通《温病条辨》中加减复脉汤,加羚角、钩藤、龟板(重用),至宝丹同用,试服 2 剂,以观其效。频服 1 剂及至宝丹 2 粒,24 小时观之,舌上津液微生,目有欲睁之势,面部潮红已减,呼吸亦不急促,喉中痰声不显,鼾声消失,可进少量半流质饮食,能示意大小便,脉重按沉弦可见。

续服第 2 剂和 2 粒至宝丹,神志完全清晰,两目虽大小不等,而神采一致,面色呈现㿠白,黄苔已净,舌伸缩自如,质红而津液满布,有少许白苔,呼吸均匀,六脉沉弦有力,问其痛苦,则点头表示。此是神清津还,转危为安之佳兆。继而仿地黄饮子、补阳还五汤化裁,配合针灸、按摩等综合疗法,经治月余,口眼㖞斜好转,患肢功能渐复,于是出院回家调治。

本例之作,其来也渐,由轻到重,重而危笃。从经络而入脏腑,其发展、变化并不是所有中风的必然规律,只能说明中脏腑者,可有中经络的过程。邪之在络，难免滋蔓之祸，至入腑入脏，幸而肾气尚存，用吴氏加减复脉汤，意在甘润存津；加羚羊角、钩藤，平肝息风；龟板重用，滋阴潜阳；至宝丹清热化痰开窍。故木平风熄，神清津还，如此遵古法而不泥其方，重在辨证耳。

案 2. 脾虚聚湿生痰，痰湿郁久化热

李某，男，34 岁。1961 年 10 月初诊。

主诉：半身不遂伴口眼㖞斜 1 周。

现病史：家属代诉患者素健，这次发病与近段工作疲劳有关，因不慎摔跤晕倒，随之左半身失去知觉，伴有口眼㖞斜，舌謇难言，因而急诊入院。入院数日，患者左半身不遂，口眼向右㖞斜，虽舌謇难言，但神志尚清，健侧能以手势示意。面色㿠白，呼吸欠均匀，时而喉中略有痰鸣，无寒热。家属代诉患者进热食则健侧微微汗出，而患侧欠温，二便尚可。舌淡红，患侧苔白厚，脉弦滑。

辨证：脾虚聚湿生痰，痰湿郁久化热。

治法：息风化痰，活血通络。

处方：白茯苓、嫩桑枝各 15 g，化橘红、法半夏、小枳实、竹茹、双钩藤、怀牛膝各 10 g，炙甘草、胆南星、石菖蒲、地龙各 6 g。每日 1 剂，分多次服。

患者服上方数剂，舌謇难言日趋好转，余无显效。田玉美认为络脉空虚，痰湿过盛，难取速效，嘱患者续服原方。

后观患者舌苔厚腻日增，转变为灰黑色，伴有胃部不舒、食欲不振、大便不畅等症，值得深思。方中以化痰、开窍为主，并无滋润之品，医嘱禁食荤腥，苔不应有此变化。分析苔之灰黑厚腻，本是痰湿之征，结合伴随症状，属胃肠病变，必有食滞之征，反复询问饮食情况，据其他病友介绍，其家属为了营养起见，曾多次给予粉蒸肉，约三斤。于是抓住食滞，改弦易辙，用消导法，以保和丸、小承气汤化裁：川厚朴、小枳实、广陈皮、制香附、六神曲各 12 g，制苍术、法半夏各 10 g，炒二芽各 15 g，焦山楂、白茯苓各 15 g，酒大黄 6 g。

服 2 剂后，胃部感到舒适，食量增加，大便通畅，舌苔渐退，患肢活动，有所进展。

连服 1 周,灰黑腻苔,转变为白滑苔,语言謇涩之象亦在好转,患侧肢体转侧及屈伸活动日趋进步。田玉美认为,正虚为本,痰与食滞为标,运用消导法,中病即止,仍用涤痰汤合补阳还五汤治之。处方:白茯苓 15 g,炙甘草 15 g,广陈皮 6 g,法半夏 10 g,胆南星 6 g,小枳实 10 g,竹茹 10 g,淮牛膝 10 g,赤芍 12 g,地龙 6 g,红花 5 g,桃仁 10 g,当归 10 g,黄芪 15 g。

服数剂后,病情变化,苔黑如前。考虑积满未全消,依然遵消导原方再服。服后苔转薄白,手能握物,并能下床走路,讲简单语言时较为清晰,口眼㖞斜逐渐好转,精神、饮食、二便状若常人。

按语:半身不遂,口眼㖞斜,舌謇难言,谓之中风。正如《金匮要略·中风历节病》所云:"邪气反缓,正气即急,正气引邪,㖞僻不遂"。综合本例脉证,偏于痰湿,与丹溪所谓"痰湿生热,热生风"论点相符,因脾虚聚湿生痰,痰湿郁久化热。工作疲劳,不仅影响脾,同时引起肝火夹痰热上扰,蒙蔽清窍,中于经络,宜豁痰开窍兼以息风,仿涤痰汤加味治之。然豁痰兼顾其虚,而病剧,用消积导滞之法,则诸证向愈。深思之,莫非痰食互结,影响运化之机,气血运行受阻所致,故仍守消导法,续服 10 余剂,基本恢复正常,出院。

中风之人,一般形体肥胖,年龄 40 岁以上,素有肝阳上亢之眩晕病史。而本例体质不胖,年龄只逾三旬,无眩晕病史,因劳累过度所致,与常有别。本病偏于痰湿盛,涤痰汤应是有效之方。在治疗中,因食肉苔转灰黑,兼见胃肠病变,使用消导法,随证变法,消息治之,候积除苔退,仍宜从豁痰论治,兼顾其虚!何以始终用消导法治愈口眼㖞斜、半身不遂等症?因病属脾虚湿盛,不宜肥腻,食则助湿为虐,痰食为伍,里滞于胃,阻遏气血之运行,如化痰活络、补虚并投,则病深不解,而消积导滞之保和丸、小承气汤中有橘、枳、苓、夏善于治痰,酒大黄推陈致新,活血祛瘀,勿怪乎收效之敏捷,邪去正复。

案 3. 肝阳上亢,肝风内动,痰热上扰

赵某,男,53 岁。2007 年 5 月 24 日初诊。

主诉:头晕目眩 1 周。

现病史：2007年3月患者在某医院住院治疗，2007年5月24日请田玉美会诊。主治医生介绍患者头晕目眩经常发作（有高血压病史），有时肢体麻木甚至活动不能自如，认为与劳累、风湿有关，治疗后仍呈现右半身不遂、口眼㖞斜、舌强言謇、神志模糊的症状，二便尚未失禁。刻诊见形体肥胖、颜面潮红、呼吸气粗、喉中之痰漉漉有声。舌质暗，苔白厚腻，脉细数。

辨证：肝阳上亢，肝风内动，痰热上扰。

治法：平肝息风，豁痰开窍。

处方：羚羊角6 g，钩藤10 g，胆南星6 g，茯苓15 g，甘草6 g，陈皮10 g，法半夏10 g，枳实10 g，竹茹10 g，生龙骨30 g，生牡蛎30 g，天麻15 g，远志6 g，菖蒲6 g。2剂。另用安宫牛黄丸4颗。会诊结束时，已是晚上11点，田玉美叮嘱将两剂中药一起浓煎90分钟熬成约700 mL药汁。每2小时服药汁1次，每次100 mL，药后送服安宫牛黄丸。

至次日15:30，患者苏醒，开口讲话，当时家属及医护人员欣喜之至，请田玉美二次会诊。复诊时，患者能回答医生的询问，伸舌自如，舌质暗，苔白，脉数，喉中无痰鸣音，欲食。守上方加减，处方如下：胆南星6 g，茯苓15 g，甘草6 g，陈皮10 g，法半夏10 g，枳实15 g，竹茹10 g，天麻15 g，生龙骨30 g，生牡蛎30 g，炒白术15 g，钩藤10 g，薏苡仁30 g，鸡血藤30 g，焦三仙各15 g。5剂。5剂后需服用六君子汤加活血通络之品调理。后随访该患者数年，治愈后活动自如，肥胖减轻。

按语：中风病病机主要为阴阳失调，气血逆乱，其病位于脑，与心、肝、脾、肾密切相关，病证表现以半身不遂、口眼㖞斜、舌强言謇为主要特征，治疗多以活血通络为法。本案患者素体阴亏血虚，肝阳偏亢于上，肝风内动，则见头晕目眩，半身不遂，颜面潮红，呼吸气粗；形体肥胖，痰湿内盛，痰郁化热，痰热夹风，横窜经络，则见口眼㖞斜，舌强言謇，神志模糊，喉中之痰漉漉有声；舌质暗，苔白厚腻，脉细数，均为风火痰邪内扰之象。田玉美拟羚角钩藤汤、涤痰汤化裁平其偏亢之肝阳，祛其内盛之痰火，效如桴鼓。

案 4. 肝经实热

李某,女,51 岁,工人。2010 年 4 月 7 日初诊。

主诉:右身不遂,口眼㖞斜,言语不利 2 周。

现病史:患者诉于 2 周前到超市购物,忽然觉得头昏眼花,有欲倒之势,幸亏陪伴人员反应及时,未让其摔倒,当时送某医院诊治。主要症状:右身不遂,口眼㖞斜,言语不利。检查示血压正常。医者认为其属于轻度中风,加之病者经济条件有限,同意回家调理治疗,其间用针灸、按摩医治的同时曾服大活络丸、华佗再造丸等数盒,不见明显疗效,仅言语不利有所减轻。诊见除上述主证外,其右侧面部潮红,右目赤,舌质红,苔黄厚干燥,颈项偏向右侧,口苦口干,脱发,食欲差,烦躁易怒,大便干结,数日一行,小便短赤,脉弦数。

辨证:肝经实热。

治法:清肝胆实热,活血通络。

处方:龙胆草 15 g,茯苓 15 g,炒栀子 10 g,木通 10 g,生地 15 g,柴胡 6 g,当归 10 g,甘草 6 g,车前子 10 g,泽泻 15 g,川牛膝 10 g,厚朴 15 g,青陈皮各 10 g。共服 5 剂。

二诊:服药后,右侧面部潮红、右目赤、口苦、大便干结、小便短赤等症均有明显改善,食欲增加,烦躁已除,苔黄已减大半,舌质尚红,脉弦数,考虑实热蕴结已久,续服 5 剂。

三诊:右侧面部潮红、右目赤、口苦、大便干结、小便短赤等症均已消失。苔薄白,脉沉细。田玉美认为,视其证实热已去,二便正常,患肢活动有所进步,宜调理脾胃,活血通络以善其后。

处方:丹参 15 g,炒白术 15 g,茯苓 15 g,甘草 6 g,当归 15 g,川芎 10 g,赤芍 15 g,白芍 15 g,川牛膝 15 g,鸡血藤 30 g,桂枝 6 g,黄芪 20 g,地龙 6 g,焦三仙各 15 g。

按语:临床上很多中风患者除了中风主证之外,往往还伴有看似不属于该病表现的兼证,田玉美强调切勿忽视这些细节,往往临床表现的兼证才是辨证的关键。临床上许多医家往往以活血通络为主,而田玉美辨证分析认为,综合脉证,此病案中右身不遂、口眼㖞斜等症只是本病的特征,而右侧面部潮红、口苦口干等兼症才是辨证的重要因素。从风火痰虚分析,上述诸证中"火"是关键,属肝经实热,治宜以清肝胆实热为主,至于活血通络之法应当在其之后,拟龙胆泻肝汤加味,主以清肝经实热,而后兼顾活血通络,收效良好。

案5. 痰湿困滞胃肠,涉及经络

胡某,男,58岁。2011年3月12日初诊。

主诉:半身不遂、口眼㖞斜半月余。

现病史:患者诉20日前,因突然晕倒,不省人事送某医院急诊抢救,后住院治疗。右半身不遂,口眼㖞斜,偏于右侧。曾用补阳还五汤合血府逐瘀汤治疗,同时接受针灸治疗。约两周后,除神志清醒外,半身不遂、口眼㖞斜并无进展,于是自动出院。刻诊时患者面色黧黑,精神不振,短气懒言,右半身不能够动弹,脘腹胀满,不欲饮食,大便结,数日一行,小便不利。舌质淡,苔白厚腻,脉沉缓。

辨证:痰湿困滞胃肠,涉及经络。

治法:芳香化浊。

处方:藿香10 g,厚朴15 g,法半夏10 g,茯苓15 g,苍术10 g,白豆蔻6 g,陈皮10 g,砂仁6 g(后下),焦山楂15 g,建曲10 g,炒二芽各15 g,广木香10 g。共服5剂。

二诊:厚腻白苔已减大半,腹满已减,食欲增加,精神好转,大便通畅,小便自利。调整上方加减:炒白术15 g,薏苡仁30 g,山药20 g,厚朴15 g,法半夏10 g,茯苓15 g,陈皮10 g,砂仁6 g(后下),焦山楂15 g,建曲15 g,炒二芽各15 g,广木香10 g,鸡血藤30 g。服药5剂。

三诊:面部颜色转变,腹不满,患肢活动逐渐恢复,食欲很好,精神饱满,二便正常。舌质淡红,苔薄白,脉弦缓。治以调理脾胃,活血通络作为善后。处方:党参15 g,炒白术15 g,茯苓15 g,炙甘草6 g,当归15 g,川芎10 g,鸡血藤

30 g,川牛膝 15 g,薏苡仁 30 g,赤芍 15 g,陈皮 10 g,法半夏 10 g,焦三仙各 15 g。

按语:在中风病的治疗中经常运用到活血化瘀的治法,但中医治疗强调因人而异,辨证施治,切忌不经辨证就盲目采用活血化瘀之法。须知活血化瘀是本病的治法之一,但不是唯一的治疗方法,应当根据临床不同的证候表现而采取合适的疗法。田玉美在临床运用中注重辨证施治,不拘泥于一方,如本案患者乃因痰湿困滞胃肠,涉及经络而致半身不遂、口眼㖞斜,故田玉美用藿朴夏苓汤加味。

案 6. 气血亏虚

李某,男,61 岁。2008 年 11 月 5 日初诊。

主诉:左半身不适伴口眼㖞斜 1 周。

现病史:因中风住某医院治疗一个阶段,出院后回家,于家庭病房调理治疗,邀田玉美会诊。刻诊见面色无华,精神萎靡,气虚言微,纳食少,口不渴,大便溏,小便清长,左半身不适,口眼㖞斜,尚有头目眩晕,舌质淡,苔白,脉沉细,血压偏低。

辨证:气血亏虚。

治法:益气养血。

处方:党参 15 g,炒白术 15 g,茯苓 15 g,甘草 6 g,当归 15 g,川芎 10 g,白芍 15 g,熟地 15 g,砂仁 3 g(后下),黄芪 30 g,桂枝 6 g,生晒参 6 g,阿胶 15 g。共服 5 剂。

二诊:患者自述精神好转,患肢可以活动,食欲尚可,二便正常。舌质淡红,苔白,脉沉弦有力。上方续服 5 剂。

三诊:患者已下床活动,可加强患肢的锻炼,食欲、二便均已恢复正常,语言清晰,睡眠好。田玉美嘱其续服上方 5 剂,另外拟一方做善后调理。处方:党参 200 g,炒白术 200 g,茯苓 200 g,炙甘草 100 g,当归 200 g,川芎 100 g,白芍 200 g,熟地 200 g,砂仁 60 g,桂枝 50 g,黄芪 200 g,红参 200 g,阿胶 250 g,桂圆肉 250 g,广木香 100 g,鸡血藤 200 g,怀牛膝 100 g。用蜜熬膏,日服 3 次,每次 15 g。

按语:疾病后期患者出现气血亏虚,田玉美采用"益气养血"之法,方用十全大补汤加味,均收到较好的疗效。田玉美认为,在临床诊治患者时,只要辨证准确,可不拘泥于中风范畴,合理遣方,此即重视辨证施治,知常达变。

（五）痫证

案 1. 风痰内盛闭阻

宋某,女,16 岁。2005 年 4 月 19 日初诊。

主诉:四肢抽搐 8 年。

现病史:患者 8 年前因其父病逝受刺激而出现四肢间断抽动,其母带患者至多家医院就诊,已行脑 CT、脑核磁共振及脑电图检查,西医诊断为癫痫。曾服西药抗癫痫药治疗,多家医院用药各不相同,分别使用丙戊酸钠、用卡马西平、德巴金等,两年前因副作用大而停用。四肢抽搐每次持续约 30 秒,一日数发,发作间歇不确定,行走时抽搐发作伴跌倒,平时常有头痛,喉中有痰略之不尽,睡眠尚可,食欲正常,大便干结,小便黄,发作时无吼叫,无二便失禁。神清,形胖,舌暗苔白,脉滑。

辨证:风痰内盛闭阻。

治法:涤痰息风,通络止痫。

处方:胆南星 6 g,茯神 15 g,炙甘草 6 g,陈皮 10 g,法半夏 10 g,枳实 15 g,竹茹 15 g,天麻 15 g,钩藤 15 g,薏苡仁 30 g,鸡血藤 30 g,怀牛膝 15 g,白芍 20 g,全蝎 6 g。7 剂,每日 1 剂,分 3 次温服。嘱忌服大油及辛辣之物,避免劳累过度及精神刺激。

二诊:服药后仍有四肢抽搐,但发作次数明显减少,守原方加木瓜 10 g、羚羊粉 3 g(另包冲服)。10 剂,水煎服,煎服法同上。

三诊:双下肢已无抽搐,双上肢仍偶有抽搐,守上方,白芍加至 30 g,加桂枝

6 g、磁石 20 g(先煎)。14 剂,日 1 剂,水煎服,日 3 次。

四诊:双拇指偶尔抽,两侧太阳穴及后枕部疼痛,月经两月未行,守上方,桂枝加至 10 g,加川芎 10 g。14 剂,日 1 剂,水煎服,日 3 次。

五诊:服药后 3 天月经已行,抽搐未发,效不更方,症急时用汤剂涤荡,症缓时用丸缓图。方药:桂枝 250 g,川芎 100 g,白芍 450 g,磁石 300 g,木瓜 150 g,羚羊粉 45 g,胆南星 90 g,茯神 250 g,炙甘草 90 g,陈皮 150 g,法半夏 150 g,枳实 225 g,天麻 225 g,钩藤 150 g,薏苡仁 450 g,鸡血藤 450 g,怀牛膝 225 g,全蝎 90 g,共研细末为小蜜丸,每日 3 次,每次 15 g。

六诊:抽搐完全控制,精神、食欲、睡眠均正常,继以上药做蜜丸巩固,以期根治,防止复发。

按语:癫痫是儿科常见的发作性神志异常疾病,俗称"羊痫风",发作时重者突然晕倒,口吐涎沫,两目上视,四肢抽搐,口作猪羊叫声,轻者仅有短暂的神志丧失,发则两目呆滞,面色发白,手中持物突然掉落,或个别肢体及面部抽搐,发作停止后即苏醒如常人,但对发作的情况不能记忆,古称"小儿恶候"之一。中医认为"百病皆由痰作祟",癫痫的病机关键为脾虚痰伏,气逆风动,痰浊蒙蔽清窍,痰浊上蒙,气郁化火,痰火肝火上扰清窍则抽搐痉挛发作,故其抽搐不仅与肝风内动有关,还与痰气的易聚易散、善动多变有关,可用涤痰宣窍、祛风定痫之方治疗。《素问·举痛论》中言:"恐则气下","惊则气乱"。本例由于骤受惊恐,一惊辄发,造成气机受损,气逆痰扰则癫痫作,气顺痰静则癫痫止。故抽搐多以须臾自解、搐后如常为特点。患癫痫病经久不愈,发作频繁,一日数发,四肢抽搐,邪气未祛,但见风痰实象,未见肝肾脾等虚损,邪正错杂,使病情缠绵难愈,治疗以控制发作为当务之急。田玉美用药包含有芍药甘草汤、羚羊钩藤汤、导痰汤诸方寓意,其中重用白芍养血敛阴,阴复而筋得所养,四肢抽搐可解;用羚羊粉、钩藤、天麻、全蝎息风止痉;用胆南星、枳实、法半夏、陈皮、竹茹化痰止痉;用木瓜、薏苡仁、鸡血藤、怀牛膝舒筋通络;用桂枝辛温通络;配白芍调和营卫。治痰先理气,气顺痰自消,痰消风自灭。纵观全方,用药杂而不乱,用之临床药到病除。

案 2. 风火痰闭窍,枢机不利

陈某,女,36 岁。2005 年 2 月 19 日初诊。

主诉:四肢抽搐 1 年余。

现病史:患者一年前无明显诱因出现睡觉时突发四肢抽搐,持续 5～6 分钟,偶伴有谵语,神志不清,被家人发现,叫醒后一如常人,在省人民医院诊断为癫痫大发作,予丙戊酸钠片服用,效果不佳,每月发作 7～8 次,故前来就诊。现症见胸胁苦满,烦躁惊狂不安,恶心欲吐,身重难以转侧,头痛头晕,夜寐不安,小便不利,便秘,舌暗苔黄,脉细数。

辨证:风火痰闭窍,枢机不利。

治法:和解清热,镇惊安神,祛痰开窍。

处方:柴胡 10 g,桂枝 6 g,黄芩 10 g,党参 15 g,生龙骨 30 g,生牡蛎 30 g,磁石 30 g,茯神 15 g,制大黄 6 g,法半夏 10 g,瓜蒌 10 g,薤白 6 g,胆南星 6 g,全蝎 3 g,生姜 3 片,大枣 3 枚,7 剂。日 1 剂,水煎服,日 3 次。

药后症状减轻,守上方随证加减 2 周,发作次数大减,随证加减月余,癫痫未发作,停药半年后随访未见明显不适。

按语:本案患者出现四肢抽搐等症状是风、火、痰蒙蔽清窍所致。其根本是脾虚痰盛,肝风内动。故采用柴胡加龙骨牡蛎汤合瓜蒌薤白半夏汤调脾柔肝,化痰息风。方中柴胡、桂枝、黄芩和里解外,以治寒热往来、身重;生龙骨、生牡蛎、磁石重镇安神,以治烦躁惊狂;法半夏、生姜和胃降逆;制大黄泻里热,清胃气;茯神安心神,利小便;党参、大枣益气养营,扶正祛邪;瓜蒌、薤白及胆南星合用行气化痰;全蝎息风止痉。全方共成和解清热,镇惊安神之功。

(六) 狂病

案 痰火扰神

杨某,男,26 岁。1983 年 10 月 3 日初诊。

主诉:精神狂乱半年。

现病史:患者平素自我约束能力较差,因行为不轨而受责打,遂病狂乱。患者被家属以绳捆索绑至某医院,诊断为"精神分裂症",经药物治疗及电休克疗法,病情暂缓而出院。出院未过多久,狂乱又作,较前更甚,遂延田玉美诊治。

刻诊:面赤目红,狂言叫骂,气力倍于常人,虽铁链捆锁,莫能制其躁动,不食不眠,舌红,苔黄糙,脉象滑数鼓指。

辨证:痰火扰神。

治法:豁痰开窍,涤痰醒神。

处方:大黄30 g,枳实、厚朴各15 g,芒硝20 g(另冲),川连、胆南星各10 g,生铁落60 g,当归15 g。3剂。

二诊:服药后,泻下大便糊臭不堪,狂势锐减,神识渐明,惟心烦不寐,舌绛少苔,脉弦细数。续投养阴清火之剂,拟黄连阿胶汤合百合地黄汤化裁:川连、黄芩各10 g,阿胶15 g(另烊),龟板、磁石各30 g(先煎),鸡子黄2枚(另冲),百合、生地各30 g。10剂。

前后加减服药22剂,病渐向愈。随访3年,未见复发。

按语:狂之为病,古称"阳厥",大多起病急骤,其势横暴莫制。田玉美认为,斯疾初起,痰火始结,不论大便闭结与否,可用苦寒劫夺之法,使痰热瘀结渗泄而去,往往可一鼓而克之。苟若当下失下,或下失其宜,则痰火愈炽,忤逆心宫,病难速已。峻泻阳明后,可使狂势顿挫,但火盛伤阴,水不足则余焰难消,切忌以苦寒一攻再攻,当转手养阴清火,俾刚亢之余威熄灭。此两法用之得当,环环密扣,方可收到满意效果。是案脉症互参,属经云"重阳者狂"是也。"因暴折而难决",以致木火合邪,痰热暴萌,冲激元神而罹狂乱。田玉美紧扣病机,遵叶天士心法:"阳逆狂乱,非苦寒沉降之药未能清爽其神识也"。拟当归承气汤法:以大承气汤清热泻实为主,配以川连、胆南星折除痰火,伍用生铁落坠热开结,以平木火之邪,当归活化瘀血而宁神脏,共奏苦寒攻下、清热安神之功。惟火盛伤阴,坎离失济,转予养阴清火,俾水生火降而诸症渐瘳。

三、脾胃肠病证

（一）泄泻

案 1. 脾虚湿盛

王某,男,39 岁。2016 年 11 月 9 日初诊。

主诉:间断腹泻 1 年。

现病史:患者诉近 1 年进食油腻或较硬食物则出现腹泻,大便日 3 次,稀水样便,便前无腹痛,曾于当地人民医院检查,诊断为慢性胃炎,予以护胃等治疗后好转,但仍易反复发作,起病以来纳呆,寐一般,小便可,舌淡红、苔白腻,脉沉细。

辨证:脾虚湿盛。

治法:健脾祛湿止泻。

处方:党参 15 g,炒白术 30 g,茯苓 15 g,炙甘草 6 g,炒白扁豆 15 g,芡实 15 g,山药 20 g,砂仁 3 g(后下),薏苡仁 30 g,车前子 20 g,炒鸡内金 20 g,焦三仙各 15 g。7 剂,日 1 剂,水煎服,日 3 次。

二诊:药后食欲改善,大便日 3 次,呈糊状,口干,余可,舌淡红、苔白,脉沉细。方药:守上方加补骨脂 20 g、五味子 6 g、诃子肉 15 g、乌梅 10 g、石榴皮 15 g。7 剂,日 1 剂,水煎服,日 3 次。

三诊:药后大便日 1～2 次,成形,纳寐可,小便可,无余不适,舌淡红、苔白,患者欲服用膏方继续巩固疗效,上方加成 10 倍,用饴糖熬膏,日服 3 次,一次 15 g。嘱咐患者少食生冷辛辣等刺激性食物。药后随访,未发腹泻,并可食适量油腻之品。

按语:患者脾气虚,无以运化水湿,湿盛则濡泻,故进食油腻或较硬食物则出现腹泻,泄泻日久,伤及下焦,单纯健脾祛湿效果欠佳,需加用补肾固涩之品。

上方以参苓白术散加减,其中,党参、炒白术为君药,益气健脾;茯苓、炒白扁豆、芡实、山药、薏苡仁、车前子为臣药,祛湿止泻;炒鸡内金、焦三仙为佐药,健脾和胃;炙甘草为使药,调和诸药。腹泻甚者重用炒白术、炒鸡内金、车前子,若效果不佳,可再加补骨脂补肾止泻,加诃子肉、五味子、乌梅、石榴皮以涩肠止泻。

案 2. 脾胃气虚

周某,女,27 岁,工程师。1990 年 9 月 9 日初诊。

主诉:腹泻 3 年余。

现病史:患者现精神极差,头晕,心慌,畏光,厌油,大便 2～3 次,进食肥甘厚味后则大便日 10 余次。在市第一人民医院诊断为神经衰弱,贫血,乙肝。舌淡胖,苔白厚,脉弦细。

辨证:脾胃气虚。

治法:健脾益气。

处方:党参 20 g,茯苓 15 g,炒白术 15 g,炙甘草 6 g。7 剂,日 1 剂,水煎服,日 3 次。

二诊:服上药 7 剂,精神好转,头晕减轻,但在进食肥甘厚味后大便仍次数较多。处方改用参苓白术散,健脾止泻。薏苡仁 20 g,砂仁 3 g(后下),桔梗 10 g,山药 20 g,白扁豆 10 g,莲子米 10 g,党参 15 g,茯苓 15 g,炒白术 15 g,炙甘草 6 g。7 剂,日 1 剂,水煎服,日 3 次。

三诊:患者现腹泻次数减少,饮食正常,遂改用小建中汤继续调理。桂枝 10 g,白芍 20 g,炙甘草 6 g,饴糖 50 g,生姜 3 片,大枣 3 枚。7 剂,日 1 剂,水煎服,日 3 次。用药 30 余剂,腹泻止。至 90 余剂,乙肝转阴,血红蛋白由 6 g/dL 上升至 10 g/dL。

按语:田玉美称,血虚的患者,若脾胃功能虚弱,则不宜用当归、阿胶补血,因其滋腻碍胃滞脾,影响脾胃的运化功能,导致气血生化乏源。本案先投四君子汤,继用参苓白术散,后用小建中汤,重用饴糖,而参苓白术散治愈乙肝可能与其调理脾胃功能,从而提高机体免疫力有关。

案 3. 脾胃气虚,肝脾不调

刘某,女,7 岁。1995 年 10 月初诊。

主诉:腹泻反复发作 1 年余。

现病史:患者现形体消瘦,厌油,纳呆,发现乙肝 2 个月。曾在省市级大医院治疗,症状时好时坏。舌淡苔白,脉细无力。

辨证:脾胃气虚,肝脾不调。

治法:调和肝脾,甘温扶脾。

处方:柴胡 3 g,白芍 10 g,枳壳 10 g,炙甘草 3 g,西洋参 6 g,炒白术 15 g,茯苓 15 g,白扁豆 10 g,薏苡仁 10 g,莲子 5 g,砂仁 3 g(后下),桔梗 5 g,炒二芽各 5 g,炙黄芪 10 g。7 剂,日 1 剂,水煎服,分 3 次温服。

后服药 1 个多月,腹泻止。复查乙肝五项:乙肝表面抗原已由 1∶128 改善至1∶32。

按语:儿童腹泻多是脾胃气虚、脾失升阳所致。若因乙肝而用苦寒清热之药,恐其损伤脾阳,致脾阳更羸,腹泻加重。因而用甘温扶脾之法来调理脾胃,脾胃健则正气盛,正气盛而能祛邪。

(二) 便秘

案 1. 肾水不足,心火上炎

王某,女,52 岁。2012 年 10 月 8 日初诊。

主诉:便秘 2 年余。

现病史:患者现嗳气频繁,口腔溃疡反复发作,口臭,饮食、寐可,大便干结,小便短涩。舌红、苔薄白,脉弦。

辨证:肾水不足,心火上炎。

治法:清心养阴利水。

处方:生地 15 g,通草 6 g,竹叶 10 g,甘草 6 g,黄连 6 g,知母 6 g,黄柏 6 g,山药 20 g,山茱萸 10 g,牡丹皮 10 g,茯苓 15 g,泽泻 15 g,麻仁 15 g,香附 15 g,

旋覆花 10 g(布包),佩兰 6 g。

　　按语:本案除便秘之外,患者合并有口腔溃疡,后者为临床常见证候。中医学虽未有"溃疡"一说,但可见于"口舌生疮"一症。舌为心之苗窍,《素问·病机》云:"诸痛痒疮,皆属于心。"然导致心火亢盛的原因又有多种。本案患者年过七七,势必肾阴匮乏,肾水不济则心火易于上炎,故病口腔溃疡。肾主前后二便,肾水不足,不能濡润肠道则大便干结,膀胱气化不利则小便短涩。肾阴是一身阴液之根本,肾阴不足则胃阴不足,胃失和降则嗳气,阴虚不能制阳则虚热内生,胃火上炎则口臭;舌红亦是心火亢盛之貌。证属肾水不足,心火上炎,治宜清心养阴利水,以导赤散合知柏地黄丸化裁。方中生地、通草、竹叶、甘草取"导赤散"之意,用通草代木通,防其药弊。患者"口臭""便结""小便短涩"等均证实其火热较盛,故在导赤散的基础上加黄连一味,即黄连导赤散,以增其清心泻火之功;生地、知母、黄柏、山药、山茱萸、牡丹皮、茯苓、泽泻即"知柏地黄丸",用之滋阴补肾,尤宜于阴虚火旺之证;以麻仁润肠通便,益脾阴;香附疏肝理脾,通行气血;旋覆花下气降逆,调顺胃气;佩兰芳香化湿,醒脾和胃,浊去、胃和、脾健,则口臭自愈。

　　本案主诉大便干结,但不可忽视"口腔溃疡"一证。口腔溃疡,尤其是复发性口腔溃疡实属临床常见病证,中医学多认为本病与阴虚火旺,热毒燔灼,内夹湿热,上蒸于口以及情志不遂而损及心脾肝肾有着密切的联系,治疗上需详加辨证,方可施治。本案属于水虚火实之证,故在治疗时,清心泻火的同时滋补肾水,方用导赤散合知柏地黄丸加减治疗。田玉美临证尤重脾胃,对于苦寒之品的使用颇为审慎。本案用药不难看出,方中通草、黄连、知母、黄柏均只用 6 g,以防苦寒损伤中阳。田玉美认为,但凡患者大便不干尤其大便稀溏者断不可使用知柏地黄丸,防其更伤脾阳。另有佩兰一药,常用于改善"口臭"一症,但本品辛温香燥,为防其更伤阴津,也不应大量使用。

　　案 2. 水热互结

　　童某,女,63 岁。2012 年 12 月 17 日初诊。

主诉：便秘半月余。

现病史：患者现经常心情烦躁，口干，咽干，渴欲饮水但饮水不多，多则胃脘不适，纳可，小便可，寐可。舌暗、苔黄燥，脉弦数。

辨证：水热互结。

治法：利水清热养阴。

处方：猪苓15 g，茯苓20 g，泽泻20 g，滑石15 g，阿胶（另包，烊化）15 g，当归15 g，麻仁15 g，肉苁蓉15 g，虎杖15 g，车前子30 g。14剂，日1剂，水煎服，日3次。

按语：《伤寒论》曰："阳明病，脉浮而紧，咽燥口苦，腹满而喘，发热汗出，不恶寒，反恶热，身重……若脉浮发热，渴欲饮水，小便不利者，猪苓汤主之。"本案患者便秘半月余，病在阳明，阳明燥热扰及心神故心情烦躁；口干，咽干，渴欲饮水皆属阳热伤津之候；但饮水不多，多则胃脘不适，可见"水结"端倪；舌暗，苔黄燥，脉弦数，为阳热之象。辨证为水热互结证，治宜利水清热养阴，方用猪苓汤化裁。

本案以猪苓汤为主方，方中猪苓入下焦，善利肾与膀胱水湿；茯苓、泽泻利水渗湿，茯苓兼健运中州，有利布津行水，泽泻助猪苓除下焦水湿；滑石清利下窍，既可清热，又可使湿浊从小便而出；热灼易煎炼阴液，故用养阴之阿胶。原方利水养阴，兼清热邪。另用当归养血润肠，麻仁润肠通便兼益脾阴，肉苁蓉润肠通腑，虎杖除燥结，此四药同用，大有麻子仁丸润肠通便之方义；方中车前子重用，颇具深意，本品清心利小肠，使小肠泌别清浊，水液各司其道，则二便如常。

案3. 气虚便秘

李某，女，32岁，教师。1992年5月6日初诊。

主诉：便秘6年。

现病史：患者现脘腹胀满，纳后更甚，面容消瘦，体感乏力，眉棱骨痛，带下质清，便干成枚，量少且极度难出，偶佐手指掏出。故而羞于公厕，恐于外出。曾内服过麻子仁丸、槐角丸、番泻叶等通便之剂，皆难获得长效。另有附件炎史。舌淡红而边有齿痕,苔薄白,脉细缓。

辨证:气虚便秘。

治法:益气调中,肃肺通便。

处方:太子参 15 g,白术 12 g,茯苓 15 g,炙甘草 6 g,陈皮 10 g,广木香 10 g,砂仁 3 g(后下),厚朴 10 g,紫菀 15 g,杏仁 10 g,瓜蒌仁 10 g,焦三仙各 15 g。7 剂,日 1 剂,水煎内服,日服 3 次。

二诊:患者服药后,大便基本趋于正常,脘腹胀满及属手阳明大肠经之眉棱骨痛亦缓。守方再服半月后,排便全无所苦。半年后患者另感新疾来诊获悉,便秘痼疾治愈后,未曾复发。

按语:便秘是证,久而缠身,亦甚痛苦。热结者攻下,血亏者滋养,液伤者濡润,气虚者补益,脏寒者温散,治属当然。本案患者曾以中西药物多方治疗,均未取效。田玉美处方,益气之中,注重肃肺,看似平淡,实寓深意。肺主治节,又主一身之气,与大肠相表里。肺气清肃下降,有利于大肠传导糟粕的正常发挥。因此,田玉美重视调理肺气,腑病而不忽视治脏,特以独入肺之紫菀治疗便秘,诚为数十年之心得。再与归经于肺和大肠之瓜蒌仁、杏仁为伍,加大降气、润肠、通便之力度。在大队益气药味的协同下,机体气旺则推动有力,肺气肃降则升降有序,大肠气顺则传导有度。故此,田玉美治疗气虚便秘时重肺治肠之经验,实可垂范于后学。

案 4. 肝郁脾虚

覃某,女,45 岁。1997 年 6 月 14 日初诊。

主诉:反复便秘 20 余年,加重半年。

现病史:患者大便秘结,欲便不能,时时嗳气,脘腹饱胀,纳食不振,肛门坠胀,神疲乏力,舌淡、苔白,脉弦细,每日需用开塞露或口服果导片方能大便。

辨证:肝郁脾虚。

治法:养血疏肝,健脾益气。

处方:党参、白术、茯苓、炙甘草、枳壳、白芍、当归、肉苁蓉各 15 g,柴胡、陈皮、法半夏各 10 g，炒二芽各 20 g。7 剂，日 1 剂，水煎服。

二诊：上药 5 剂后大便通畅，腹无所苦。守上方 14 剂，以巩固疗效。随访半年未发。

按语：习惯性便秘，以大便秘结不通，或排便时间延长，或欲大便而艰涩不畅为主要症状。病属大肠传导功能失常。田玉美认为，本病病机除与脾胃及肾脏关系密切外，往往与肝脏相关。人体气血冲和，则万病不生，一有怫郁，诸病生焉。情志失畅，气机郁滞，木郁脾虚，通降失利，传导失常，糟粕内停，不得下行。辨证要点：久病便秘，无力大便，神疲纳呆，脉细，为脾虚；肛门坠胀，时时嗳气，脉弦，为肝郁。肝脾同病，当肝脾同治。肝体阴用阳，赖阴血濡养，故用四逆散加当归养血疏肝，用六君子汤补脾益气，伍肉苁蓉润肠通便。标本同治，故疗效满意。

案 5. 中气馁弱，大肠传导无力

王某，男，28 岁。1984 年 6 月 25 日初诊。

主诉：便秘 3 年。

现病史：患者因长期饮食无常，或忍饥奔驰于路途，或饱餐耽嗜于酒宴，致脾胃受戕。从 1981 年 6 月起，出现便秘之症，初起二三日一行，续则五六日不更衣，脘腹作胀，食后更甚，嗳气时作，形神日渐消疲。求医多处，诊为"习惯性便秘"。屡进承气辈、麻仁丸、多酶片等，服药得通，不药如故。刻诊：诉以不大便 6 日，脘连腹胀，肛门重坠，食纳少思，神情困顿，头晕自汗，询之既往，得知便通时粪质并不干结，查得腹胀但按之濡软，舌淡红、苔少，脉息沉弱。

辨证：中气馁弱，大肠传导无力。

治法：健脾助运，以补开塞。

处方：党参、白术各 15 g，当归、陈皮、杏仁各 10 g，炙升麻、炙柴胡各 6 g，炙黄芪 20 g，炒莱菔子 18 g，枳实 8 g。4 剂。

二诊：服上药后，腹胀略减，肛门重坠亦轻，惟大便仍未通降，窃思脾胃久虚，启动转输无权，当加风药升腾，守上方加羌活、防风各 10 g，葛根 15 g。4 剂。

便通胀减,此后大便二日一行,群恙渐退。续以人参健脾丸善后。随访一年,知其神形朗健,恢复全天工作。

按语:便秘虽为小恙,但经久不愈,患者亦殊为苦痛。古代对斯疾分类驳杂,难得要领。惟《景岳全书》辨之详明,其云:"此证当辨者惟二,则曰阴结、阳结而尽之矣,有火者便是阳结,无火者便是阴结。"其治虽以通为主,但通则下,不通则结或通之不下者则当参悟隅反,另谋良图。田玉美谓:"此证虽因胃肠燥结者居多,但中宫本脏自馁,斡运无力或屡用苦寒挞伐损脾伤胃,亦为重要成因。"他主张,法宗《黄帝内经》"塞因塞用",治师东垣"以升为通",临床每用大剂补中益气,伍用风药升腾,少佐泄降之品,以收"欲降先升"之妙。若气虚及阳,治脾不应,又当补火燠土,用补中益气汤倍升麻合四神丸。此用四神丸之理,亦与小便多、小便不利用肾气丸同义也。是案中气虚恙,脏病及腑而致便秘不通,正如《灵枢·口问》所云:"中气不足,溲便为之变"。若徒用苦寒攻下,虚以实治,愈期何待? 田玉美谨守病机,采用塞因塞用之法,以升为通。果尔,不通便而便自通,足见知常达变,务求其属,方为正道。

（三）胃痛

案 1. 寒热错杂,肝郁气滞

张某,女,37 岁。2004 年 11 月 17 日初诊。

主诉:胃脘痛、腹痛、腹泻半年。

现病史:患者胃脘灼热胀痛,腹痛,喜温按,喜热饮,呕恶,纳呆,肠鸣,大便溏泄,日 2～3 次,色黄,每遇情绪紧张不畅时,诸症加重,尿黄,舌质红,苔腻、微黄,脉细缓、稍弱。B 超示肝胆脾胰均正常;胃镜示糜烂性胃窦炎;结肠镜示部分结肠轻度充血糜烂。

辨证:寒热错杂,肝郁气滞。

治法:温中清热,疏肝宁神。

处方:法半夏 10 g,黄芩 10 g,黄连 6 g,炒干姜 9 g,甘草 6 g,党参 6 g,大枣

3 枚,白豆蔻 10 g(后下),厚朴 10 g,茯神 15 g,茯苓 15 g,陈皮 10 g,白芍 15 g,防风 6 g,苍术 10 g,吴茱萸 6 g,焦山楂 30 g,合欢花 15 g,乌贼骨 10 g。7 剂,日 1 剂,水煎服,日 3 次。

二诊:服 7 剂后胃脘灼热胀痛、腹痛明显减轻,呕恶已除,纳增,大便日 1～2 次,质软,舌质红,苔薄腻、微黄,脉细缓、稍弱。上方去吴茱萸、苍术,黄连减至 3 g,加鹿角霜 6 g,炒白术 10 g。7 剂,日 1 剂,水煎服,日 3 次。

三诊:服 7 剂后胃脘灼热、腹痛已除,食后胃中不适,睡眠欠佳,大便日 1～2 次,质软。二诊方去防风、陈皮,加柴胡 10 g,酸枣仁 15 g。随证加减共服 2 个月,胃镜示浅表性胃炎;结肠镜示结肠未见异常。病得康复。

按语:本病病机为饮食不节,久病失治,肝气横逆犯脾,脾胃虚寒,水湿不运,蕴久化热,致寒热错杂,升降失司,兼肝郁气滞,横逆犯脾。半夏泻心汤合左金丸加白豆蔻、厚朴、茯苓寒温并投,辛开苦降;痛泻要方加合欢花、茯神、吴茱萸疏肝健脾宁神。二、三诊湿热渐去,中阳未复,营血不足,故去吴茱萸、苍术、防风、陈皮,减黄连等辛燥苦寒之品,加鹿角霜、炒白术、柴胡、酸枣仁等温中健脾、疏肝养血、宁神之品。如此,则邪去正安,病得痊愈。

案 2. 肝胃不和,气机郁滞

李某,女,45 岁。2004 年 6 月 15 日初诊。

主诉:胃痛 6 个月,加重半个月。

现病史:患者的胃痛近半月因饮食诱发而加重,持续胀痛,连及腰背,胃脘部触痛明显,腹肌稍紧张,轻度反跳痛。恶心呕吐,不思饮食,大便干结,小便黄赤。舌红,苔白腻,脉弦细。证属急性胃痛。理化检查:白细胞计数 14.8×10^9/L(中性粒细胞 0.85,淋巴细胞 0.15),血清淀粉酶 120 U/L,尿淀粉酶2559 U/L。B 超示急性胰腺炎。

辨证:肝胃不和,气机郁滞。

治法:疏肝理气,和胃通腑。

处方:柴胡 10 g,白芍 15 g,枳壳 15 g,藿香 10 g,厚朴 15 g,法半夏 10 g,茯

苓 15 g,青皮 10 g,陈皮 10 g,延胡索 10 g,木香 10 g,川楝子 10 g,焦三仙各 20 g。每日 1 剂,水煎 300 mL,分 3 次温服。并嘱饮食清淡,忌肥甘油腻。

服 5 剂,脘痛明显减轻,继服 30 剂,腹无所苦,纳食、二便正常;复查血淀粉酶 8 U/L,白细胞计数 7×10^9/L(中性粒细胞 0.55,淋巴细胞 0.45)。B 超示肝胆胰腺正常。

按语:田玉美认为急性胰腺炎,在中医学属急性胃脘痛或急性腹痛范畴。《沈氏尊生书·胃痛》谓:"胃痛,邪干胃脘病也……唯肝气相乘为尤甚,以木性暴,且正克也。"究其病机,主要为肝胃不和,气机郁滞。气机之和在于条达,六腑之用在于通顺。施治当疏肝理气,和胃通腑。此病证急重,痛苦难忍,变化复杂迅速,施治非同平常病证。理气行气之药物大队伍用,意在尽快畅通气机,使其通则痛止,同时阻止病邪热化深入。通腑用药方面,大黄苦寒,入气分,又行血分,集泻下攻积、清热解毒、活血化瘀于一体,乃此病证通腑首选良药,初病正盛腑实,以生用泡汤或微煎为佳,意在峻下祛邪安正,待大便通行后,易熟大黄,取其性缓降、顺腑气。若气滞重,热结甚者,加芒硝;若化热,当大队伍用金银花、连翘、蒲公英之属,使热毒速溃,或加赤芍、牡丹皮、生地之属,凉血散瘀,防耗血动血于未然。田玉美常按此思路施治此病,每获卓效。

案 3. 脾胃虚弱,气血不畅

余某,女,35 岁,教师。1992 年 12 月 16 日初诊。

主诉:剑突下胀痛近 10 年,加重 1 年。

现病史:患者现剑突下胀痛伴有上腹作胀,食后加剧。曾服用三九胃泰颗粒、枸橼酸铋钾颗粒、雷尼替丁以及辛开苦降之中药。同年 8 月 31 日某医学院附院胃镜报告:①慢性红斑性渗出性胃窦炎;②十二指肠球炎。诊时患者消瘦,腹软,剑突下喜按。舌淡红、苔薄白,脉弦细。

辨证:脾胃虚弱,气血不畅。

治法:养胃健脾,理气活血。

处方:沙参 15 g,白术 12 g,茯苓 15 g,炙甘草 6 g,陈皮 10 g,法半夏 10 g,

砂仁 6 g(后下)，丹参 15 g，厚朴 10 g，焦三仙各 15 g，延胡索 10 g，白芍 15 g，炒枣仁 10 g，鹿角霜 10 g，沉香末 6 g(冲服)，广木香 10 g，败酱草 15 g。10 剂，每日 1 剂，水煎服。

二诊：连服 10 剂，病情缓解。以后稍作增损，治疗 3 个月，胀痛消除，面色转华。续服半个月，胃无所苦。再经胃镜复查，胃及十二指肠黏膜基本正常。

按语：本案四诊合参辨为脾胃虚弱，气血不畅。故用田玉美自创养胃健脾、理气活血之养胃理气汤。本方配伍灵活，补气之中兼以理气活血，补而不滞，患者诸症皆除。

案 4. 脾虚肝郁

周某，女，45 岁，工人。1991 年 10 月 31 日初诊。

主诉：胃脘延及两胁疼痛 10 余年。

现病史：患者现面色萎黄，胃脘及两胁疼痛并兼有腹胀肠鸣，偶尔呃逆，大便先干后溏，颜面及下肢微肿。1986 年、1991 年胃镜均提示萎缩性胃炎。舌淡红、苔薄白，脉沉细而弦。

辨证：脾虚肝郁。

治法：健脾养胃，疏肝理气。

处方：白术 12 g，茯苓 15 g，炙甘草 6 g，陈皮 10 g，法半夏 10 g，砂仁 6 g(后下)，丹参 15 g，厚朴 10 g，焦三仙各 15 g，延胡索 10 g，白芍 15 g，炒枣仁 10 g，柴胡 6 g，枳实 10 g，薏苡仁 30 g，乌梅 10 g。

服药半个月，病情稍缓。随后依上方加减治疗半年，病症悉除。1993 年 9 月复查胃镜，结果提示胃黏膜基本正常。

按语：本案患者胃脘延及两胁疼痛乃肝气郁结，横逆犯脾之征象。腹胀肠鸣，偶尔呃逆，大便先干后溏，面色萎黄，舌淡红、苔薄白，脉沉细而弦，乃肝郁脾虚所致。故用田玉美自创养胃理气汤合四逆散健脾养胃，疏肝理气，遂诸症悉除。

案 5. 脾虚肝郁

袁某，男，36 岁。1992 年 8 月 24 日初诊。

主诉:胃痛 2 年,加重 1 年。

现病史:患者胃痛,近期疼痛加重,并兼有腹胀肠鸣,偶尔呃逆,面色萎黄,头昏,大便先干后溏,颜面及下肢微肿。1986 年、1991 年胃镜均提示萎缩性胃炎。舌淡红、苔薄白,脉沉细而弦。

辨证:脾虚肝郁。

治法:健脾养胃,疏肝理气。

处方:白术 12 g,茯苓 15 g,炙甘草 6 g,陈皮 10 g,法半夏 10 g,砂仁 6 g(后下),丹参 15 g,厚朴 10 g,焦三仙各 15 g,延胡索 10 g,白芍 15 g,炒枣仁 10 g,当归 12 g,茯神 15 g,木香 10 g,蒲公英 15 g,太子参 10 g。

二诊:按上方服药 2 个月,患者胃痛止,头昏除,纳谷香,夜寐安。再予上方 10 剂。共为细末,炼蜜为丸,内服,以资巩固。1993 年 3 月 24 日复查胃镜,结果提示胃黏膜正常。

按语:本案四诊合参,辨为脾虚肝郁,治以健脾养胃,疏肝理气。故用养胃理气汤加味健脾养胃,疏肝理气,遂诸症悉除。

四、肝胆病证

(一) 黄疸

案 1. 湿热内蕴

吴某,女,66 岁。2005 年 4 月 27 日初诊。

主诉:身目及小便渐黄、纳呆半年,头晕 1 周。

现病史:患者半年来,身目及小便逐渐发黄,纳食不佳,无明显呕恶感,无发热,无明显身痒。曾用中西药治疗,效不显。近 1 周觉头晕,精神稍差,大便调。神清,消瘦,肝病面容,巩膜深度黄染。化验检查:谷丙转氨酶 80 U/L,谷草转氨酶 118 U/L,白蛋白与球蛋白比值为 1.3,总胆红素 112 μmol/L,直接胆红素

34 μmol/L,碱性磷酸酶 1017 U/L,谷氨酰转移酶 223 U/L。超声提示:肝内多发胆管结石。

辨证:湿热内蕴。

治法:清热利湿退黄,兼以健脾补肾、养肝柔肝。

处方:茵陈 30 g,垂盆草 30 g,金银花 15 g,连翘 15 g,大黄 9 g,诃子肉15 g,苦参 15 g,山茱萸 10 g,五味子 6 g,炒白术 15 g,炒鸡内金 20 g,海金沙 20 g,香附 15 g,焦三仙各 15 g。7 剂,日 1 剂,水煎服,日 3 次。

按语:本病属黄疸,历时半年,形成虚实夹杂之证。湿热熏蒸发黄者,用茵陈、垂盆草、金银花、连翘、大黄、苦参、海金沙清热解毒,利湿退黄;湿热困脾,而见纳呆,用炒白术、炒鸡内金、焦三仙健脾以化湿,且可防苦寒之品损伤脾胃;用香附疏肝,使肝气条达,既益于炒白术健脾,又利于茵陈利湿退黄。病久肝肾亦显不足,症见头晕、精神欠佳者,可选诃子肉、五味子、山茱萸以滋补肝肾。诸药同用,攻补兼施,恰与病机相合,故而效佳。

案 2. 肝胆湿热,脾气受困

邹某,男,39 岁,湖北黄州人。1995 年 3 月 16 日初诊。

主诉:出现面目俱黄 1 周。

现病史:患者现颜面及目睛黄染,小便黄,排便欠畅,纳呆,厌油,右胁下疼痛不适,倦怠,肢体乏力,舌质暗、苔黄腻,脉濡数,但肝功能检查示:非结合胆红素 20 μmol/L,总胆红素 34.84 μmol/L,结合胆红素 16.1 μmol/L,乙肝表面抗原 1:128,麝香草酚浊度试验 3.8 U,谷丙转氨酶 132.2 U/L。

辨证:肝胆湿热,脾气受困。

治法:疏肝泻热,利胆退黄。

处方:柴胡 6 g,白芍 15 g,枳壳 15 g,炙甘草 6 g,败酱草 30 g,蒲公英 20 g,蛇舌草 20 g,楂曲各 15 g,炒白术 15 g,香附 15 g,白茅根 30 g,滑石 20 g,山茱萸 10 g,茯苓 15 g,茵陈 30 g,栀子 15 g,金银花 15 g。7 剂,日 1 剂,水煎服,日 3 次。

二诊:诉服药后面目黄染减退,小便畅,色清,纳呆转佳,守上方 7 剂。

三诊:黄退,纳佳,小便调,仍有右胁下不适。复查肝功能:非结合胆红素 8 μmol/L,总胆红素 19.7 μmol/L,结合胆红素 7 μmol/L,乙肝表面抗原 1∶32,麝香草酚浊度试验 2.31 U,谷丙转氨酶 62 U/L。守上方去栀子、金银花,茵陈减至 10 g,加生黄芪 30 g、牡丹皮 15 g。14 剂,日 1 剂,水煎服,日 3 次。

四诊:自觉无明显不适,查肝功能,结果正常,乃以参苓白术散加蒲公英、蛇舌草、败酱草、黄芪、牡丹皮善后。

按语:田玉美对于乙肝典型症状者,遵循治疗大法进行辨证论治,采用有是证用是药的治疗方法,在患者出现明显的肝胆湿热症状的时候,直接清利肝胆湿热,故湿热得清,面目黄、小便黄等症状悉除。而在后来的病案治疗中,对于无症可辨或乙肝症状不明显的患者,田玉美也喜用败酱草、蛇舌草、蒲公英、黄芪、牡丹皮等来治疗,并同时酌加健脾和胃、疏肝理气的药物,以达到祛邪而不伤正的目的。

(二) 臌胀

案 1. 肝郁脾虚,水湿内停

吴某,男,33 岁。1997 年 5 月 16 日初诊。

主诉:腹胀 1 周。

现病史:患乙肝、肝硬化,因腹水住院 3 次。近一周又发腹胀,食后加剧,连及胁肋,小便短少,双下肢浮肿。B 超检查结果提示肝硬化腹水。肝功能检查结果:总蛋白 60 g/L,血清白蛋白 25 g/L,血清球蛋白 35 g/L。舌暗红、苔腻,脉弦细。

辨证:肝郁脾虚,水湿内停。

治法:疏肝健脾,利水消胀。

处方:柴胡、丹参、炒白术各 15 g,枳壳、香附、草果仁、广木香、青皮、陈皮、法半夏、郁金、川芎各 10 g，当归、茯苓各 20 g，泽泻 30 g。15 剂，日 1 剂，水煎服。

二诊：上药 15 剂，腹胀减轻，纳食可，大便正常，小便增加。B 超复查结果提示腹水消失。效不更方，续服 15 剂以巩固疗效。

三诊：仍感精神疲乏，余无不适。查肝功能：总蛋白 65 g/L，血清白蛋白 30 g/L，血清球蛋白 35 g/L。守上方又服 15 剂，症状消失，随访半年，病情稳定。

按语：田玉美认为，肝硬化腹水症见腹胀、腹壁静脉曲张等时，应属中医臌胀病证。发病机理主要为肝脾功能失调，气滞血瘀，水湿内停。辨证要点：腹大如鼓，胁肋胀痛，食后加剧，小便短少，舌暗红、苔腻，脉弦细。治拟疏肝理气，健脾利水，活血化瘀。方用柴胡、青皮、香附、郁金、当归、丹参、川芎疏肝养血，活血行气；丹参、广木香、陈皮、法半夏、茯苓、草果仁、泽泻健脾益气，利水消胀。诸药合用而获效。

案 2. 肝郁脾虚兼湿热

陈某，男，38 岁。2004 年 5 月 25 日初诊。

主诉：腹胀腹水 8 个多月。

现病史：自述 8 个月前出现腹胀。住当地医院月余，经 B 超、肝功能检查等诊断为酒精性肝硬化合并腹水，肝功能失代偿。经西药护肝、扩张血管、利尿、支持疗法等，病情时轻时重。腹胀，纳呆，大便稀溏，每日 1～3 次，小便黄赤，口干不欲饮，失眠，乏力。慢性肝病面容，巩膜轻度黄染，朱砂掌（＋），腹部隆起，腹壁青筋怒张，两肋下积块，质中硬，腹水征（＋）。舌苔厚腻、微黄，脉弦滑。B超检查结果提示肝实质呈慢性炎性改变，肝、脾肿大。门脉血流量增大。肝功能检查结果：谷丙转氨酶 84 U/L，谷草转氨酶 68 U/L，谷氨酰胺转肽酶 33 U/L，碱性磷酸酶 156 U/L，白蛋白 28 g/L，球蛋白 35 g/L。白蛋白与球蛋白的比值为 0.82，总胆红素 32.5 μmol/L。甲、乙、丙型肝炎病毒病原学检查均为阴性。血吸虫酶标检查呈阴性。

辨证:肝郁脾虚兼湿热。

治法:补脾疏肝,清热祛湿。

处方:柴胡 10 g,炒白术 15 g,连皮茯苓 15 g,猪苓 15 g,生牡蛎 15 g,车前草 10 g,金钱草 30 g,青皮 10 g,陈皮 10 g,丹参 15 g,薏苡仁 20 g,茵陈 30 g,夜交藤 30 g。随证加减,治疗月余。黄疸消退,治疗 3 个多月,腹水消失,病情明显好转。

按语:本案患者腹胀,纳呆,大便稀溏,每日 1～3 次,乃脾虚所致。小便黄赤,口干不欲饮,舌苔厚腻、微黄,脉弦滑,乃湿热中阻之证。腹部隆起,腹壁青筋怒张,两肋下积块,乃肝郁脾虚之征。故选用胃苓汤加减祛湿和胃,健脾疏肝,清热祛湿,诸恙皆除。

案 3. 湿重热轻

李某,男,54 岁。2015 年 2 月 19 日初诊。

主诉:腹大如鼓 3 个多月。

现病史:腹部胀大如鼓,皮色苍黄,脉络显露,目黄染,色鲜明,泛恶,纳呆,腹胀,大便黏,小便不利,双下肢轻度浮肿,舌质红、苔厚稍黄,脉弦。既往有乙肝病史,生化提示:谷丙转氨酶(ALT)98 U/L,总胆红素 105 μmol/L,直接胆红素 76 μmol/L。B 超提示:肝硬化,腹水。

辨证:湿重热轻。

治法:清热利湿退黄。

处方:茵陈、垂盆草、泽泻、白茅根各 30 g,田基黄、茯苓、海金沙(布包)各 20 g,猪苓、炒白术、厚朴、炒麦芽、炒谷芽各 15 g,竹茹 10 g,桂枝 3 g。14 剂,水煎温服,日 1 剂,日 3 次。

二诊:药后患者腹部变小,腹胀好转,泛恶症状消失,纳食稍增,目黄减淡,小便量增多,余症如前。继以上方加减巩固治疗,先后服药 3 个多月,诸症基本痊愈,生化指标基本正常。嘱其饮食有节,起居有常,不妄作劳,定期复查。

按语:本案患者单用茵陈五苓散势单力薄,药轻病重,恐难奏佳效,故田玉美加用垂盆草、田基黄、海金沙以加强利胆退黄之功；加白茅根以加强利水之效，且能防出血之变；加厚朴、炒麦芽、炒谷芽以健脾行气消胀满；加竹茹消痰降逆止呕；因有热象，故减桂枝用量，以防助热。

案4．水湿内盛

张某，男，69岁。2015年11月17日初诊。

主诉：腹部胀满如鼓1个月。

现病史：腹部胀满如鼓，无寒热，泛恶，纳呆，痰多，大便黏，小便不利，双下肢中度水肿，舌质淡、苔白腻，脉沉滑。既往有乙肝病史多年，B超提示：肝硬化，腹水。

辨证：水湿内盛。

治法：安胃利水。

处方：制苍术、陈皮各10 g，厚朴、大腹皮、猪苓、炒白术、防己各15 g，生姜3 g，草果仁、桂枝各6 g，茯苓片、茯苓皮各20 g，泽泻、白茅根各30 g。14剂，水煎温服，日1剂，分3次服用。

二诊：患者药后腹胀好转，腹水减少，泛恶症状消失，咳痰症状缓解，小便量增多，水肿好转，余症如前。继以上方加焦三仙各15 g以巩固治疗。

按语：四诊合参，患者为典型的水湿内盛型臌胀，故治以胃苓汤为主方，但田玉美认为水湿较甚之证不宜用甘草、大枣，其有助湿致胀之弊，故去之，加草果仁、大腹皮、茯苓皮、白茅根、防己以加强化湿消胀、利水消肿之功。

案5．寒湿中阻

孙某，女，46岁。2015年8月11日初诊。

主诉：腹部胀半年余。

现病史：虽在夏日，但患者仍着厚衣，嘱其解开衣服，则见腹部胀大，但按之不急，皮色晦暗，形寒肢冷，腹胀，食欲较差，小便不利，大便溏，双下肢中度浮肿，舌质暗淡、苔白厚，脉沉细。既往有血吸虫肝病史多年。

辨证：寒湿中阻。

治法:祛寒燥湿,扶正理气。

处方:制川乌、青皮、草豆蔻、益智仁、法半夏各 10 g,干姜、生姜、吴茱萸、木香各 6 g,黄连、麻黄、桂枝各 3 g,党参、厚朴、黄芪、防己各 15 g,泽泻 30 g,茯苓 20 g。14 剂,水煎温服,日 1 剂,日 3 次。

二诊:患者着衣减少,怕冷减轻,浮肿减轻,小便量增多,余症皆有所好转,舌质淡、苔较前变薄,脉沉细。继予前方以巩固治疗。

按语:患者就诊时表现出明显的寒湿之象,故以中满分消汤主之。但荜澄茄现已难以寻及,故不用此药;田玉美认为,患者大便溏,当归有润肠之功,且患者无明显血虚表现,故去之;患者主要病机为寒湿中阻,无明显清阳不升表现,故去升麻、柴胡以免药物庞杂;反佐之用,黄连足矣,不必再用黄柏,且黄柏亦有通便之功,故去之。稍加桂枝以助温阳化气利水之功,加防己以利水消肿。

案 6. 湿热中阻

陈某,男,47 岁。2015 年 5 月 15 日初诊。

主诉:腹大如鼓 10 余天。

现病史:患者腹部胀大绷急如鼓,皮色苍黄,肚脐外突,感腹胀,恶心欲呕,食欲差,大便不畅,小便不利,舌质红、苔黄腻,脉弦滑。详询患者后得知既往有乙肝病史多年,且嗜好烟酒,喜食厚味,难以控制。上腹部 CT 提示:肝硬化,大量腹水。

辨证:湿热中阻。

治法:健脾行气,利湿清热。

处方:厚朴、枳实、炒白术、猪苓各 15 g,黄芩、法半夏、陈皮、知母各 10 g,茯苓、车前子各 20 g,干姜、姜黄、砂仁(后下)各 3 g,黄连 6 g,泽泻 30 g。14 剂,水煎温服,日 1 剂,日 3 次。

二诊:患者服上方后腹胀减轻,腹皮变软,小便量变多,但仍感恶心、纳呆不适。舌质红、苔色较前变浅,脉弦滑。继以上方加薏苡仁 30 g,竹茹 10 g 以巩固疗效。嘱其清淡饮食,远离烟酒。

按语:本案患者饮食不节,嗜食肥甘厚味而致此病,其湿热之邪较明显,故去人参、甘草以防助邪，加车前子以加强清热利湿、行水消胀之功。

（三）胁痛

案1. 肝郁络阻

王某，女，36岁。1991年3月12日初诊。

主诉：发现右肝内胆管结石10天。

现病史：患者十天前体检，B超报告为"右肝内胆管结石"。无明显自觉症状。仅情志不遂时感右胁下隐痛不适。舌淡红、苔薄白，脉沉弦。

辨证：肝郁络阻。

治法：疏肝通络，化瘀排石。

处方：柴胡6g，枳壳12g，白芍15g，川芎10g，青陈皮各12g，香附12g，海金沙（布包）30g，鸡内金末（冲服）10g，王不留行15g，琥珀末（冲服）10g，莪术10g，制乳没各10g，郁金12g。守方加减服药百余剂后。右胁下隐痛消失，于1991年8月上旬两次复查B超时未见结石。

按语：本例右肝内胆管结石临床证候不显，田玉美抓住右胁下隐痛不适与情志不遂有关一证，并结合B超，断为肝郁气滞、结石阻络之候，用柴胡疏肝散疏肝理气，"二金消石散"利胆排石。莪术、制乳没、郁金活血通络，共奏疏肝通络、化瘀排石之功。守方加减百余剂，终使顽疾去，病体得以康复。本案还说明现代客观诊查对中医判断病机有很大的参考价值，尤其是临床证候不显著，甚至可以作为最重要的判断依据。

案2. 肝郁脾虚，湿热交阻

王某，男，28岁。2005年11月22日初诊。

主诉：肝区疼痛2年。

现病史：食欲不振，脘腹饱胀，恶心欲吐，口苦，尿黄，大便溏而不爽，渐趋明显。查血：乙肝表面抗原（＋），e抗原（＋），e抗体（＋），核心抗体（＋），谷丙转氨酶128 U/L，总胆红素28 μmol/L，苔黄腻，脉弦细。

辨证:肝郁脾虚,湿热交阻。

治法:健脾化湿退黄,疏肝理气止痛。

处方:败酱草 15 g,党参 15 g,炒白术 15 g,茯苓 15 g,青皮 10 g,陈皮 10 g,法半夏 10 g,广木香 10 g,佩兰 10 g,藿香 10 g,柴胡 10 g,延胡索 10 g,枳实 10 g,鸡内金 10 g(研末冲服),丹参 20 g。7 剂,日 1 剂,水煎服。

以此方加减,20 剂后,自觉症状大减,除肝区隐痛、时呈刺痛、神疲乏力外,余无不适,复查血:谷丙转氨酶 20 U/L,总胆红素 3.4 μmol/L。拟疏肝解郁,行气活血,健脾益气。处方:陈皮、柴胡各 10 g,枳实、延胡索、丹参、白芍、党参、黄芪、茯苓、败酱草、红蚤休、炒谷芽、炒麦芽各 15 g,川芎 10 g。上药日 1 剂,服 60 剂后,自觉无任何不适,复查乙肝全套,阴性,随访 2 年未复发。

按语:患者食欲不振,脘腹饱胀,大便溏而不爽,乃脾虚所致。恶心欲吐,口苦,尿黄,苔黄腻,脉弦细,乃湿热交阻所致。故以党参、炒白术、茯苓健脾益气;柴胡、青皮、陈皮、延胡索、枳实、广木香疏肝理气;藿香、佩兰芳香化湿;法半夏、鸡内金消食降逆;丹参凉血消瘀。全方共奏健脾化湿退黄、疏肝理气止痛之功,患者诸症遂解,疾病乃愈。

案 3. 邪踞少阳,里热内结,湿热熏蒸肝胆,砂石阻滞胆管

沈某,男,45 岁。1992 年 12 月 25 日初诊。

主诉:右上腹及右胁下剧痛伴畏寒、发热 4 天,巩膜发黄 3 天。

现病史:患者 4 天前因过食油腻而发病,第二天曾收入某医学院附属一院治疗,经检查:体温 38.8 ℃,皮肤、巩膜黄染,右上腹压痛明显,墨菲征(+),白细胞计数 13.15×10^9/L。中性粒细胞 0.86,黄疸指数 42 U,B 超报告为"胆总管结石"。拟控制感染后行手术治疗。患者因不愿手术而来我院就诊。四诊除上述证候外,大便已三日未行,尿黄,舌红、苔黄厚而腻,脉弦数有力。

辨证:邪踞少阳,里热内结,湿热熏蒸肝胆,砂石阻滞胆管。

治法:和解少阳,通腑泻热,利胆排石。

处方:柴胡 10 g,黄芩 10 g,白芍 15 g,枳实 12 g,大黄(后下)15 g,金钱草

30 g,郁金 12 g,广木香 10 g,海金沙(布包)30 g,鸡内金末(冲服)12 g,青陈皮各 12 g,茵陈 30 g,栀子 10 g。每日 1 剂,分 3 次服。服药后第三天从大便排出结石 1 枚。第六、第七天又相继排出结石 2 枚。右上腹及胁痛止,寒热、黄疸亦除。后服柴芍异功散 7 剂以善其后。复查 B 超时未见结石。

按语:本例胆总管结石合并感染,证属邪踞少阳,阳明里热内结,湿热熏蒸肝胆,砂石阻滞胆管。治疗宜以和下为主,统筹兼顾。方中用柴胡、黄芩和解少阳,大黄、枳实泻下热结,茵陈、栀子清热利湿退黄,青陈皮、广木香、白芍行气、缓急、止痛,"四金"利胆排石,药中肯綮,故获良效。另据田玉美经验,胆石症急性期若采用和解、通腑、利胆、排石等综合治疗,其排石成功率比静止期要高、要快。此例亦可以作为佐证。

案 4. 肝郁气滞,脾运不健,结石瘀阻

吴某,女,27 岁。1991 年 3 月 11 日初诊。

主诉:右胁下阵发性胀痛半年。

现病史:诉右胁下阵发性胀痛半年,多与进食油腻或情志不遂有关,1990 年8 月在武汉市某医院就诊,B 超检查报告:胆囊结石,胆囊炎。曾间断经中西医治疗,效不显而求治。现仍觉右胁下胀痛,牵引致右肩背不适,纳减,二便可。右胁下有轻度压痛,墨菲征(一)。舌淡红、苔薄黄,脉沉弦。

辨证:肝郁气滞,脾运不健,结石瘀阻。

治法:疏肝运脾排石。

处方:柴胡 6 g,枳壳 12 g,白芍 15 g,炙甘草 6 g,青陈皮各 10 g,香附 12 g,鸡内金末(冲服)10 g,王不留行 15 g,海金沙(布包)30 g,琥珀末(冲服)6 g,楂曲各 15 g,延胡索 12 g,川楝子 12 g。守方服药 30 余剂,诸症悉除。

1991 年 5 月 3 日和 5 月 15 日两次在武汉市第三医院复查 B 超,提示胆囊已无结石,但仍提示胆囊炎。续服归芍六君子汤 14 剂以善其后。

按语:本例胆囊结石合并胆囊炎,田玉美辨为肝郁气滞,脾运不健,结石瘀阻之证,用四逆散加青陈皮、香附、鸡内金末、楂曲疏肝运脾,川楝子散行气止痛;"二金消石散"排石通络。诸药合用,契合病机,故获佳效。值得注意的是,田玉美对胆石症静止期或轻微发作期,强调疏肝运脾排石,认为肝脾调和,胆石可以自下。若过用苦寒或攻伐之品,往往欲速而不达,实为经验有得之言。

五、肾膀胱病证

(一) 淋证

案1. 湿热下注,膀胱不利

陈某,男,58岁。2005年4月27日初诊。

主诉:尿频、尿急、尿痛数年。

现病史:患者胃脘时觉灼痛,有呕恶感,口干,尿频,尿急,尿痛,舌红、苔黄腻,脉弦数。

辨证:湿热下注、膀胱不利。

治法:清热利湿。

处方:枳实10g,竹茹10g,法半夏10g,陈皮10g,茯苓15g,生地15g,通草10g,生甘草6g,竹叶10g,黄连6g。7剂,日1剂,水煎服,日3次。

按语:患者内有蕴热。热与痰合,胆气不舒,胃脘时觉灼痛,有呕恶感,口干;热与湿合,下注膀胱,则见尿频、尿急、尿痛。舌红、苔黄腻,脉弦数,均为邪热内伏之象。若只清胃热胆火,则膀胱湿热难除;若只导膀胱之湿热,则胃胆之火难除。田玉美妙用黄连温胆汤与导赤散合方,故可解此之疑难也。

案2. 水热互结伤阴

崔某,女,58岁。2010年4月11日初诊。

主诉:腰痛、小便不畅半年。

现病史:患者半年前因腰痛、小便不畅,在某医院行CT检查,诊断为腹膜后纤维化(原发性)。因输尿管压迫,出现双肾积水,肾功能异常。其后行插置双 J 管内引流术,但术后效果不佳,出现上行感染,半年内已进行了 3 次换管手术,手术前后均服用激素、抗生素等药物。现患者因原症状仍不能消除,非常痛苦,求治于田玉美。现症:双侧腰部胀痛,不能久坐;小便频急不畅,有灼热感,夜尿频(3～4 次／晚)。昨日查小便:潜血(＋＋),蛋白(＋)。口干,但不敢喝水;纳呆,大便日两次、质稀;舌质暗、苔白厚,脉沉细略数。

辨证:水热互结伤阴。

治法:清热利尿兼养阴。

处方:猪苓 30 g,茯苓 20 g,泽泻 30 g,阿胶 15 g(另包),萹蓄 30 g,瞿麦 30 g,白茅根 30 g,三七粉 6 g(另包),乌贼骨 15 g,车前子 30 g,炒白术 15 g,炒鸡内金 20 g,山药 30 g,焦三仙各 15 g,炒杜仲 20 g,补骨脂 20 g,连翘 20 g。

二诊:服上药 14 剂,腰痛等症状明显减轻,仅腰部夜间隐痛,现小便尚可,晨起面肿、头晕,纳少,大便日 1 次,质偏稀。处方:党参 15 g,炒白术 15 g,泽泻 15 g,茯苓片皮各 20 g,黄芪 20 g,续断 15 g,炒杜仲 20 g,补骨脂 20 g,白芍 20 g,甘草 6 g,白茅根 30 g,三七粉 6 g(另包),山药 30 g,炒鸡内金 20 g。14 剂。

三诊:双 J 管已拔除。复查结果示无双肾积水,肾功能正常。纳可,大便调,腰不痛,夜尿频(3 次／晚),尿后小腹空痛,夜晚口干、精神差。求中药巩固治疗。处方:熟地 15 g,砂仁 3 g,山药 30 g,山茱萸 10 g,茯苓 20 g,泽泻 15 g,牡丹皮 15 g,麦冬 15 g,白茅根 30 g,炒杜仲 20 g,补骨脂 20 g,续断 15 g,薏苡仁 30 g,炒白术 15 g,车前子 20 g。

四诊:服上方 20 剂,小便正常,夜尿 1～2 次,精神佳,纳可。停药,随访 1 年,病未复发。

按语:本病属淋病,因患者年老、体质差、病程长及数次手术的影响等,其病机不仅为水热互结,且有阴伤。治以猪苓汤清热利尿兼养阴,同时不忘扶助脾土,待脾气健运后加大补肾养阴的力度以培护正气。田玉美对于长期尿血或潜血的患者,多善综合配用药物:阿胶养阴血止血,白茅根、小蓟凉血止血(白茅根最大量曾用至 100 g),三七粉化瘀止血,乌贼骨收敛止血。田玉美每论临证疾病,如慢性肾炎、高血压或糖尿病肾病等引起的肾功能损伤,患者出现久治不愈的水肿、尿潜血、尿蛋白;再如慢性膀胱炎、慢性前列腺炎、妇科炎症性疾病等时,他强调,治标在利尿等方面,治本固然要补肾阳虚,但也不应忽略养肾阴。对于上述慢性炎症性疾病,西医每多选用抗生素,虽经长期治疗,但效果仍不好,中医辨证属阴虚者,清热利尿与养阴并举,则效果立现。

(二)水肿

案　风寒袭肺,肾阳不足兼瘀水互结

张某,男,78岁。2017年6月18日初诊。

主诉:反复全身浮肿6年,加重1周。

现病史:自诉6年前无明显诱因出现全身浮肿,后经治疗时好时坏,近1周由于外感咳嗽,未予重视,浮肿加重。现咳嗽有清稀白痰,打喷嚏,流鼻涕,鼻塞,头痛,恶寒发热,面色晦暗,心慌胸闷,全身浮肿,双下肢尤甚,腰膝冷痛,神疲纳呆,小便短少,舌暗苔白,脉浮细,间有结代。

辨证:风寒袭肺,肾阳不足兼瘀水互结。

治法:散寒解表,温肾利水,活血祛瘀。

处方:麻黄6 g,荆芥6 g,杏仁10 g,紫菀10 g,白前10 g,百部10 g,陈皮10 g,桔梗10 g,甘草6 g,白术10 g,生姜3片,附子6 g,芍药15 g,茯苓片皮各20 g,薏苡仁20 g,红花10 g,桃仁10 g。7剂,日1剂,水煎服,分3次温服。注意避风寒。

二诊:服药后咳嗽明显缓解,精神好转,纳可,二便调。田玉美在上方基础上去麻黄、荆芥,加党参10 g,黄芪15 g,桂枝6 g,三七粉6 g(另包,冲服),当归15 g,川芎10 g,再服14剂,水肿基本消退,精神、食欲明显改善,后以金匮肾气丸巩固。

按语:患者全身浮肿兼有外感之征,腰膝冷痛,神疲纳呆,心慌胸闷,小便短少,舌暗苔白,脉浮细,间有结代,田玉美辨为风寒袭肺,肾阳不足兼瘀水互结,故以三拗汤合止嗽散、真武汤加减,疗效显著,诸症悉除。

(三) 遗尿

案　肾气不固,下元虚寒,膀胱气化功能失调

颜某,男,8岁。2006年3月26日初诊。

主诉:遗尿5年。

现病史:患儿自3岁起开始尿床,一周1~2次,开始家长觉小孩尚小,未引起重视,现孩子已读小学,尿床有增无减,遂来田玉美处诊治。刻诊见本周遗尿2次。白天尿频,平素易感冒,大便偏稀,舌红苔白,脉细数。

辨证:肾气不固,下元虚寒,膀胱气化功能失调。

治法:固涩止遗。

处方:山药、黄芪各30g,牡丹皮、桑螵蛸、枸杞、鹿角胶(另烊)各10g,山茱萸、乌药、益智仁、锁阳各6g,熟附片3g,肉桂2g,熟地、党参、炒二芽各15g。7剂,日1剂,水煎服。

二诊:服药后本月仅遗尿2次。守上方去枸杞,加炒白术15g,砂仁3g(后下)。7剂,2日1剂,水煎服。后其父因他病找田玉美诊治时,告其小孩遗尿已愈。

按语:遗尿是儿科常见疾病。田玉美认为,本病病位在膀胱,但涉及肺、脾、肾三脏。病机主要是儿童先天禀赋不足,后天病后失调,肾气不固,下元虚寒,膀胱气化功能失调。辨证重在辨清虚实寒热。遗尿日久,小便清长,量多次频,兼见形寒肢冷,面白,神疲乏力,自汗者多为虚寒;遗尿初起,尿黄短涩,量少灼热,形体壮实,睡眠不宁,多为实热。本病以固涩止遗为治疗总则。观此患儿遗尿日久,平素易感冒,大便偏稀,此乃肺气不固,下元虚寒之证。治以温肾助阳,补肺健脾,固涩止遗。药用肾气丸合缩泉丸加味。方中肾气丸去利水之泽泻、茯苓,加枸杞,则温肾之力功专力强。缩泉丸加桑螵蛸、锁阳,则止遗之力更剧。肺主治节,加黄芪、党参、炒白术,补肺益气,使水津分布有序,则遗尿自止。鹿

角胶入督脉,温阳脉之海以散寒。全方标本兼顾,肺、脾、肾同治,使气化得施,水津四布,故病愈。

六、气血津液病证

(一)郁证

案 1. 气阴亏虚,痰热互结

李某,女,35 岁,已婚。2019 年 4 月 13 日初诊。

主诉:咽喉异物感 10 余日。

现病史:咽喉有异物感,吞之不下,吐之不出,自觉呼吸不畅,气少,喜深吸气,无咳嗽,无胸闷、背痛诸症,手足凉,小腹冷,时胃胀。近几日开始,流少许清涕,稍鼻塞,无发热,无咽痒咽痛,视之咽两侧壁红。舌红、苔薄腻,脉细滑。经前头晕,月经史:14 岁初潮,上次月经 2019 年 3 月 15 日,经行 5～7 天,量可。既往史:乳腺增生病史。未予特殊治疗。

辨证:气阴亏虚,痰热互结。

治法:益气生津,豁痰行气。

处方:西洋参 6 g,麦冬 10 g,五味子 6 g,陈皮 10 g,法半夏 10 g,茯神 15 g,炙甘草 6 g,枳实 15 g,竹茹 10 g,丹参 15 g,远志 3 g,桂圆肉 15 g,黄芪 20 g,大枣 10 g,枣仁 15 g,海螵蛸 10 g,生牡蛎 20 g。14 剂,日 1 剂,水煎服,于三餐前30 分钟温服。

二诊:服上方后诸症皆好转。咽喉异物感消失,偶有胸闷、喘气。治疗前自觉纳气受限,现在纳气转好,心情比之前好。4 月 23 日月经至,经量较前稍少。经前乳胀仍在。舌淡红、苔白腻,脉弦滑。守上方加延胡索 15 g、蒲公英 20 g。14 剂(用法同前),服药后诸症消失。

按语:本案所用之方乃生脉散合温胆汤化裁而来。生脉散从立方开始,流传已有 800 余年，临床上屡有奇效，田玉美历览各代医家之著述，认为生脉散非单益气生津。既名生脉，则为清补并用，滋敛共行，复脉通络，使津生道备。如《医宗金鉴》言："肺金受病，人参、五味、麦冬，所以补肺、敛肺、清肺，经所谓扶其所不胜也"。田玉美根据临床症状将生脉散加以衍变，若阴津亏虚，人参改西洋参，若肺阴亏虚，人参改北沙参，脏腑间有热者，人参改太子参。丹参、远志、桂圆肉、黄芪、大枣、枣仁，取"归脾汤"益气补血、健脾养心之功。心主血脉，肺朝百脉，气充血足则呼吸自然通畅。海螵蛸、生牡蛎，软坚散结，针对该患者经前乳胀而加。全方共奏益气生津、豁痰行气之效。

案 2. 肝脾不和

肖某，女，56 岁。2005 年 4 月 21 日初诊。

主诉：精神焦虑 1 年余，加重 1 个月。

现病史：患者自丈夫去年离世后一直情绪低落，心慌失眠，近 1 个月来紧张焦虑，总怀疑有人要害她，与邻居关系紧张，女儿无奈，遂带来求诊。现症见：入睡困难，梦多易醒，盗汗，嗳气，叹气后舒，纳差，进食后易腹胀，小便短赤，偶有疼痛，舌淡苔白，脉弦细。

辨证：肝脾不和。

治法：疏肝健脾，宁心安神。

处方：当归 10 g，白芍 10 g，川芎 10 g，茯神 15 g，白术 10 g，泽泻 10 g，甘草6 g，小麦 30 g，大枣 10 枚，砂仁（后下）6 g，厚朴 10 g。7 剂，水煎服，日 1 剂。

二诊：症状改善，守方加炒枣仁 20 g。7 剂，水煎服，日 1 剂。药后，情绪稳定，睡眠改善。

按语：本案患者遭受变故，肝气不舒，郁而乘脾。脾为后天之本，脾气受损，则气血生化不足，以致心失所养，症见失眠、盗汗、纳差等。其总病机为肝郁脾虚，故以当归芍药散合甘麦大枣汤调和肝脾、养心安神。木郁得达，脾气得健，则郁病自愈。

（二）血证

案 1. 阴虚内热

余某,男,45 岁。1992 年 4 月 20 日初诊。

主诉:反复便血 10 余年。

现病史:1980 年因黑便经胃镜检查为胃溃疡、浅表性胃炎,住院保守治疗后好转,此后时有反复。另患混合痔,手术 2 次,右侧内痔尚存。近周有黑便,潜血试验(＋＋＋),偶尔便后鲜血。兼口干喜饮,手心发热。特慕名求诊于田玉美。刻诊见精神欠振,面色不华。舌淡、苔薄欠润,脉沉细。

辨证:阴虚内热。

治法:壮水滋肾,清热止血。

处方:生地 30 g,山茱萸、泽泻、龟胶(烊化)、牡丹皮各 10 g,茯苓、肉苁蓉、槐花各 15 g,地榆炭 20 g,胡黄连 6 g。14 剂,日 1 剂,水煎服,日 3 次。嘱其禁辛辣,每晚温水坐浴。

二诊:患者精神转佳,大便正常,潜血阴性。守方继进 14 剂。

三诊:患者精神振,食欲佳,便质软,潜血阴性,手心热除。守上方去胡黄连、槐花,加白术、枳壳各 10 g,10 剂,共研细末,炼蜜为丸,每丸 10 g,每次 1 丸,日服 2 次,保持温水坐浴。1 年后随访,病无复发。

按语:黑便与鲜血交作,长达 10 余年。而精血同源,失血日久,穷必及肾,导致肾阴亏乏。患者口干喜饮,手心发热,已为明证。田玉美当机立断,重用六味地黄汤加龟胶"壮水之主,以制阳光",再加胡黄连、槐花、地榆炭清热止血,佐以肉苁蓉润肠,即收立竿见影之效。并嘱其每晚温水坐浴,对于痔疾,改善局部血液循环,利于病灶修复,不失为辅助良策。首以汤剂,取其力宏效速,次改蜜丸,久服缓图,以利根治。田玉美从肾论治血证之经验,实可供后学者研习。

案 2. 心脾两虚,脾不统血

袁某,男,47 岁。1991 年 11 月 18 日初诊。

主诉:黑便 10 个月,近日加重。

现病史:自当年元月中旬起便黑如柏油状,曾于 6 月 8 日至 10 月 26 日先后三次在某大学附院内科及血液病科住院,诊断为:①慢性充血性胃炎、十二指肠炎、十二指肠球溃疡并出血;②风心病、主动脉瓣关闭不全伴狭窄。因治疗无显效,特来求治。刻诊见大便色黑如漆,日行 2～3 次,腹时隐痛,神疲体瘦,面无华色,心悸气短,头昏,乏力,纳呆,小便正常。舌淡红、苔白薄而润,脉沉细。查血:红细胞计数 $2.7 \times 10^{12}/L$,血红蛋白 7.6 g/L。

辨证:心脾两虚,脾不统血。

治法:益气养心,健脾统血。

处方:黄芪 24 g,党参 20 g,炒白术 12 g,茯神 15 g,炙甘草 6 g,陈皮 12 g,炒枣仁 15 g,柏子仁 10 g,炙远志 6 g,当归 12 g,阿胶 15 g(烊化),地榆炭 30 g,桂圆肉 15 g,广木香、红参各 10 g(另煎兑服)。服 4 剂后,黑便渐次转黄,续服 7 剂,诸症大减,潜血转阴。

按语:本案中田玉美不受西医诊断所囿,据脉证而辨,抓住心脾两虚,脾不统血之病机,遵唐容川"活血者,必以脾为主,乃为有要"之说,用归脾汤加味益气养血,健脾统血。其方不仅重用黄芪、党参,更加红参大补元气以摄血,加陈皮理气;柏子仁养心宁神;阿胶养血止血;地榆炭清下焦血分之热而收敛止血。诸药相合,紧扣病机,故 4 剂即见显效,10 剂潜血转阴。

案 3. 阴虚火旺,灼伤肠络

李某,女,70 岁。1981 年 10 月 24 日初诊。

主诉:便鲜血及血水便 2 周。

现病史:患者于 10 月 9 日,因搬东西不慎,扭伤左腰部,但未在意和治疗。2 天后,大便渐带少许鲜血,此后日渐增多,每日血量可达数十毫升,每日便血 2～4 次,但便血时无所苦,小便无异常,伴头昏眼花,心悸,腰酸痛,饮食尚可。由于某些原因,患者未即时就医。此后,每日便血量增加到大于 100 mL,余症亦加重,故于 10 月 22 日前来我院就诊,经急诊室止血观察 2 天后,出血仍未停止,而收入中医内科病房。刻诊见体温 36.4 ℃,脉搏 96 次/分,呼吸 20 次/分,血压 150/96 mmHg,慢性病容,神清,消瘦,面色黄,语音高亢。心率 96 次/分,律齐,两肺无异常。腹平软,无压痛,未触及包块,肠鸣音不活跃,左侧腰部有轻压痛。舌红,苔薄黄、欠润,脉沉细数。检验显示:血红蛋白 84 g/L,红细胞计数 3.14×10^{12}/L,尿常规正常,大便外观鲜血,无冻子,粪便中心黄色,潜血阳性。

辨证:阴虚火旺,灼伤肠络。

治法:滋阴养血,益气清热,凉血止血。

处方:生、熟地各 12 g,山药、黄芪、党参各 15 g,山茱萸、牡丹皮各 10 g,茯苓 12 g,泽泻、黄连各 6 g,续断 15 g,大黄炭 10 g,阿胶 12 g(另包烊化)。每日两剂,药汁冲服云南白药 2 g,且早晚各服归脾丸一次,每次 15 g,嘱常喝猪肠汤。

二诊:服上药 3 天后,便血总量及次数明显减少,每日血量约 150 mL,便血次数 2～3 次。田玉美嘱效不更法,继用上方加减,调整处方如下:上方去牡丹皮、泽泻,加槐花 15 g,地榆炭 30 g。仍日进 2 剂,云南白药及归脾丸服法同前。服药期间,虽经第二次纤维镜和钡剂灌肠检查的创伤,出血也未见增多,且日趋减少。

三诊:患者欣喜相告,历时 50 余天的便血停止。田玉美嘱用二诊方加减,去大黄炭、阿胶,加陈皮 10 g,地榆炭减量为 15 g,日 1 剂,继进 6 剂。血止 1 周后,改用八珍汤加减,继续补气补血,善后调理。血止 10 天后,患者于 12 月 14 日自动出院。出院时,血红蛋白上升至 114 g/L,红细胞计数 3.75×10^{12}/L。出院后未再复发。

按语:便血症,常因脾胃虚寒和肠道湿热所致,治疗上常采用温中健脾益气摄血和清利肠道湿热方法治之。本案患者曾用以上诸法无效,乃因肾阴亏虚。虚火灼伤肠络,迫血妄行,故便鲜血不止。正如唐容川《血证论》所云:"凡肠风脏毒,下血过多,阴分亏损,久不愈者,肾经必虚,宜滋阴脏连丸。启肾阴以达大肠最妙。六味丸加苁蓉、槐角皆宜"。田玉美用六味地黄丸为基础方,加血肉有情之品阿胶补肾阴、养精血,则肾阴充,虚火平,而血自止矣。又少佐黄连,既可清心降火除烦，又可清利肠中之湿热。由于患者失血过多过久，气随血耗，中气已虚，配伍大量的黄芪、党参健脾益气以摄血，再加大量地榆炭、大黄炭等和槐花凉血止血。病由外伤所诱发，恐有瘀血留患，故少用云南白药和续断活血化瘀，通利血脉，以防壅补过甚。更有妙者，采用食补，用猪肠汤以脏补脏、以肠补肠。同时还吞服归脾丸，加强补气健脾、养血安神之力，使药力持久。综观全方，以滋阴养血为主，集健脾益气、清热凉血、化瘀止血等多种治法于一炉，汤丸并用，急缓兼顾，组方严谨，有主有次，故疗效显著。

案 4. 肾阴亏虚

曾某，男，81 岁。1991 年 10 月 24 日初诊。

主诉：血尿 2 年。

现病史：尿中时夹血丝，但无排尿不适，兼口干夜甚，大便干结。曾做过泌尿系统造影及膀胱镜检查，均无异常，仅尿常规红细胞（＋～＋＋＋＋），经中西药物长期治疗未见效。刻诊见患者一般情况尚可，肾区无叩击痛。舌淡红、苔薄白，脉细弦。

辨证：肾阴亏虚。

治法：滋阴补肾，清热止血。

处方：生地、白茅根各 30 g，山茱萸 12 g，山药 20 g，牡丹皮、琥珀各 10 g，茯苓、泽泻、川断、大小蓟、阿胶（烊化）各 15 g。7 剂，日 1 剂，水煎服，日 3 次。嘱其禁食辛辣发散之品。

二诊：患者服药后，尿色转淡，夜尿 1～2 次，大便质软；舌脉同上。诊治药证相符，效见端倪，守方续服 7 剂。

三诊：患者排尿清长，尿常规检查结果提示已无红细胞。舌淡红、苔薄润，脉细缓。再予上方 10 剂，共研细末，炼蜜为丸，每丸 10 g，日服 2 次，每次 1 丸。时隔 1 年，其家属转告，患者多次小便检查正常，体健无恙。

按语：患者年逾八旬，肾中阴精衰减，已成必然。肾与膀胱相表里，气化相通。膀胱虽司贮尿排尿，但受肾脏制约。今肾阴不足，虚热内生，热灼膀胱，络脉遭损,血尿由是而生。田玉美以六味地黄汤养阴固本,则龙火自潜,增川断补肾,大小蓟、白茅根、琥珀、阿胶凉血止血,2 年痼疾,3 诊霍然而愈。

案 5. 肾阴虚损,壮火复炽,灼伤阴络

张某,女,36 岁。1991 年 9 月 6 日初诊。

主诉:无痛性血尿反复发作 3 年。

现病史:曾先后在武汉几家医院住院治疗,诊断为慢性肾炎,治效不显而来就诊。刻下仍出现无痛性血尿,尤以劳累和情绪变化时为显,伴腰酸胀,夜尿3～4 次,有时眼睑晨起微肿,并时有心烦升火,颜面潮红,食纳及大便尚可。精神可。舌红,苔薄黄、欠润,脉沉细而弦。

辨证:肾阴虚损,壮火复炽,灼伤阴络。

治法:滋阴清火,凉血化瘀止血。

处方:生地 24 g,山药 30 g,牡丹皮、山茱萸各 12 g,茯苓 15 g,泽泻 10 g,黄连 6 g,炒蒲黄 10 g,墨旱莲、阿胶(烊化)各 15 g,琥珀末(冲服)3 g,白茅根 30 g。连服 3 剂而血(肉眼血尿)止,继服 7 剂,镜检示红细胞转阴。

按语:本案尿血积年不愈,真阴已亏,壮火复炽。田玉美用滋阴脏连丸滋阴泻火,自属正治,加墨旱莲、白茅根滋阴益肾,凉血止血;阿胶血肉有情之品养血止血;炒蒲黄、琥珀末直入阴络,活血止血,更奏滋阴凉血、化瘀止血之功,尤合"久病入络"之病机,故连服 10 剂而收显效。

案 6. 热毒壅盛,内迫营血,血热妄行兼湿热内蕴

曾某,男,11 岁。2006 年 7 月 3 日初诊。

主诉:全身反复出现红斑 1 年。

现病史:患儿 1 年来周身反复出现红斑,尤以四肢为重,皮肤瘙痒,于 2005 年 10 月前往同济医院就诊,被确诊为"过敏性紫癜",给予糖皮质激素治疗 6 个月,病情略有好转,因担心激素副作用大,遂停用西药。曾在当地经中医师治疗,病情未见好转,且近 3 个月来,患儿时有鼻衄,血色鲜红。刻诊见周身散发皮下红斑,以四肢关节周围处明显,斑色红,按之不褪色,遇热加重,患者自觉出

斑处瘙痒,夜间入睡盖被时瘙痒明显。近两日鼻衄,鼻血鲜红,口干,鼻燥,大便干结,两日行一次,纳食尚可,舌质红绛,苔白而少,脉沉细数。

辨证:热毒壅盛,内迫营血,血热妄行兼湿热内蕴。

治法:清热解毒除湿,滋阴凉血止血。

处方:①方药:水牛角粉 30 g(另包冲服),白茅根 30 g,紫花地丁 30 g,玄参 15 g,生地 15 g,金银花 15 g,连翘 15 g,土茯苓 15 g,山药 15 g,牡丹皮 10 g,徐长卿 10 g,黄连 6 g,生甘草 6 g,山茱萸 6 g,三七粉 6 g(另包冲服),小蓟 6 g。10 剂,日 1 剂,水煎服,分 3 次温服。②复方阿胶浆,5 盒,嘱按照说明书口服。

二诊:服药 5 剂后,全身红斑消失,皮肤不痒,7月6日鼻衄 1 次,口干鼻燥,汗多,大便干结,舌质红绛,苔少,脉沉细数。守上方去小蓟,加大青叶 10 g,蒲公英 25 g。10 剂,煎服法同前。

三诊:病情反复,服药期间紫癜发作 3 次,发作时紫癜由大腿外侧向小腿外侧延伸,色红,余处未见,鼻衄,每日 4～5 次,量少,大便日行 1 次,口干鼻燥,舌红苔少,脉细数。守二诊方去大青叶,加白芍 20 g。7 剂,煎服法同前。

四至八诊:病情较稳定,在上方基础上随证加减。大便溏,加车前子 20 g;大便干,去车前子;腹痛则加广木香 10 g。共服药 80 余剂。

九诊:患儿紫癜已经 3 个月未发,鼻衄消失,饮食、二便尚可,舌红、苔薄白,脉细数。继续以丸药巩固治疗,以期根治,防止复发。药用水牛角粉、金银花、蒲公英、白芍、墨旱莲各 200 g,玄参、生地、山药各 150 g,牡丹皮、生甘草、山茱萸、小蓟、大青叶各 100 g,黄连、三七粉、藕节炭各 60 g,白茅根、紫花地丁各 300 g。1 剂,共研细末,炼蜜为小蜜丸,日服 3 次,每次 12 g。

按语:过敏性紫癜是儿科常见疾病,以血液溢于皮肤、黏膜之下,出现瘀点、瘀斑,按压不褪色为临床特征,重者可见鼻衄、齿衄,甚则呕血、便血、尿血。本病属中医学“血证”范畴,古称“葡萄疫”“肌衄”“紫癜风”等。田玉美认为,本病以虚实夹杂多见,病机多为素体不足,风热邪毒及异气乘虚蕴阻于气分,内陷营血,血从肌肤血络而出。正如章虚谷所说:“热闭营中,故多成斑疹。斑从肌肉而出属胃,疹从血络而出属经”。邪热在气分营分,其治疗可以参考叶天士卫气营血辨治法,即"在卫汗之可也,到气才可清气,入营犹可透热转气,如犀角、玄参、羚羊角等物,入血就恐耗血动血,直须凉血散血"辨证论治,治疗以清解气分邪热、凉营解毒兼滋阴凉血止血为法。观此患儿,周身散发红疹,按之不褪色,遇热加重,鼻衄,脉数等,均是热毒壅盛、内入营血之证候;皮肤瘙痒,乃血热生风;舌质红绛,苔白而少,是湿热阻滞无疑。正如叶天士所言:"若白苔绛底者,湿遏热伏也"。口干,鼻燥,大便干结,苔少,脉沉细数,为素体阴虚,更被热邪煎灼之象。田玉美用药包括犀角地黄汤、五味消毒饮、小蓟饮子、六味地黄丸诸方寓意,其中以水牛角粉代替犀角,重用,合生地、牡丹皮、白芍凉营解毒;玄参、金银花、连翘、蒲公英、紫花地丁、大青叶、生甘草,一则清解气分邪热,二则取"入营犹可透热转气"之理;黄连、土茯苓、徐长卿清热燥湿,祛风止痒;生地、山药、山茱萸、牡丹皮,寓六味滋阴泻火,使邪去而正不伤,正如吴鞠通所言:"留得一分津液,便有一分生机"。另外,口服复方阿胶浆为同样之理;小蓟、白茅根、藕节炭、墨旱莲、三七粉凉血止血散瘀,取"入血就恐耗血动血,直须凉血散血"之法。纵观全方,用药杂而不乱,用之临床,药到病除。

案 7. 肺热炽盛,迫血妄行,衄血日久,损及肾阴

高某,52 岁,海员。2001 年 7 月初诊。

主诉:鼻腔反复出血 5 年余,加重 1 周。

现病史:1996 年无明显诱因开始出现鼻腔出血,遂到某市中心医院求治,检查未见异常,经西医相关治疗,症状未见好转。此后无故 1 个月或数月鼻腔反复间断出血,遂求治于田玉美。就诊时,近 1 周来鼻腔出血 3 次,量多色鲜红,鼻腔干燥,口渴喜冷饮,便秘溲黄,右下肢外侧缘时常掣痛,伴终日双足心发热二十余年。睡眠差,饮食、精神尚可。舌红、苔薄白,脉细数。

辨证:肺热炽盛,迫血妄行,衄血日久,损及肾阴。

治法:清热凉血,化瘀止血,兼以滋阴养血。

处方:三七粉 6 g(另包),郁金 10 g,大黄炭 10 g,黄芩 10 g,小蓟 10 g,地榆炭 30 g,水牛角粉 20 g(另包),牡丹皮 15 g,生地 15 g,黄柏 10 g,茯神 15 g,山

茱萸 6 g,泽泻 15 g,阿胶 15 g(烊化),威灵仙 20 g,海桐皮 15 g,花蕊石 15 g,藕节 3 个(自备)。7 剂,日 1 剂,水煎服,分 3 次温服,每次纳三七粉、水牛角粉入煎药汁内冲服,阿胶烊化服用(注:当时药房无花蕊石,故后未用)。

二诊:服上方 7 剂后,鼻腔出血次数未见减少,但每次出血量较前显著减少。田玉美嘱守原方去海桐皮,加知母 10 g。7 剂,服法同前。

三诊:服上方 7 剂期间未出现鼻腔出血。此后 1 年内鼻衄未发,2002 年夏复发 1 次,遂又求治于田玉美。田玉美拟方为知柏地黄丸,7 剂,服后至今未发。

按语:中医学谓鼻腔出血为鼻衄。田玉美认为吐血治胃,衄血治肺。鼻为肺之窍,故本案病位主要在肺,鼻衄乃肺热炽盛、迫血妄行所致,治宜以清热凉血、化瘀止血为主,又因衄血日久,恐损及肾阴,而致阴虚火旺,故方中稍佐滋阴养血之药。观田玉美方,衄血频出时,以悬拟方、犀角地黄汤、知柏地黄丸、花蕊石散为主方进行加减,治以清热凉血、化瘀止血为主,佐以滋阴养血;衄血止后,以知柏地黄丸滋补肾阴以善后。本病案体现了田玉美治疗血证的两大特点:①治则上,充分体现了田玉美重视唐容川所倡导的治血四法——止血、消瘀、宁血、补虚,且尤重视止血不忘消瘀之法则;②善抓主要矛盾,分段施治,标本兼顾,急则以治标为主,缓则以治本为要。衄血频发之时,重在清热凉血、化瘀止血,兼以滋阴养血止血;衄血既止,即重在治本,以滋阴为主,佐以凉血。

案 8. 肝胆火炽

患者,女,62 岁。2017 年 12 月 25 日初诊。

主诉:四肢及胸腹背部皮肤紫斑 2 周。

现病史:患者于 2 周前无明显诱因出现双侧小腿对称性紫斑,后紫斑逐渐增多,3 天后四肢及躯干均可见,至武汉市某三甲医院血液科,查血:血小板计数 16×10^9/L,血红蛋白 92 g/L,弥散性血管内凝血全套提示活化部分凝血活酶时间 46.1 秒。骨髓活检提示:骨髓增生明显活跃,球蛋白 70%,嗜酸性粒细胞 20%,球蛋白/嗜酸性粒细胞值为 3.5,粒系以晚期细胞为主,成熟红细胞无明显改变,淋巴细胞无明显增减。全片共见巨核细胞 175 个,分类 26 个,其中原幼巨核细胞 3 个,成熟、无血小板形成巨核细胞 19 个,裸核细胞 3 个,血小板少见,符合原发性血小板减少性紫癜骨髓象改变。医生建议患者行激素治疗,患者拒绝,遂来求诊。刻诊见形体消瘦,低热,体温波动在 37.3～37.8 ℃,四肢及胸腹背部皮肤紫斑,色红,压之不褪色,痰中少许鲜红色血丝,尿黄短少,口干苦,大便干结,舌红,苔薄黄、质干,脉弦细数。

辨证:肝胆火炽。

治法:清肝泻热,凉血止血。

处方:龙胆草 26 g,黄芩 10 g,北柴胡 10 g,牡丹皮 10 g,水牛角 30 g(冲服),赤芍 15 g,白茅根 30 g,生甘草 10 g,金银花 15 g,连翘 15 g,天花粉 15 g,生地 30 g,玄参 15 g。7 剂,日 1 剂,水煎服,冷水浸泡药物半小时,武火煎开,文火再煎半小时,取汁 150 mL,共煎煮 2 次,将药汁混匀,分 2 次温服。

二诊:热退,胸腹背部皮肤紫斑已消退,四肢皮肤紫癜色变淡红,尿转淡黄,口干苦缓解,大便调,舌红、苔薄黄,脉弦细。守前方去金银花、连翘,加生白芍 15 g。7 剂,煎服法同上。

三诊:全身紫斑均退,二便调,舌红、苔薄黄,脉弦细。复查:血小板计数 $56×10^9/L$,血红蛋白 102 g/L,弥散性血管内凝血全套提示活化部分凝血活酶时间 38.2 秒。守前方去水牛角,加麦冬 15 g,女贞子 15 g,墨旱莲 15 g,14 剂。

四诊:症平,饮食、二便调,舌淡红、苔薄白,脉细。查血:血小板计数 $115×10^9/L$,血红蛋白 109 g/L。治法:清肝柔肝,泻热养阴。处方:北柴胡 6 g,牡丹皮 10 g,赤芍 15 g,生甘草 6 g,金银花 15 g,天花粉 15 g,生地 30 g,玄参 15 g,生白芍 15 g,女贞子 15 g,墨旱莲 15 g。

服 30 剂后,复查:血小板计数 $125×10^9/L$,血红蛋白 111 g/L,弥散性血管内凝血全套提示活化部分凝血活酶时间 36.8 秒。后随访半年,病情稳定,紫斑未再复发,血小板、血红蛋白等均正常。

按语:田玉美认为,老年患者素以肝肾虚损为本,但急性起病,四诊合参,病机以肝胆火炽为主,并兼夹津伤肺热,因此仿龙胆泻肝汤、犀角地黄汤化裁,其中,龙胆草、黄芩、北柴胡清肝泻热,合金银花、连翘兼能透热宣肺,水牛角、生地黄、赤芍、牡丹皮清热凉血止血,白茅根甘寒清热凉血,除肺热、养阴津,更佐天花粉、玄参甘寒、咸寒之品养阴生津,防苦重败阴。后热邪渐退,即随证减去金银花、连翘、水牛角,并加入生白芍、麦冬、女贞子、墨旱莲等,意在滋肾柔肝,固本扶正,不使邪去正馁,最后以清肝柔肝、泻热养阴法收全功。

（三）汗证

案　虚火伤络

李某,女,41岁。1992年9月9日初诊。

主诉:颈上血汗半月,常染红衣领。

现病史:曾以西药与大剂清热凉血中药内服而乏效,特求治于田玉美。患者颜面血汗为著,自感烘热阵作,口干喜饮,性急烦躁,大便偏干,小便色黄,素易感冒。本月2日门诊检查:血红蛋白103.6 g/L,红细胞计数$3.7×10^{12}$/L,血小板计数$16×10^9$/L,血浆原卟啉14 μg/dL,谷丙转氨酶正常,出血时间1分40秒,凝血时间2分钟。1981年接受抗血吸虫病治疗。另有慢性咽炎史。刻诊见面色欠华,纱布擦颜即染红色。咽峡暗红,心肺(一)。舌暗红、苔薄欠润,脉沉细而尺弱。

辨证:虚火伤络。

治法:滋阴降火,凉血止血。

处方:知母、黄柏各12 g,生地、地榆炭各20 g,山茱萸、泽泻、牡丹皮、怀牛膝、炒栀子各10 g,山药、茯苓各15 g,白茅根30 g。7剂,日1剂,水煎服,日3次。嘱其远房事,忌辛辣。

二诊:患者服药后,血汗便止,但感咽干多梦,舌脉同前。药证合拍,守上方加玄参、炒枣仁各15 g。7剂,水煎服。

三诊:患者本周初曾有血汗2次,但量少色淡,余症悉除。舌淡红、苔薄,脉沉细。诊治基本同前:①守二诊方加白芍15 g,7剂,水煎服;②知柏地黄丸4瓶,待汤剂服毕后,内服,日2次,每次60粒许,以资巩固。次年秋季随访,患者未见反复。

按语:本例血汗,临床罕见。肾为水火之宅,阴虚则火旺,火性炎上,虚火上冲,则颜面烘热;迫血妄行,血逸脉外,与夏热多汗相伴,血汗乃成。田玉美紧扣虚火伤络之本,以知柏地黄丸滋阴降火,填补肾之不足,直折上炎之火势;另加怀牛膝补肾而引血下行,佐以炒栀子、白茅根、地榆炭凉血止血兼顾治标,方药直中肯綮,自然药到病除。

(四) 燥证

案 1. 阴血亏虚

王某,女,57 岁。2010 年 1 月 14 日初诊。

主诉:口干 1 年余。

现病史:在武汉某医院行腮腺造影,结果示腺体数量、分泌量减少;下唇黏膜活检阳性;血清抗 SS-A 阳性。诊断:干燥综合征(原发性)。刻诊见口舌干燥而不欲饮,白天夜晚均出现,严重影响睡眠;嘴角有裂口、发红疼痛,不敢张大口;口腔溃疡、牙龈肿痛常发,牙齿呈小块破碎脱落(西医称猖獗齿);全身皮肤干燥、不痒,阴道干涩;纳一般,消瘦,大便日 1 次,质干,小便调;舌质红,苔少、干燥、有裂纹,脉沉细数。

辨证:阴血亏虚。

治法:滋阴养血。

处方:生地 20 g,山药 20 g,山茱萸 10 g,茯神 15 g,牡丹皮 15 g,麦冬 10 g,五味子 6 g,知母 6 g,竹叶 10 g,生石膏 20 g(另包),天花粉 20 g,沙参 15 g,焦山楂 15 g,白芍 20 g,甘草 6 g。嘱用西洋参泡水饮,禁食辛辣发物。

二诊:诉服上方 2 剂后,觉口干加重。嘱加玄参 20 g,石斛 20 g,生石膏改为 30 g。

三诊:服上方 30 剂,口干逐渐减轻,出现手脚冰凉,余可。守上方去五味子、焦山楂,加通草 10 g,鸡血藤 30 g。

四诊：口干明显减轻，仍手脚冰凉，双臂冷痛，余可。守上方加桂枝 6 g。

五诊：服上药 7 剂，手脚温，双臂冷痛消失，但口干症状出现反复，胃中不适，有轻度灼热感。守二诊方加黄柏 10 g，改生石膏为 50 g，天花粉为 30 g，麦冬为 15 g，玄参为 30 g。

六诊：服上方 30 剂，诉轻度口干，饮水可缓解，睡眠安，胃中无不适，嘴角裂口消失，无口腔溃疡及牙龈肿痛，全身皮肤干燥及阴道干涩明显减轻，大便调。守二诊方 14 剂。另制水泛丸方：守第五诊方加成 10 倍剂量，加龟板 150 g、阿胶 250 g。嘱长期服用。

其后随访 1 年余，患者病情稳定。复查：血清抗 SS-A 转阴。

按语：本病病理过程复杂，《类证治裁》曰："燥有外因、有内因……因于内者，精血夺而燥生。"说明精血亏虚是发病的根本。患者素有消渴病，肺胃火盛灼津，终伤及真阴，阴虚火旺，脏腑组织器官失却濡养。其病位关键在胃、肾；治疗重点在清胃火、救肾水。田玉美方用麦味地黄丸、竹叶石膏汤、白虎汤化裁。综合选药：生石膏、知母苦寒，泻火养阴；白芍、甘草酸甘化阴；沙参、麦冬、天花粉甘寒，清热生津；生地、玄参清热凉血养阴。及时根据用药后的反应调整清火与养阴力量。出现手脚冰凉，双臂冷痛，为病久热伤血分，煎熬血液成瘀，血滞经脉痹阻，热滞于里，故配以活血通络（换用通草、鸡血藤，比焦山楂作用更强，并佐以桂枝）。患者病情重，后期治疗周期长，故配以丸剂，巩固疗效，防止病情的进一步发展。选用龟板、阿胶血肉有情之品养肾阴填精。对于该患者选用大队养阴药物，要注意其脾胃运化功能，如有无腹胀、便稀等；嘱用西洋参泡水饮则起益气生津作用。

案 2. 膀胱化气不利，水湿内聚

李某，女，64 岁。2012 年 7 月 9 日初诊。

主诉：口干咽燥 1 年余。

现病史：患者自述平素喜好咸食，家中常备咸鱼、腌菜。1 年前自觉吞咽困难，食物要煮烂或依靠喝水方能下咽，口干渴，眼睛干燥，视物不清，偶有眩晕，心烦,下肢轻微水肿,纳呆,腹痛,小便不利,大便不爽,舌胖大、苔白滑,脉沉滑。

辨证:膀胱化气不利,水湿内聚。

治法:温阳化气,利湿行水。

处方:桂枝 10 g,茯苓 15 g,猪苓 15 g,泽泻 10 g,苍术、白术各 10 g,厚朴 10 g,陈皮 10 g,生地 10 g,木通 10 g,竹叶 30 g,甘草 6 g,生姜 3 片。7 剂。药后小便通利,守方去生地、木通、竹叶,再服 7 剂,水肿、心烦等症状好转,后以上方加天花粉等调治月余,患者告病愈,大喜。

按语:《伤寒大白》:"湿热则口不渴,燥热则口渴,此以渴不渴分湿火、燥火也。热在血分则不渴,热在气分则作渴,此以渴不渴分热在血,热在气也。胃家痰食所滞,则口渴而不消水;胃家邪热所伤,则渴而消水。此以消水不消水,分痰食积热也。实火口渴,脉实数,能消水;虚火口渴,脉虚数,不能消水。此以脉之虚实,消水不消水,分虚火实火也。邪热在表则不渴,邪热在里则作渴,此以渴不渴,分热在里热在表也。太阳表热不渴,若热入膀胱之里,则烦渴脉数,小便不利,五苓散两解表里,切不可同阳明汗出口渴,误用白虎,有碍太阳表邪。"此案应该是五苓散治口渴之典型案例。

(五) 消渴

案 1. 肾阳不足

王某,男,47 岁。2001 年 5 月 15 日初诊。

主诉:消渴 5 年,腰痛 1 周。

现病史:患者有消渴病史 5 年,自服消渴丸维持治疗。现血糖控制尚可,无明显"三多一少"症状,但平时有腰膝酸软、怕冷、性欲低下等症状。1 周前不慎摔伤腰部,出现腰痛,活动受限。X 线拍片示腰椎无异常。服用跌打丸无效。腰部肌肉紧张,压痛明显。舌淡苔薄,脉细。

辨证:肾阳不足。

治法:温补肾阳,活血止痛。

处方：天花粉 20 g，山药 20 g，炒杜仲 15 g，补骨脂 15 g，熟地 15 g，茯苓 15 g，蟅虫 6 g，泽泻 6 g，枸杞 10 g，山茱萸 10 g，当归 10 g，续断 10 g。5 剂，水煎服，同时停服中成药。

二诊：腰痛明显缓解。效不更方，继守上方 7 剂以固疗效。

三诊：已无腰痛，腰膝酸软也有所减轻，血糖 6.3 mmol/L。田玉美于上方去蟅虫、续断，加菟丝子 15 g、黄芪 30 g，水煎服。

3 个月后复诊：诸症好转，血糖 5.8 mmol/L。

按语：腰为肾之府。消渴日久，肾精亏虚，无以濡养府地而发生腰膝酸软为痼疾，不慎摔伤为卒病。民间有谚语："打得满地滚，少不了天花粉。"《大明本草》言：天花粉能"消扑损瘀血"。田玉美以天花粉为君药，既能生津养阴疗消渴，又可消瘀止痛；熟地、山药、山茱萸、枸杞培补肾精；炒杜仲、补骨脂、续断补肾强筋；当归、蟅虫活血。全方共奏温肾壮腰之功。

案 2. 阴虚燥热生风

张某，男，65 岁。2002 年 6 月 23 日初诊。

主诉：消渴 13 年，出疹 1 周。

现病史：患者有消渴病史 13 年。服用格列齐特缓释片维持治疗，血糖控制不稳定。平时有口干、口苦、喜饮、消谷善饥、便秘等症状。近 1 周出疹，有水疱且瘙痒不已。伴心烦、口苦、口渴喜饮加重，睡眠差。他医诊为玫瑰糠疹，给予抗病毒治疗 6 天无效。皮肤散在黄色大小不等水疱，部分溃破后糜烂、结痂，疱周有椭圆形红晕。形体肥胖，面色红，舌红、苔薄黄，脉微数。

辨证：阴虚燥热生风。

治法：养阴生津，清热解毒。

处方：天花粉 20 g，金银花 20 g，连翘 20 g，生地 15 g，土茯苓 15 g，紫花地丁 15 g，地肤子 15 g，蒲公英 15 g，玄参 10 g，牡丹皮 10 g，川牛膝 10 g，当归 10 g。7 剂，日 1 剂，水煎服，日 3 次。

二诊：皮疹明显改善，未再新发皮损，原水疱渐渐吸收、结痂。守原方，去天花粉,加玉女煎治疗中消症状。1个月后皮疹愈,血糖 6.8 mmol/L。

按语:消渴患者阴虚燥热,热盛则火炎;营阴被灼,阴虚生风,络脉瘀阻,邪入肌肤,发为疮疹。田玉美以天花粉生津润燥、降火解毒。《医学衷中参西录》云:"天花粉,为其能生津止渴……又善通行经络,解一切疮家热毒。"方中天花粉配生地、玄参、牡丹皮清热生津;配金银花、连翘、土茯苓、紫花地丁、蒲公英清热解毒;川牛膝、当归活血。

案 3. 心肾不交

李某,女,52 岁。2003 年 4 月 16 日初诊。

主诉:消渴 9 年,渐进性精神恍惚 1 年。

现病史:患者有消渴病史 9 年。服用二甲双胍、格列吡嗪维持治疗。长期控制饮食,平时有口渴多饮、小便次数多等症状。近 1 年出现渐进性精神恍惚,沉默少言,自觉恶冷发热(实则无寒无热),欲卧不能眠,欲食复厌食,欲行不能步,伴口苦、口渴、尿黄。形体适中,一如常人。舌红、苔薄黄,脉微数。

辨证:心肾不交。

治法:清心益肾,养阴安神。

处方:天花粉 20 g,牡蛎 20 g,熟地 15 g,淫羊藿 15 g,茯神 15 g,酸枣仁 15 g,炒二芽各 15 g,浮小麦 30 g,远志 6 g,木香 6 g,五味子 6 g。10 剂,日 1 剂,水煎服,日 3 次。

二诊:症状改善,能睡 3~4 小时,能按时和家人一起进餐,家人问事能回答。原方加玉竹 12 g、山药 20 g。

2 个月后复诊:精神症状缓解,以天花粉加麦味地黄汤治疗消渴。复查血糖示控制理想。

按语:糖尿病患者中情绪抑郁或抑郁综合征的发生率是一般人群的 3~5 倍。抑郁症属于中医百合病范畴。百合病的主要临床特征:精神恍惚不定,语言、行为、饮食感觉失调,口苦,尿黄,脉数。心主神明,肾藏精生髓,心肾水火既济,协同调节精神情绪的活动。消渴日久,阴液亏损,百脉失养;虚热内生,耗伤心阴，神明无主，而发生消渴兼百合病。方用天花粉一可清热，二可滋阴；牡蛎敛阴潜阳，使心神得养；熟地、淫羊藿温润补虚；酸枣仁、远志、五味子、浮小麦养心安神；木香、炒二芽理气健胃。诸药合用，可使水火相济，神定魂安。

（六）厥证

案 1. 气厥

肖某，女，55 岁。2008 年 5 月 24 日初诊。

主诉：眩晕昏仆半小时。

现病史：患者半小时前得知在老家的一对儿女在地震中丧命，突发眩晕昏仆，现症见面色苍白，呼吸微弱，汗出肢冷，舌淡，脉沉细微。

辨证：气厥。

治法：补气，回阳，醒神。

处方：人参 50 g，附子 50 g，当归 20 g，麝香 3 g，熟地 15 g，甘草 6 g。1 剂，急煎，顿服。药后半小时，四肢逐渐暖和，呼吸恢复正常，意识慢慢清醒，守上方去麝香，人参减为 10 g，附子减为 3 g，当归减为 15 g，加酸枣仁 20 g，7 剂，水煎服，日 3 次。

按语：本案患者深受打击，心神溃散，阳气大脱，从而出现眩晕昏仆、面色苍白、呼吸微弱、汗出肢冷等症，病情危急，故急掐人中，服用参附汤补气，回阳，醒神。方中用人参大补元气，附子温里回阳，麝香芳香醒神，当归、熟地阴中求阳，血中求气，甘草调中缓急，共奏补气温阳之效。田玉美认为，对于气厥患者，人参、附子非大量用不能救逆，然而药后患者苏醒，当减量，同时加用酸枣仁养血安神，巩固疗效。

案 2. 痰厥

蔡某，男，72 岁。2003 年 4 月 5 日初诊。

主诉：突然昏厥 5 分钟。

现病史：患者因咳嗽 1 个多月前来就诊，候诊时突发昏厥。现症见四肢厥冷,不省人事,呼吸气粗,喉有痰声,舌苔白腻,脉沉滑。其家属诉其有 20 多年的支气管哮喘病史。

辨证:痰厥。

治法:豁痰开窍。

处方:法半夏 10 g,陈皮 10 g,茯苓 15 g,枳实 10 g,胆南星 10 g,苏子 10 g,甘草 6 g。1 剂,急煎,顿服。药后半小时,呼吸恢复正常,意识慢慢清醒,时咳嗽,伴有哮鸣音,痰白质稀,胸闷,予射干麻黄汤加味,随证加减 3 个月,未见再发。

按语:本案患者有多年哮喘病史,此次就诊也是为了治疗哮喘,然其在就诊过程中出现昏厥,伴见呼吸气粗、喉有痰声、舌苔白腻、脉沉滑等症状,是痰盛气闭所致,根据“急则治其标”的原则,当急用导痰汤行气豁痰。方中用陈皮、枳实理气降逆,法半夏、胆南星、茯苓燥湿祛痰。患者苏醒后再用射干麻黄汤治疗哮喘急性发作。

七、经络肢体病证

(一)痹证

案 1. 风寒湿阻

金某,男,53 岁。2005 年 4 月 20 日初诊。

主诉:全身游走性疼痛数月。

现病史:患者全身游走性疼痛数月,难以忍受,服用西药双氯芬酸钠肠溶片等虽能止痛,但副作用大,难以坚持。食欲尚可,大便稀。舌质淡红,苔薄白而腻。

辨证:风寒湿阻。

治法:祛风除湿,散寒通络。

处方：桂枝 10 g，芍药 20 g，知母 6 g，金银花 15 g，寻骨风 10 g，连翘 15 g，薏苡仁 30 g，威灵仙 15 g，怀牛膝 15 g，海桐皮 15 g，鸡血藤 20 g，制川乌 10 g，炒白术 15 g。每日 1 剂，水煎服，每日 3 次。服 7 剂后疼痛明显缓解。

按语：桂枝芍药知母汤为《金匮要略》中治疗风湿历节病的主方。本案为痹证，正所谓"风寒湿三气杂至，合而为痹也"。闭塞不通则疼痛，风性善行数变，疼痛呈游走性，风湿夹寒，疼痛尤胜。方中威灵仙、寻骨风、海桐皮祛风湿，舒筋活络止痛；鸡血藤活血通络；用制川乌易附子，温经散寒、除湿止痛作用更强（患者大便质稀，故用量不宜大）；用金银花、连翘易麻黄、生姜、防风，略减辛散之性，防其伤阴；薏苡仁助炒白术健脾化湿；怀牛膝补肝肾。田玉美用此经方之变法，使风祛湿除，寒散络通，痹痛得解。

案 2. 肾精亏虚，痰湿痹阻

吕某，男，25 岁。2013 年 5 月 26 日初诊。

主诉：双侧髋关节强直疼痛、活动不利 3 年。

现病史：患者 5 年前左下肢膝关节逐渐强直，难以弯曲，灼热肿痛。3 年前不明原因出现双侧髋关节强直疼痛，活动不利，医院诊断为强直性脊柱炎。刻下伴口干欲饮，汗出，小便色黄，大便稀溏，日 3～5 次。舌红、边有齿痕、苔黄，脉沉细数。

辨证：肾精亏虚，痰湿痹阻。

治法：滋肾填精，祛风化痰。

处方：熟地 15 g，鹿角胶 15 g，炒白芥子 6 g，肉桂 3 g，牛膝 15 g，千年健 15 g，鸡血藤 20 g，五加皮 10 g，威灵仙 15 g，锁阳 10 g，白芍 20 g，甘草 6 g，炒鸡内金 15 g，炒白术 20 g，薏苡仁 30 g，牡丹皮 15 g，海桐皮 15 g，连翘 30 g。以此方为基础进行加减，服汤剂 1 个月，症状基本消退，嘱咐患者将上方做成膏剂，续服善后。

按语：《金匮要略·中风历节病》指出："寸口脉沉而弱，沉即主骨，弱即主筋，沉即为肾，弱即为肝。"患者素体肝肾阴精亏虚，阴虚火旺，故关节灼热肿痛，肾精不足,筋骨失养加之风湿侵袭则关节僵直,活动不利。阳虚症状不显,以虚热征象为主,治疗中不可妄用温燥,亦不可过于寒凉。因本病病位深在骨髓,非一般补肝肾、强筋骨、祛风湿药所能及,故用阳和汤滋肾填精,祛风化痰。本方以熟地、鹿角胶甘温之品为君,填骨髓,长肌肉,生精血,通血脉,强筋健骨。少用肉桂,引火归原,通脉止痛。炒白芥子,利气豁痰,散结止痛。故本方可治痹木脚气、筋骨腰节诸痛。田玉美治疗此病时加用锁阳,取其益精兴阳、润燥养筋、治痿软之功效。用牛膝、千年健、五加皮、威灵仙、海桐皮等补肝肾,强筋骨,祛风除湿;白芍配甘草,酸甘缓急止痛;同时因其关节红肿,以牡丹皮、连翘清热除蒸。全方寒热配伍,恰到好处,虚实兼顾,故诸症得消,疾病向愈。

案 3. 肾阳亏虚,复为风寒湿邪侵袭

龚某,男,35 岁。2012 年 10 月 21 日初诊。

主诉:肩胛、腰背、颈项酸胀疼痛半年。

现病史:患者自述肩胛、腰背、颈项酸胀疼痛,以腰背为主,夜间为甚。半年前体检时查出强直性脊柱炎,望其形体偏胖,平素纳呆,大便每日 1～2 行、先干后溏,四肢凉,小便调。舌暗、苔白厚,脉沉细。

辨证:肾阳亏虚,复为风寒湿邪侵袭。

治法:温肾助阳,祛风化痰,先、后天同治。

处方:鹿角胶 15 g,炒白芥子 6 g,干姜 3 g,金毛狗脊 10 g,炒杜仲 20 g,补骨脂 20 g,威灵仙 15 g,白芍 20 g,延胡索 15 g,薏苡仁 30 g,鸡血藤 30 g,肉桂 3 g,锁阳 10 g,炙甘草 6 g。患者坚持服药,谨遵医嘱,服药共 45 剂,诸症缓解,形如常人。

按语:该患者阳虚症状明显,肾阳亏虚,腰府失养,骨髓不充,复受外界风寒湿邪侵袭,内虚再致虚邪贼风内外合邪,不通则痛,故患者腰背、肩胛、颈项疼痛。田玉美说,如任其病情继续发展,可至全身骨骼、关节疼痛难忍。脾主四肢,脾阳虚衰,不能温煦四肢,故四肢凉。脾虚运化失职,不能运化水谷精微则大便溏;不能运化水液,痰湿盛于皮下肌腠,则形体虚胖。患者先、后天俱不足,用阳和汤温肾助阳，祛风化痰，先、后天同治。用药偏于温补。因熟地甘温质润，性偏黏腻，有碍消化，弃之不用。以大剂量甘咸之鹿角胶，生精补髓，养血益阳，强筋健骨；白芥子炒用，以祛皮里膜外之痰；干姜味辛，大热之品，发诸经之寒气，兼可温运脾阳；杜仲，如《神农本草经》记载："主腰脊痛，补中，益精气，坚筋骨，强志……久服轻身耐老"，与补骨脂合用，取青娥丸之意，以补肝肾，强筋骨；白芍、炙甘草合用，酸甘化阴，缓急止痛。藤以入络，用鸡血藤活血、补血、通络，骨节病日久者均可用之。全方配伍严谨，用药精练，疗效显著。

（二）痉证

案　肝风内动，痰浊入络

张某，男，12岁。2008年1月26日初诊。

主诉：头部不自主摆动1年，加重3个月。

现病史：头部不自主摆动1年，加重3个月。其母代诉：一年前即发现患儿经常不由自主地摆头，时作时止，同时伴有眨眼，轻微腹痛，注意力不集中，好动，自汗。曾往某儿童医院就诊，用西药治疗（药物不详），症状有所缓解。但近3个月又有加重趋势，经友人介绍来田玉美处求诊。患儿坐立不安，不住眨眼，其间迅速摆头1次，额头轻微汗出，腹软，无头痛，纳食尚可，大便偏干，舌质红、苔薄白，脉细数。

辨证：肝风内动，痰浊入络。

治法：平肝息风，化痰止痉。

处方：羚羊角粉2 g（冲服），钩藤、僵蚕各6 g，天麻、法半夏、当归、牡丹皮各10 g，全蝎3 g，炒白术、白芍、生地各15 g，磁石、生牡蛎、生龙齿各20 g（另包先煎）。7剂，日1剂，水煎服，日3次。

二诊：服药后摆头及眨眼次数均明显减少。不敢独自睡觉，夜间易惊醒，偶尔遗尿。守上方加生龙骨30 g（另包先煎）、郁李仁10 g、山药30 g，天麻加至15 g，全蝎加至6 g，钩藤、僵蚕均加至10 g，14剂。水煎服。

三诊:摆头症状基本消失,眨眼、腹痛均明显好转。守上方 10 剂,水煎服。另以上方 10 剂共研细末,炼蜜为小蜜丸。日服 3 次,每次 10 g。

按语:《金匮要略》云:"病者身热足寒,颈项强急,恶寒,时头热,面赤目赤,独头动摇,卒口噤,背反张者,痉病也。"田玉美认为,本病以虚实夹杂多见,病机多为先天禀赋不足,复因饮食所伤,情志失调,导致肝风内动,痰浊上扰。本病病位在肝,常涉及心、脾、肾三脏。本例初诊用药包括羚角钩藤汤、半夏白术天麻汤、四物汤诸方寓意。其中羚羊角粉、钩藤、僵蚕、全蝎平肝息风止痉,四物汤养血祛风,正所谓"治风先治血,血行风自灭"。天麻、法半夏、炒白术化痰祛风,磁石、生龙牡(生牡蛎、生龙齿)平肝潜阳,镇静安神。加牡丹皮,活血化瘀,使全方静中有动。诸药合用,共奏平肝息风、化痰止痉之功。初诊见效后,二诊加大化痰息风之力,加山药治其遗尿,加郁李仁治心虚胆怯之惊恐失眠(为田玉美多年临床经验所得)。后期以丸剂巩固疗效而收功。

(三)腰痛

案 1. 瘀血阻滞,经脉痹阻,不通则痛

黄某,男,31 岁。2001 年 3 月 14 日初诊。

主诉:腰痛 3 年。

现病史:患者 3 年前无明显诱因出现腰痛,活动后明显,转身加剧,伴有耳鸣,大便两日一行,小便可,纳可。舌淡暗、有瘀点。有腰部外伤史,并有 L5～S1 椎间盘变性伴突出,腰椎轻度肥大性改变。

辨证:瘀血阻滞,经脉痹阻,不通则痛。

治法:活血化瘀,通络止痛。

处方:桃仁 6 g,红花 6 g,土鳖虫 10 g,乌药 10 g,熟地 15 g,当归 6 g,川芎 10 g,赤芍 15 g,白芍 15 g,鸡血藤 30 g,伸筋草 10 g,杜仲 20 g,补骨脂 20 g,乳香 6 g,没药 6 g,延胡索 20 g,丹参 15 g。调治月余,疼痛大减,未见其他不适。

按语:本方由身痛逐瘀汤和青娥丸加减而成。身痛逐瘀汤功在活血行气，祛瘀通络，通痹止痛。主治血瘀痹证，为主方。因患者腰痛达3年之久，病程较长，故用青娥丸补肝肾，强筋骨;方中用伸筋草祛风湿，舒筋活络;鸡血藤行血补血，舒筋活络;乌药、延胡索功在疏肝行气止痛。全方寓行气于活血之中，行气活血而能相得益彰;寓养于行散之中，活血而无耗血之虑，使瘀血消散，气机畅达，脏腑和调。田玉美强调，在治疗瘀血时，除了运用活血药直接消散瘀血外，还要特别注意行气药的使用，因气行则血行，适当的行气药加入活血药之中，能更好地彰显活血散瘀的作用，这与补血时不要一味地用大量的补血药，而于补血药中加入少量益气药，借助"气能生血""血为气之母"而更好地补益气血的原理一致。另外，如果属于新伤所致的瘀肿疼痛，可以适当地加用大黄以活血逐瘀，引瘀血下行，达到通腑而不留瘀的效果。

案2. 肾阴亏虚,阴虚及阳

刘某,女,40岁。1998年2月21日初诊。

主诉:腰痛伴耳鸣1年。

现病史:患者1年前出现腰部疼痛，久坐即发，伴耳鸣、脱发，自觉全身疼痛，怕冷，月经不规律，2~3个月1次，月经量少、色暗、质可，尿频，夜尿2~3次，大便调，寐可，纳可。舌淡红、苔白厚，脉缓。

辨证:肾阴亏虚,阴虚及阳。

治法:滋补肾阴,濡养经脉。

处方:山药30 g,生地15 g,山茱萸15 g,牡丹皮10 g,茯苓15 g,泽泻10 g,女贞子20 g,墨旱莲20 g,杜仲20 g,补骨脂20 g,桑螵蛸15 g,延胡索15 g,制何首乌10 g,千年健15 g,炒白术15 g。随证加减治疗半年,告病愈。

按语:患者腰痛1年，伴有耳鸣、脱发，耳鸣为肾精亏损，不能上荣耳窍所致;脱发，责之肾精不足，肾之华在发，精不足则发易脱;尿频，夜尿多，是由肾阳虚弱、固精摄尿之力减弱所致，肾为阳气之根，肾阳不足，失于温煦，则怕冷。从患者的临床表现来看，为肾阴亏虚，并有阴虚及阳的趋势，故而辨为肾虚腰痛。

本方以六味地黄丸为主方,合二至丸、青娥丸加减而成。六味地黄丸三补三泻,功在滋阴补肾;二至丸有补肝益肾之效,女贞子、墨旱莲合用,补而不滞,润而不腻,为平补肝肾之方;青娥丸补肝肾,强筋骨,止腰痛;千年健祛风湿,强筋骨;制何首乌补益精血,养肝益肾,治脱发;桑螵蛸固肾缩尿,补肾助阳,治疗尿频;炒白术健脾益气,理气止痛,防滋补药太过而滋腻碍胃,使全方补而不滞。

案 3. 肾虚血瘀

肖某,女,38 岁。1997 年 5 月 22 日初诊。

主诉:腰痛 3 个月,加重 1 个月。

现病史:患者 3 个月前无明显诱因出现腰痛,加重 1 个月,腰痛如折,痛处拒按,不能转侧,稍动则牵引左下肢如触电样疼痛,舌质淡、有瘀点,脉弦细。腰椎 CT 检查提示 L2～L3 椎间盘突出。

辨证:肾虚血瘀。

治法:补肾活血,化瘀止痛。

处方:当归 15 g,川芎 10 g,桃仁 10 g,红花 10 g,延胡索 15 g,制乳没各 10 g,五灵脂 10 g,蒲黄 10 g,鸡血藤 30 g,菟丝子 15 g,骨碎补 15 g,杜仲 15 g,怀牛膝 15 g,木瓜 10 g。14 剂,日 1 剂,水煎服,日 3 次。另外,以扶他林软膏局部涂擦按摩,睡木板床。

二诊:用上药 14 剂后,疼痛减轻,能缓慢转侧腰腿,时觉头昏、耳鸣,守上方,去制乳没,加女贞子 15 g、墨旱莲 15 g,14 剂。仍坚持扶他林膏局部应用。

三诊:又 14 剂后,腰痛大减,以酸胀痛为主,时呈刺痛,喜轻轻捶叩,能下床活动,头昏,耳鸣,舌淡,脉沉细。经上治疗,血瘀已除,肾虚为要,治拟补肾壮腰。处方:生地 15 g,枸杞 15 g,山茱萸 10 g,怀牛膝 15 g,菟丝子 15 g,当归 15 g,杜仲 15 g,续断 15 g,骨碎补 15 g,鸡血藤 30 g,延胡索 15 g,木瓜 15 g,女贞子 15 g,墨旱莲 15 g。14 剂,日 1 剂,水煎服,日 3 次。

四诊:服上药 14 剂后,腰痛若失,能做轻松工作,时感腰部酸胀不适,神疲乏力,舌淡,脉沉细。守上方,去木瓜、墨旱莲,加生黄芪 30 g、炒白术 15 g,气血双补,肝肾同治以巩固疗效。

按语:田玉美认为,腰痛一证,病因繁多,症情复杂,概而言之,不外肾虚邪实两端。肾虚为本,邪实为标,施治当辨析虚实缓急主次。"急者治标,缓者治本"。本证肾虚血瘀,初诊以血瘀为急,故首先以活血化瘀、行气止痛治标,继之以补肾壮腰治本,终则伍用益气养血之品,使肾脏精血滋充有源,疗效巩固。田玉美还指出,施治腰痛,除内治外,应重视局部用药、针灸、按摩等多法联用,并注意避免诱发或加重的因素,方能事半功倍,疗效显著。

案 4. 湿热壅遏,经气不畅,筋脉失养

雷某,女,23 岁。2002 年 3 月 21 日初诊。

主诉:左侧腰部疼痛 2 年。

现病史:患者 2 年前出现左侧腰部疼痛,伴口干,时有口苦,喜饮水,不解渴,饮水后小便次数增多,大便难,质偏干,自觉晨起口臭,外阴时痒,白带偏黄,舌淡、苔薄黄,脉沉弱。

辨证:湿热壅遏,经气不畅,筋脉失养。

治法:清热利湿,舒筋止痛,滋养肝肾。

处方:苍术 15 g,黄柏 10 g,怀牛膝 15 g,独活 10 g,桑寄生 15 g,川芎 10 g,白芍 30 g,当归 15 g,杜仲 20 g,补骨脂 15 g,椿根皮 15 g,连翘 20 g,土茯苓 15 g,延胡索 20 g,甘草 6 g。14 剂后病情明显好转。后因出嫁外地,未再就诊。

按语:患者腰痛,伴口干,口苦,大便难、质偏干,晨起口臭,外阴时痒,白带偏黄,舌淡、苔薄黄,为一派湿热之象,乃湿热壅遏、经气不畅、筋脉失养所致,应辨为湿热腰痛。然患者腰痛 2 年,病程较长,虽然患者表现出来的均为湿热之象,然而久病多虚,病情可能虚实夹杂,而并非纯粹的实热之证,故而治疗上不能一味攻邪,还需顾护人体的正气,以清热利湿、舒筋止痛为主,辅以滋养肝肾。本方以四妙丸为主方,功在清利湿热,舒筋通络,强壮腰脊;合以青娥丸补肾止腰痛,同时鉴于患者病程较久,病情虚实夹杂,湿热蕴久,耗伤阴精,出现口干口苦、大便难的症状,用药上取用了独活寄生汤中的药对独活、桑寄生来补肝肾,强筋骨,以及当归、川芎、白芍来养血生津润燥,另外用到椿根皮、土茯苓、连翘清热解毒,除湿止痒,针对患者外阴瘙痒、白带偏黄的症状,做到对症用药。对于女性的白带偏黄,外阴瘙痒、田玉美比较偏爱用椿根皮、秦皮之类来清热燥湿止带,治疗带下阴痒,往往效果极佳。方中还用到延胡索理气止痛,使补益药补而不滞。全方攻邪为主,兼以扶正,达到攻邪而不伤正、扶正而不碍邪之效。标本兼治而又主次分明,往往可获良效。

腰痛的发病常以肾虚为本,以感受外邪或跌仆闪挫为标。腰痛日久,虚实夹杂,治疗应掌握标本虚实,选用祛邪和培本的方法。一般初起以祛邪为主,病久则予补益肝肾,健脾培本,或祛邪与扶正并用,以达到扶正祛邪的目的。治疗本病,除内治外,尚可配合针灸、按摩、理疗、拔火罐、药物熏洗等方法综合治疗,疗效较好。同时,在腰痛的治疗中要善用活血化瘀药物,急性发作期,可选用小剂量的活血药,养血和血,温通血脉;病情缓解后,可加重活血化瘀药物的剂量以增强其作用;腰痛日久,反复发作者,可以活血化瘀为主配合搜风通络的药物,如桃仁、红花、全蝎、蜈蚣之类。

(四)痿证

案 1. 气血俱虚,肝肾不足,邪滞血脉

简某,女,15 岁。2012 年 10 月 14 日初诊。

主诉:左腿乏力半个月。

现病史:患者半个月前无明显诱因出现左腿乏力。曾在综合医院就诊,诊断为"脊髓炎、神经脱髓鞘、多发性硬化"。予以激素治疗后效果不显,且出现面部红疹伴瘙痒。患者由轮椅推入就诊,左侧大小腿皆乏力,无法活动,伴头痛、背痛,纳可,寐差,盗汗,小便频数,夜尿频多、失禁。大便日 1 次,成形,偏干。面色微红,体形壮实,精神略差,智力未减退。舌边红、苔白厚,脉沉细数。

辨证:气血俱虚,肝肾不足,邪滞血脉。

治法:益气和营,滋阴降火,强壮筋骨。

处方：黄芪 15 g，桂枝 10 g，白芍 20 g，大枣 10 g，怀牛膝 15 g，陈皮 10 g，生地 15 g，锁阳 10 g，当归 15 g，山药 30 g，薏苡仁 30 g，千年健 15 g，五加皮 10 g，太子参 15 g，龟胶 15 g（另包，烊服），生姜 1 片（自备）。7 剂，日 1 剂，水煎服，日 3 次。

二诊：上述症状改善，可站立，略能行走。但左侧小腿改善不明显，仍不能久行。小便时潴留、时失禁，大便干。守上方加生白术 15 g，继服 7 剂。

三诊：在母亲陪同下步行前来就诊，下肢仍有酸软麻木感，便稀溏，口干欲饮，咽中有痰，白稠，量多易咯，舌淡、苔微厚，脉沉细。守上方去生白术，加炒鸡内金 20 g、炒白术 20 g，续服 7 剂。

四诊：诉大便秘结，排不尽感，腹胀，口干唇裂，小便频数，夜尿多。加山药 30 g、桑螵蛸 15 g、肉苁蓉 15 g、虎杖 20 g。续服 7 剂。

后患者母亲前来复诊代述。据具体症状稍作调整，继服 1 个月中药以调理巩固。

按语：此病多发生在青壮年，无性别差异，散在发病，起病较急。现代医学认为急性脊髓炎的症状有很多，主要是病变水平以下感觉的缺失、直肠功能发生障碍和肢体瘫痪。脊髓炎是部分多发性硬化病例的首发表现；而脱髓鞘性脊髓炎多为急性多发性硬化脊髓型，临床表现与感染后脊髓炎相似，但进展较缓慢，亦多青壮年发病，表现为单侧或双侧下肢无力或瘫痪，伴麻木感，病变相应部位有背痛和束带感，感觉障碍水平不明显或有两个平面，并出现尿便障碍。

中医对髓的解剖有所认识，但对髓病尚无专用病名。根据临床表现，本病可以归属于中医"痿证""血痹"范畴，故田玉美用黄芪桂枝五物汤、虎潜丸为主方加减化裁治之。田玉美认为本病经西医治疗后已属疾病后期阶段，为气血俱虚、肝肾不足、邪滞血脉之证。故用黄芪桂枝五物汤益气和营通痹。虎潜丸滋阴降火，强壮筋骨。减去温燥、苦寒药物如干姜、黄柏、知母类。再加怀牛膝补肝肾，同时引药下行；当归养血和血；太子参气阴双补，为清补之品；山药补脾，平补三焦，薏苡仁健脾利湿除痹，共扶中土，补而不滞湿助患；千年健、五加皮补肝肾，强筋骨。共奏益气养阴、除痹强筋骨之效。后根据具体病情调整用药，如大便干加生白术,见稀溏并痰湿症状易为炒白术、炒鸡内金以健脾胃,祛湿;后期二便情况未改善,用桑螵蛸散化裁,并加肉苁蓉、虎杖二药通利大便。调理1个月后未再就诊。

案 2. 肝肾亏虚,水火不交

施某,女,35 岁。1989 年 11 月 23 日初诊。

主诉:四肢乏力 5 个月。

现病史:患者 5 个月前不慎摔倒,四肢顿感乏力,后出现左侧面部痛,温觉消失,右侧肢体麻木、感觉功能减退,语言不利,饮水呛咳、吞咽困难。于当地医院就诊,行 CT 扫描脑部未见异常。服维生素类及能量合剂、中药(药物不详)治疗未见明显好转,遂来我院就诊。患者肌肉瘦削,脚不能着地,手不能握物,烦躁不得眠,口渴欲冷饮,小便频数,大便偏稀,舌红、少苔,脉沉细。

辨证:肝肾亏虚,水火不交。

治法:补益肝肾,交通水火,健脾益气。

处方:龟板、玄参、薏苡仁、茯苓、黄芪各 15 g,黄柏、当归、石斛、怀牛膝各 12 g,锁阳 10 g,益智仁、苍术、远志各 6 g。7 剂,日 1 剂,水煎服,日 3 次。

二诊:精神、食欲好转,面部感觉恢复,右侧肢体麻木减轻,可独行数步,口渴如前。有转机,守上方,龟板用 20 g,黄芪用 24 g,加鸡血藤 20 g,7 剂,煎服法同前。

三诊:肢体感觉功能恢复,可以散步百米,仍觉乏力,失眠。守二诊方去远志,加炒枣仁 15 g。

四诊:面色红润,语言清晰,能够慢跑。守三诊方,黄芪加至 50 g,调治半个月,恢复健康。

按语:本病初起乃属中经络。病延日久,真气去,邪气微,五脏俱损,病至于此,属痿证明矣。田玉美于明辨寒热虚实之间细审,悟《景岳全书·痿证》之"若概从火论,则恐真阳衰败及土衰水涸者,有不能堪",若独取阳明,又恐难奏速效;徒治肺肾心肝,惟气血难续。当五脏兼治,气血阴阳并调,乃立补益肝肾、交通水火、健脾益气之法以施治。如此，心肾水火交通，寒热之症平，且中焦昌，生化之源不乏，五脏得溉，筋、脉、骨、肉、皮毛得养，顽疾痿证乃愈。

八、癌症

（一）肺癌

案 1. 痰湿蕴结

梁某，男，27 岁。2012 年 4 月 16 日初诊。

主诉：咳嗽、胸痛半年。

现病史：患者半年前因咳嗽、胸痛，服用一般治咳嗽中成药无效，在医院做详细检查后诊断为肺癌，已行化疗，一周前因受凉，出现发热恶寒，打喷嚏，流清涕，咳嗽咯痰，经治疗后，现感冒症状消失，见咳嗽咯痰，痰质黏稠，胸闷胸痛，纳呆，乏力，舌淡、苔白腻，脉滑。

辨证：痰湿蕴结。

治法：健脾燥湿，行气祛痰。

处方：陈皮 10 g，法半夏 10 g，茯苓 15 g，全瓜蒌 6 g，浙贝母 15 g，紫菀 10 g，款冬花 10 g，白花蛇舌草 30 g，红蚤休 10 g，薏苡仁 30 g，半枝莲 20 g，延胡索 20 g，三七粉 6 g（另包冲服）。7 剂，日 1 剂，水煎服，日 3 次。

按语：此案患者素有伏痰，感受风寒后，外邪引动内饮，故见咳嗽咯痰，经治疗，外感风寒之表证（发热恶寒、打喷嚏、流清涕）消失，但内饮仍在，痰饮阻于肺胃，故见胸闷胸痛、纳呆、乏力，舌脉亦为之佐证。病由脾湿生痰，痰湿蕴肺，治以健脾燥湿、行气祛痰之法，方用二陈汤合瓜蒌薤白半夏汤加减。方中二陈汤燥湿化痰，瓜蒌薤白半夏汤宽胸散结，白花蛇舌草、红蚤休、半枝莲抗癌毒，薏苡仁利湿化痰，延胡索止痛，三七粉活血化瘀。

田玉美认为：①本案虽为肺癌，但证属脾湿生痰，痰湿蕴肺，故治以健脾燥湿、行气祛痰为主,佐以解毒散结,为"治病必求于本"之体现。②本案患者虽为痰湿蕴结,但临床用药不仅要治痰,还应加用治血之品,即"血行则水行"。

案 2. 瘀阻肺络

武某,男,56 岁。2012 年 4 月 20 日初诊。

主诉:咳嗽、胸痛半年。

现病史:患者自诉半年前因咳嗽、胸痛在外院就诊,确诊为肺癌,经西医治疗(化疗、放疗)后,效果不显,现觉咳嗽不畅,胸中满闷,如有异物堵塞胸中,胸部痛如锥刺,痛有定处,唇色发紫,舌暗、有瘀斑,苔薄,脉沉细涩。

辨证:瘀阻肺络。

治法:行气活血,散瘀消结。

处方:桃仁 6 g,红花 6 g,川芎 10 g,赤芍 15 g,怀牛膝 10 g,当归 15 g,熟地 15 g,柴胡 6 g,枳壳 15 g,甘草 6 g。7 剂,日 1 剂,水煎服,日 3 次。

二诊:患者诉咳嗽、胸部疼痛已减轻,但睡眠欠佳。处方:守原方加夜交藤 30 g,酸枣仁 15 g。7 剂,日 1 剂,水煎服,日 3 次。

按语:本案患者为瘀阻肺络之肺癌,痛有定处、唇色发紫、舌暗有瘀斑、脉沉细涩等均为血瘀的表现,故治疗上应遵从行气活血、散瘀消结之法,方选血府逐瘀汤加减。方中桃仁、红花、川芎、赤芍、怀牛膝活血化瘀;当归、熟地养血活血;柴胡、枳壳疏肝理气;甘草调和诸药。二诊时,患者咳嗽、胸部疼痛已减轻,但睡眠欠佳,故在原方的基础上加夜交藤、酸枣仁养心安神。

田玉美认为:①本案患者的咳嗽胸闷是气滞血瘀、痹阻于肺导致的,瘀是其临床表现产生的关键,故以血府逐瘀汤行气活血,散瘀消结治其瘀,瘀去则咳止。不能见咳就宣肺止咳,应体现治病必求于本。②川芎辛温,为防其散真气、耗伤阴液,用量不宜过大。

案 3. 肺脾气虚兼痰凝气滞,癌毒壅结

李某,女,53 岁。2013 年 2 月 10 日初诊。

主诉:发现右肺腺癌伴右胸膜转移 1 个月。

现病史：患者 1 个月前体检时发现右侧胸部出现不规则阴影，遂完善相关检查，诊断为"右肺腺癌伴右胸膜转移"，癌胚抗原 8.56 $\mu g/L$，从发现即开始采用 PE 化疗方案治疗。就诊时咳嗽，咳少量白痰，偶胸闷，易出汗，纳可，眠可，大便稀，小便调，舌红苔白，脉细。

辨证：肺脾气虚兼痰凝气滞，癌毒壅结。

治法：益气固表，健脾止泻，化痰止咳，解毒散结。

处方：生黄芪 40 g，白术 10 g，防风 12 g，麦冬 12 g，赤芍 10 g，白芍 10 g，党参 20 g，苏梗 10 g，桑白皮 12 g，猪苓 15 g，茯苓 20 g，莪术 10 g，桔梗 10 g，川断 10 g，红景天 5 g，诃子肉 10 g，金荞麦 15 g，白英 15 g，怀牛膝 10 g。化疗中仅用两味药来辅助化疗药的抗癌作用。上方 7 剂，日 1 剂，水煎服，日 3 次。

二诊：胸部 CT 复查，瘤体无明显增大，癌胚抗原 8.23 $\mu g/L$，腹泻 2～4 次/日，睡眠差，纳可，气短，舌红质暗、苔白，脉沉细。辨证分析：因化疗药副作用，腹泻加重，故健脾化痰止泻，用"参苓白术散"加减以减小副作用，处方如下：人参 12 g，白术 10 g，茯苓 10 g，砂仁 10 g（后下），陈皮 10 g，桔梗 10 g，白扁豆 10 g，山药 10 g，莲子肉 10 g，薏苡仁 10 g，继续以白英 15 g、金荞麦 15 g 抗癌解毒，加蜂房 6 g 以解脾胃里的毒性。上方 14 剂，日 1 剂，水煎服，日 3 次。

三诊：一般情况可，腹泻已止，乏力，气短，睡眠稍差，舌红苔白，脉沉细，癌胚抗原 6.34 $\mu g/L$。辨证分析：腹泻已止，但宗气仍虚，出现气短。为巩固脾胃的治疗效果，再用参苓白术散加党参 12 g、香附 10 g，以补中益气，培土生金，加柏子仁 12 g 以安眠，并在上方抗癌药组中再加八月札 15 g 以增抗癌防复发之功。上方 14 剂，日 1 剂，水煎服，日 3 次。

四诊：复查右肺瘤体示略缩小，癌胚抗原 6.23 $\mu g/L$。自觉咳嗽痰多，失眠，纳可，大小便调，舌红苔白，脉沉细。辨证分析：患者痰湿壅盛，故用温胆汤加减以化痰理气。法半夏 10 g，竹茹 12 g，桔梗 10 g，健脾化痰；天冬 12 g，麦冬 12 g，石斛 15 g，玄参 12 g，红景天 10 g，养阴润肺；莪术、郁金、蒲公英各 10 g，活血解毒，增化疗敏感性等；枸杞 10 g，党参 12 g，生黄芪 20 g，鸡血藤 15 g，滋补肝肾，益气养血。不用抗癌药物以防止化疗毒性损伤正气。上方 28 剂，日 1

剂,水煎服,日 3 次。

　　五诊:化疗结束,胸部 CT 复查结果提示病情稳定,肿瘤标志物癌胚抗原 6.13 μg/L,患者自觉时有头晕,关节不利,失眠,舌红苔白,脉细。此时属于中药维持治疗期间,用沙参、麦冬、党参各 12 g,红景天 10 g,调补气阴,专门顾肺;用金荞麦15 g、白英 15 g、蜂房 6 g 抗癌解毒,防止复发;加柏子仁、合欢皮、鸡血藤、延胡索、怀牛膝,以解决失眠、关节不利等症。上方 28 剂,日 1 剂,水煎服,日 3 次。

　　六诊:单独中药维持治疗时期,癌胚抗原 5.43 μg/L,自觉乏力等一般症状好转,时有恶心,眠稍差,夜尿频,腰膝酸软。舌红苔白,脉沉细。辨证:化疗后,肝肾亏虚,体质虚弱。治疗上应滋补肝肾,健脾理气,同时也要继续中药抗癌。六味地黄丸合参苓白术散加减:熟地 15 g,人参 15 g,白术 12 g,茯苓 10 g,砂仁 10 g(后下),陈皮 10 g,白扁豆 10 g,山药 10 g,莲子肉 10 g,薏苡仁 10 g,山茱萸 10 g,泽泻 10 g,牡丹皮 10 g,桔梗 10 g,同时继续加白英 15 g,金荞麦 15 g、八月札 15 g,以抗癌防复发,加蜂房 6 g 以解脾胃里的毒性。上方 28 剂,日 1 剂,水煎服,日 3 次。

　　七诊:单独中药维持治疗时期,癌胚抗原 5.23 μg/L,基本正常,CT 复查结果示肿瘤大小基本稳定,患者自觉精神状况明显好转,二便基本正常,睡眠良好,腰膝酸软等症状明显改善。继续上方治疗。

　　按语:田玉美认为此病为肺癌发生转移,肺脾气虚兼痰凝气滞,癌毒壅结。属于本虚标实,正虚为本,痰凝气滞为标。故治当以扶正为主,兼以祛邪。田玉美以保真汤合玉屏风散加减,以固护肺气。同时,化疗药物会损伤正气,故治疗过程中仍以扶正为主。癌症只有在机体阴阳失调、正气亏虚的情况下,才能发生、发展。田玉美治疗肺癌围绕"扶正抑癌法则"展开,尤其对中晚期肺癌的治疗,始终以"扶正抑癌"治疗思想为指导。肺癌一旦发生,便会不断耗损正气,加之手术和放化疗等,令正常细胞和肿瘤细胞同时被杀伤,使正气更虚,出现恶性循环。此时配合中医药扶正固本非常重要,不仅能减少手术、放化疗等的毒副作用,同时能增强其治疗效果,延长生存期。

（二）肝癌

案　痰瘀阻滞，脾虚湿阻，气血不足

叶某，男，53 岁。2004 年 10 月 11 日初诊。

主诉：黑便 4 天。

现病史：患者 6 月份因右胸胁痛、黄疸在同济医院做核磁共振，提示肝门占位性病变，伴胆道扩散。近 4 天来黑便，大便潜血试验（＋＋＋＋）。肝功能：总胆红素 178.3 μmol/L，谷丙转氨酶 201 U/L，谷草转氨酶 197 U/L，血红蛋白 50 g/L，血小板计数 $63×10^9$/L，采用输血、止血护肝、保胃制酸等措施后，黑便量反而增多。精神极度萎靡，嗜睡，语声低微，皮肤黄染湿冷，纳呆，泛恶欲呕，口渴，右胸胁痛，腹胀痛，大便色黑量多，日 5～6 次，尿黄，舌质淡、苔腻黄，脉微，右胁下扪及约 6 cm×5 cm 大小的 2 个积块。血压 8.5/5.3 kPa(64/40 mmHg)。

辨证：痰瘀阻滞，脾虚湿阻，气血不足。

治法：大补元气，回阳救阴，固脱摄血。

处方：野山参 15 g，麦冬 10 g，五味子 10 g，炒干姜 10 g，炒白术 30 g，生地 20 g，甘草 8 g，急煎，频频饮服。

服 1 剂后精神大振，皮肤温和，大便色黑量少，日 1～2 次，大便潜血试验（＋＋），余症同前。治以温中健脾，利湿毒，化痰瘀。药用：生晒参 10 g，炒白术 30 g，炒干姜 10 g，甘草 9 g，鹿角霜 10 g，生地 20 g，茵陈 20 g，薏苡仁 30 g，白芍 15 g，香附 15 g，砂仁 10 g（后下），厚朴 9 g，法半夏 10 g，三七粉 6 g（冲服），乌贼骨 15 g，垂盆草 20 g，白及 30 g，炒麦芽 15 g。3 剂，日 1 剂，水煎服。

服 3 剂后精神转佳，纳增，大便色黄，日 1～2 次，大便潜血试验（－），守上方加减再服 3 剂。

按语：肝癌晚期，脾虚不能统摄血液，血溢脉外。湿毒痰瘀壅结，气血不通，络破血溢而出现上消化道出血。气随血耗，阳气虚脱。田玉美急用生脉散加炒干姜大补元阳，回阳救阴固脱；生地配理中汤温中健脾养血固摄止血。癌症晚期,胃气将绝,故重用炒白术健脾益气。复诊续用理中汤加生地、鹿角霜温中健脾益气,养血摄血,垂盆草、茵陈、薏苡仁清热利湿解毒、退黄降酶,白芍、香附、法半夏、三七粉养血疏肝、化痰瘀、止血,乌贼骨、白及收敛止血,砂仁、厚朴、炒麦芽、法半夏理气和胃。诸药合用,则出血即止。

（三）胰头癌

案　气阴两虚,胃络瘀滞

丁某,男,59 岁。1990 年 10 月 12 日初诊。

主诉:呕血、便血间断发作半年。

现病史:患者曾在湖北某医院确诊为胰头癌。近半年患者呕血、黑便反复发作伴上腹部疼痛,因饮食不慎,于昨日突发上腹部绞痛,呕吐咖啡色血样物 4 次,约 1500 mL。被收入湖北省地质职工医院住院治疗,乏效,特请田玉美会诊。刻诊见上腹部胀痛,拒按,剑突下可扪及鸭蛋大小的 2 个包块,巩膜及皮肤轻度黄染,面色萎晦,形体极度消瘦,头昏乏力,纳呆,大便干结。舌质暗淡、苔黑而滑腻,脉沉细数。

辨证:气阴两虚,胃络瘀滞。

治法:急则治标,益气养阴,活血止血。

处方:西洋参(另煎兑服)10 g,三七粉(冲服)6 g,郁金 12 g,大黄炭 10 g。3 剂后呕减血止,复转而治本。

按语:本例胰头癌患者脾湿久郁,蕴结成毒,全身发黄。肝郁络阻,瘀结脘腹,产生肿块。毒瘀胶结,气阴两伤,损伤胃络而呕血。当此大量呕血之际,急宜治标。田玉美用周氏悬拟方化瘀止血,加西洋参益气养阴,药仅四味而收显效。

（四）白血病

案 1. 气阴两虚

陈某,女,19 岁。2012 年 10 月 21 日初诊。

主诉：体倦乏力、反复低热半年。

现病史：患者半年前无明显诱因出现体倦乏力、反复低热，自行服用药物无效，遂前往上海中医药大学附属曙光医院就诊，经检查诊为白血病，曾到全国各地就诊，效果不佳，经邻居介绍遂前来就诊。现症见体倦乏力，语音低微，自汗盗汗，口渴，手足心热，反复低热，头晕目眩，鼻衄，眠差，纳呆，便溏，舌红苔少，脉细弱。

辨证：气阴两虚。

治法：益气养阴。

处方：西洋参 10 g，麦冬 10 g，五味子 6 g，黄芪 20 g，生、熟地各 15 g，山茱萸 10 g，山药 15 g，牡丹皮 10 g，泽泻 10 g，天花粉 15 g，白茅根 30 g，三七粉 6 g（另包冲服），酸枣仁 15 g，夜交藤 15 g，焦三仙各 15 g。7 剂，日 1 剂，水煎服，日 3 次。

二诊：患者诉服药后体倦乏力、鼻衄、眠差等情况好转，仍便溏。药用：西洋参 10 g，麦冬 10 g，五味子 6 g，黄芪 20 g，生、熟地各 15 g，山茱萸 10 g，山药 30 g，牡丹皮 10 g，泽泻 10 g，天花粉 15 g，白茅根 30 g，三七粉 6 g（另包冲服），酸枣仁 15 g，夜交藤 15 g，焦三仙各 15 g，芡实 10 g。患者父母诉就诊不便，要求多开剂量。14 剂，日 1 剂，水煎服，日 3 次。田玉美嘱随时电联，密切观察患者病情。

三诊：患者家属致电诉患者体倦、乏力明显好转，偶低热。药用：西洋参 10 g，麦冬 10 g，五味子 6 g，黄芪 20 g，生、熟地各 15 g，山茱萸 10 g，山药 30 g，牡丹皮 10 g，泽泻 10 g，天花粉 15 g，白茅根 30 g，三七粉 6 g（另包冲服），酸枣仁 15 g，夜交藤 15 g，焦三仙各 15 g，芡实 10 g，地骨皮 20 g，青蒿 6 g。5 剂，日 1 剂，水煎服，日 3 次。

四诊：田玉美估计药已吃完未见患者家属致电，遂亲自电联患者家属，其父母诉患者感染风寒，引发急性肾衰竭，已离世，田玉美深表惋惜。

按语：本案患者体倦乏力，语音低微，自汗盗汗，口渴，手足心热，反复低热，头晕目眩，鼻衄，眠差，纳呆，便溏，舌红苔少，脉细弱，一派气阴两虚的表现，治疗当采用益气养阴的治法，方用生脉散加减。由于患者兼有阴虚，故将生脉散中的人参换成西洋参，取其益气清火、养胃生津之效，方中麦冬、五味子、黄芪益气生津，六味地黄丸滋阴补肾，白茅根、三七粉止血，酸枣仁、夜交藤养心安神，焦三仙开胃健脾。二诊时患者仍便溏,故加大山药用量,同时加用芡实以益肾固精,补脾止泻。三诊时,由于患者仍时发低热,故加用地骨皮、青蒿清热凉血。

案 2. 热毒蕴于血脉

宁某,女,32 岁。2014 年 3 月 20 日初诊。

主诉:发热、咽痛 1 个月,全身瘀斑 1 周。

现病史:患者 1 个月前无明显诱因出现发热、咽痛,自服感冒药无明显好转,1 周前出现全身瘀斑,到华中科技大学同济医学院附属协和医院就诊,查血常规:红细胞计数 2.40×10^{12}/L,白细胞计数 92.7×10^9/L,血红蛋白 96 g/L,血小板计数 38.2×10^9/L。腹部 B 超示脾大。骨髓穿刺:有核细胞增生明显活跃,粒、红细胞比值为 0.7,原幼淋细胞占 81%。诊断为急性淋巴细胞性白血病,拟行化疗。患者听同病房病友说配合中医治疗效果更佳,遂前来就诊。现症见发热,体温39.5℃,咽痛,口干,气喘,面赤目赤,头昏,乏力,全身可见大小不一的瘀点瘀斑,盗汗,纳呆,寐差,小便黄赤,大便干结,舌暗苔黄,脉细数。

辨证:热毒蕴于血脉。

治法:清热解毒,活血祛瘀。

处方:升麻 40 g,鳖甲 20 g(先煎),蜀椒 6 g,当归 15 g,雄黄 1 g(分 2 次冲服),生甘草 6 g,白花蛇舌草 20 g,半枝莲 30 g,太子参 20 g。7 剂,日 1 剂,水煎服,日 3 次。

二诊:药后症状缓解,继服上方。

三诊:患者诉化疗后出现恶心呕吐,用药:升麻 40 g,鳖甲 20 g(先煎),蜀椒 6 g,当归 15 g,雄黄 1 g(分 2 次冲服),生甘草 6 g,白花蛇舌草 20 g,半枝莲 30 g,太子参 20 g,法半夏 10 g,生姜 3 片。其后随证治疗并结合化疗,至今未见复发。

按语:本案患者感受温热毒邪,故发热;灼伤血络,则出现面赤、皮肤瘀斑等症状;热邪耗伤阴津,则出现口干、盗汗等症状。其以邪盛为主,故当以祛邪为治疗大法,采用升麻鳖甲汤透热解毒,养阴活血。方中重用升麻,借其升散之力以达透邪解毒之功,故《神农本草经》谓其"主解百毒"。鳖甲既可行血散瘀,又可领诸药入阴分以搜毒。蜀椒既可解毒止痛,又可领诸药出阳分而透邪。当归活血,雄黄、生甘草解毒,共为治阴阳毒之主方。

九、其他

（一）皮肤病

案 1. 风湿郁热,气血失调

周某,女,29 岁。2008 年 6 月 18 日初诊。

主诉:皮疹反复发作 2 年。

现病史:患者 2 年前因接触某装饰材料后出现皮疹,西医诊断为接触性皮炎,经治疗病情控制,但其后仍反复出现四肢、颜面丘疱疹。疹面红肿、痒、有热感,抓破后流黄水。舌质红、苔黄厚,脉滑数。

辨证:风湿郁热,气血失调。

治法:清热利湿,祛风止痒。

处方:黄连 6 g,金银花 15 g,连翘 20 g,蒲公英 30 g,薏苡仁 30 g,土茯苓 15 g,白鲜皮 15 g,地肤子 15 g,牡丹皮 15 g,玄参 15 g,徐长卿 15 g,炒白术 15 g,大青叶 10 g。14 剂。

二诊:服上方 14 剂,病情减轻,此次又因食芹菜病情发作,皮损处肤色暗红、肿、痒、流水、有热燥感,夜晚痒甚,影响睡眠;口干苦,大便每天 2～3 次,质稀。药用:黄连 10 g,金银花 15 g,连翘 30 g,蒲公英 30 g,薏苡仁 50 g,土茯苓 15 g,白鲜皮 15 g,地肤子 15 g,牡丹皮 15 g,玄参 15 g,徐长卿 15 g,苍术 15 g,生地 20 g,陈皮 10 g,紫花地丁 30 g。嘱:新鲜马齿苋捣汁外敷。7 剂。

三诊:服药 7 剂,病情明显减轻,皮损处皮肤呈暗褐色,表面粗糙;大便日 1 次,质可;夜晚烦躁口干,小便频。药用:黄连 6 g,金银花 15 g,连翘 30 g,蒲公英 30 g,薏苡仁 30 g,土茯苓 15 g,白鲜皮 15 g,地肤子 15 g,牡丹皮 15 g,玄参 15 g,徐长卿 15 g,苍术 10 g,生地 20 g,陈皮 10 g,紫花地丁 30 g,红花 6 g,阿胶 15 g。服药 14 剂后,病愈停药。随访 1 年,未复发。

按语:中医无接触性皮炎病名,通常将其归属于"漆疮""膏药风""马桶癣"的范畴。《诸病源候论·漆疮候》言:"人有禀性畏漆,但见漆便中其毒……亦有性自耐者,终日烧煮,竟不为害也。"《外科正宗》有言:"漆疮由来自异,有感而弗感也……故感其毒。"本案以清热利湿为主,采用五味消毒饮加减治疗。

案 2. 热毒内蕴,深入营血

夏某,女,41 岁。2009 年 6 月 30 日初诊。

主诉:全身反复长疮 10 年余。

现病史:患者父亲有类似病史,西医诊断为遗传性过敏性皮炎,患者因此病不能正常工作,待业在家。现见患者面色晦暗,皮肤干燥甲错,大小不等的疮散布在四肢、躯干,小者如一枚硬币大小,大者有两枚硬币大小,在颈后和下身,色紫暗,不痛,痒甚,手搔抓后流黄水,另有口干苦,眼干涩,心情烦躁,眠差。医生建议行切除治疗,患者拒绝。近 2 年来经量逐渐减少,常数月不至。此次月经 3 个月未至,经西医注射针剂治疗后,现月经至,但时间已长达 20 天,仍淋漓不尽,血块多,少腹胀满。舌质暗红、边有瘀斑,苔薄黄干,脉沉涩。

辨证:热毒内蕴,深入营血。

治法:化瘀凉血,清热解毒。

处方:桃仁 10 g,红花 10 g,炒莪术 15 g,蒲公英 30 g,生地 15 g,赤芍 10 g,白芍 10 g,当归 10 g,川芎 10 g,陈皮 10 g,皂角刺 10 g,牡丹皮 15 g,三七粉(冲服)6 g,地榆炭 20 g,侧柏叶 10 g,大黄炭 10 g,薏苡仁 30 g,生牡蛎(先煎)30 g。加减用药 20 余剂,大疮逐渐变软缩小,月经正常,后转以养血滋肾阴、清热解毒、凉血散瘀汤剂、丸剂坚持治疗半年后停药。随访 2 年,病情稳定。

按语:过敏性皮炎属中医学"痒风""风瘙痒"范畴,《素问》云:"风邪客于肌中,则肌虚,真气发散,又被寒搏皮肤,外发腠理,开毫毛,淫气妄行之,则为痒也。"《诸病源候论》云："风瘙痒者，是体虚受风，风入腠理，与血气相搏，而俱往来，在于皮肤之间。邪气微，不能冲击为痛，故但瘙痒也。"《外科正宗》云："皆原风湿凝聚生疮，久则搔痒如癣，不治则沿漫项背。"本案田玉美采用桃红四物汤加减治疗，主以化瘀凉血，活血通络。田玉美辨证精准，故获效良好。

案 3. 气滞阴虚水停，面络失荣

武某，女，31 岁。2014 年 1 月 16 日初诊。

主诉：颜面部片状淡黑色斑 2 年。

现病史：患者两年前发现面部无特殊原因出现散在淡黄色斑，面颊部尤重，且颜色逐渐加深至淡黑色，融合成片，形如蝴蝶，曾用各种祛斑霜，口服多种维生素未见明显效果。颜面部片状淡黑色斑，鼻翼两侧及面颊部斑色为甚，边界清楚，不高出皮肤，不痛不痒。伴心烦易怒，夜间胸口发热以致时欲掀开衣被但又不敢掀开，掀开即觉有入骨的冰凉感。食后腹胀，少许嗳气。白带量稍多，色淡。舌尖红、边有齿痕，苔薄白，脉细涩。

辨证：气滞阴虚水停，面络失荣。

治法：疏肝理脾，寒热平调。

处方：汉防己 9 g，石膏 15 g，人参 10 g，桂枝 12 g，醋柴胡 12 g，枳实 10 g，赤芍 10 g，炙甘草 10 g，石决明 20 g，车前子 10 g，陈皮 12 g，焦山楂 10 g，墨旱莲 20 g。10 剂，每日 1 剂，开水冲泡后分 2 次温服。外用白附子、茯苓加适量开水冲泡成糊后外搽，每日 2 次。嘱忌辛辣刺激食物，保持大便通畅，睡眠充足。

二诊：药后颜面部色斑变化不显著，但夜间胸口发热减轻，睡眠质量大有提高，偶有心烦，情绪较前转佳，舌脉同前。药用：汉防己 9 g，石膏 15 g，党参 10 g，桂枝 12 g，醋柴胡 12 g，枳实 10 g，赤芍 10 g，炙甘草 10 g，陈皮 12 g，焦山楂 10 g，墨旱莲 20 g，白僵蚕 10 g。继服 10 剂，外用药同前。

三诊：面颊部斑色开始转淡，余症减轻。此后以此方为基础稍有加减，前后共服药 70 剂，淡黑色斑变淡，已不明显，余症消失。为巩固效果，嘱患者每周煎煮薏苡仁食用两次。

按语：黧黑斑是一种皮肤色素异常沉着性皮肤病，常表现为颜面出现黄褐色或淡黑色斑片，平摊于皮肤上，抚之不碍手，好发于面、颈部，偶可累及上胸部。类似于西医学的黄褐斑。大多数观点为本病与肝、肾、脾三脏相关，尤与肝脏关系密切。对于黧黑斑的发病机制，西医学认为多数与内分泌失调有关，雌激素和孕激素在体内增多，刺激黑色素细胞分泌黑色素和促进黑色素的沉着堆积，这是主要原因。中医学认为肝气郁结，郁而化热，灼伤阴血，致使颜面气血不和，或气滞血瘀，络脉瘀滞引起黧黑斑；脾虚失运，或水湿、痰饮阻络，则水谷精微不能上输，气血生化乏源，无以上荣于面，或痰饮渍脏，气血不调致生黑斑；肾精不足，肾水亏虚，阴液不能上荣，虚火上熏于面，火燥结成斑。因此肝、肾、脾三脏的功能失常，均会引起气血悖逆，气血郁滞，颜面失于荣养，可导致颜面发生黧黑斑。黧黑斑的主要病机为气血不能上荣于面，故以五行"水色"立论辨治黧黑斑疗效甚佳。

本案患者症状繁多，有寒有热，但其病机不外乎气滞阴虚湿阻。肝郁气滞，木旺乘土，故有食后腹胀，少许嗳气；郁而化火导致患者心烦易怒；伤阴则可见夜间胸口发热，舌尖红；湿阻经脉，阳气不布，故有入骨的冰凉感，舌边有齿痕。《金匮要略·痰饮咳嗽病》第二十四条："膈间支饮，其人喘满，心下痞坚，面色黧黑，其脉沉紧，得之数十日，医吐下之不愈，木防己汤主之。虚者即愈，实者三日复发，复与不愈者，宜木防己汤去石膏加茯苓芒硝汤主之。"对于此条中的面色黧黑，《医宗金鉴》解释为"水邪深结之色也"。仲景用此方治疗寒热错杂的支饮重症。方中汉防己辛、苦，寒，苦以降泄，可利水消饮，桂枝辛温，通阳化气，一苦一辛，开行水气而散结气；人参补虚，石膏清热，人参有石膏则补而不滞，石膏有人参则清而不猛；桂枝与石膏一温一寒，平调寒热，体现了仲景治疗痰饮病的"和"法，以木防己汤为主方治疗此案中的黧黑斑正是用汉防己、桂枝开散胶结于面部而难解的水、饮，用桂枝、石膏平调患者寒热错杂的病理属性。对于性情较急或者是出现心烦的患者，加用四逆散，临床观察发现四逆散可以调节患者心理，改善患者情绪，这有利于症状的稳定和病情向愈的发展。

案 4. 邪客肌表，营血郁滞

祝某，男，30 岁。1989 年 11 月 30 日初诊。

主诉：间断性手足红疹 6 年余。

现病史：患者诉 1983 年始入冬手足即出现红疹点，瘙痒难耐，春季自消，以后每年 10 月其病复作。曾用激素、异丙嗪及中药祛风清热解毒之剂乏效。病延数载，因影响睡眠，患者精神萎靡，食纳不佳。上下肢潮红，疹点密集，不融合，瘙痒处有黄水渗出，痒甚则放凉水中得暂缓，遇热则加重，家庭成员中无类似病史。舌质红、苔白、脉沉细。

辨证：邪客肌表，营血郁滞。

治法：扶正祛邪，清热解毒。

处方：败酱草 30 g，薏苡仁 30 g，鸡血藤 30 g，当归 12 g，木通 6 g，熟附片 6 g，川芎 10 g，赤芍 10 g，白芍 10 g，川牛膝 10 g，生地 15 g，威灵仙 15 g，土茯苓 15 g，忍冬藤 20 g。7 剂。同时用芒硝 30 g（冲入）。此外，用乌梅 20 g、白及 20 g、甘草 15 g 煎水熏洗患部，日 2 次。10 天后告愈，1 个月后随访未复发。

按语：风寒湿客于人体，入冬阳气潜藏，卫阳闭遏，邪不得出，郁滞不解而成本病。外无寒热，却见患部潮红起疹，痒痛难忍，乃邪客阳郁，营滞成热所致。春季阳气开发，腠理发泄，邪得外出，故疹痒自愈。言其治法，若只以祛风清热解毒之剂，邪未必能去，须扶正开发腠理，逐邪外出。取薏苡附子败酱散振奋阳气，逐邪外出；忍冬藤、威灵仙祛邪通络；四物汤加川牛膝、赤芍养血活血，此即"治风先治血，血行风自灭"之理；用木通既通利血脉，又导邪下出。配合解毒消肿、收敛生肌的熏洗药，如此，则正气盛，腠理开，血脉通，邪无所依，顽疾乃愈。

案 5. 阴虚火旺

邓某，女，33 岁。2007 年 12 月 18 日初诊。

主诉：面部蝶状红斑伴反复胸闷心慌 5 天，加重 3 天。

现病史：患者 5 天前无明显诱因出现面部蝶状红斑，伴胸闷心慌，无胸痛，甚则胁胀，叹气则舒，脱发，口腔溃疡反复发作，平素情绪易波动，近 3 天来患者受凉后上述症状加重。刻下见心烦,寐差,多梦易醒,潮热盗汗,口淡无味,纳后心下痞,手心出汗,右侧乳房痛,双臂酸胀,晨起明显,大便一日 3 行。

辨证:阴虚火旺。

治法:养阴清热,行气活血。

处方:金银花 15 g,连翘 15 g,蒲公英 20 g,紫花地丁 20 g,玄参 15 g,生地 15 g,丹参 15 g,三七粉 6 g(另包),酸枣仁 15 g,茯神 15 g,白芍 30 g,甘草 6 g,炒麦芽 15 g,炒谷芽 15 g,焦山楂 15 g,神曲 15 g,炒鸡内金 15 g,怀牛膝 15 g,薏苡仁 30 g,山药 20 g。7 剂,日 1 剂,水煎服,分 3 次温服。随证加减 5 个多月,上述症状明显缓解,近半年来激素量维持在 12.5 mg/d。

按语:田玉美认为患者病程日久,正气不足,外感六淫之邪,导致体内阴阳失调,正虚邪恋。气为血之帅,气不足则不能摄血,导致血溢脉外,故出现面部红斑。气不足,则不能推动气血运行,导致气机运行不畅,脾胃运化失调,故出现心下痞,口淡无味,加用薏苡仁 30 g,炒麦芽 15 g,炒谷芽 15 g,焦山楂 15 g,神曲 15 g,炒鸡内金 15 g,健脾消食。患者平素情绪易波动,郁而伤肝。肝为刚脏,主疏泄,布胁肋,绕阴器,行于大腿内侧。肝疏泄失常,气行不畅,导致气机阻滞,不通则痛,故出现右侧乳房痛,双臂酸胀,加用白芍 30 g,甘草 6 g,养阴柔肝止痛。肝气郁结,郁而化火,热扰心神,导致胸闷心慌,心烦,寐差,多梦易醒,潮热盗汗,故加用生地 15 g,丹参 15 g,三七粉 6 g,酸枣仁 15 g,茯神 15 g,行气活血,养心安神。七情过极,内生火热,故用金银花 15 g,连翘 15 g,蒲公英 20 g,紫花地丁 20 g,以养阴清热。

案 6. 湿热壅盛,上蚀下注

李某,男,56 岁。2007 年 9 月 23 日初诊。

主诉:口腔、阴囊溃烂流水 2 年。

现病史:2 年来,口腔、阴囊溃烂流水,多家医院诊为“贝赫切特综合征”,几经治疗,疗效不佳。初诊:口腔黏膜见散在溃疡点,口唇暗红,外生殖器溃烂,伴瘙痒流水,肤色紫暗,下肢肿胀,扪之灼热。口干苦,头晕,尿黄赤热痛,大便畅,素体肥胖,性情急躁,舌红、苔黄腻,中心剥脱,脉弦滑数。

辨证:湿热壅盛,上蚀下注。

治法:疏肝理脾,除湿清热。

处方:炒栀子10 g,龙胆草10 g,黄芩6 g,泽泻10 g,车前子15 g,木通10 g,当归15 g,生地15 g,柴胡10 g,甘草10 g,薏苡仁30 g。连服6剂。

二诊:口腔溃疡痊愈,阴茎龟头溃烂面缩小,流水减少,小便仍黄赤,热痛感轻,大便不爽,前方加淡竹叶6 g,白茅根30 g,连服12剂。

三诊:除上唇和阴茎龟头皮肤乌紫外,诸症全消。随访半年未见复发。

按语:本病属于中医狐䘌病,最早出现在张仲景所著的《金匮要略》中,现代医学之"贝赫切特综合征"即属于本病的范畴。急性发作期或活动期患者多见,以口、二阴溃疡并存或口、眼、二阴三者症状同时存在为特征。本案患者身体肥胖,湿热壅盛,上蚀下注,热毒循经上冲则口唇出现溃疡,下注则外阴糜烂。田玉美以龙胆泻肝汤加味治之。方中炒栀子、龙胆草、黄芩上清肝胆实火,下利下焦湿热;泽泻、车前子、木通、薏苡仁清热利湿;当归、生地滋阴养血,柴胡引诸药归肝。淡竹叶、白茅根凉血利尿。全方共奏清利湿热、养血和肝之功。

案7. 中焦土虚,阴火上冲

郑某,女,36岁。2010年12月22日初诊。

主诉:口腔溃疡反复发作6年,伴外阴溃疡、双目干涩、头目昏花半年余。

现病史:口腔有一处直径为3 mm的凹陷性溃疡,色淡红;小阴唇处见一个1 mm×2 mm大小的溃疡,基底部平坦,周围颜色淡红;外阴疼痛。患者面色萎黄无华,神疲乏力,纳呆腹胀,大便不调,小便清长。舌淡苔白,脉细无力。

辨证:中焦土虚,阴火上冲。

治法:扶土健脾,引火归原。

处方:白术10 g,党参15 g,白扁豆(炒)10 g,陈皮6 g,升麻6 g,怀山药15 g,薏苡仁15 g,炙黄芪15 g,炙甘草10 g,肉桂4 g,连服5剂。

二诊:自述外阴疼痛缓解,口腔及外阴溃疡面缩小,但夜间眠稍差,纳少,守上方,加砂仁 10 g,酸枣仁 15 g,连服 12 剂,同时予以苦参汤加味外洗:苦参 50 g,黄柏 20 g,白鲜皮 20 g,白及 15 g,12 剂,用水煎后熏洗 40 分钟。

三诊:外阴疼痛消失,溃疡愈合,仅有淡红色愈合痕迹,偶有乏力,纳呆,舌淡苔白,脉细无力。嘱以补中益气丸调理 3 个月,后随访半年未复发。

按语:此病乃湿热虫毒所致,湿热内蕴,日久病去邪留,脾肾阳衰,则面色萎黄无华,神疲乏力,纳呆腹胀,大便不调,小便清长,舌淡苔白,脉细无力;又湿热虫毒上熏口腔(口腔为胃气出入之门户),则口腔黏膜破溃成疡,下蚀二阴,则二阴溃疡;中焦土虚,阴火上冲则双目干涩,头目昏花;溃疡色淡红,呈凹陷性,疼痛不休,反复发作 6 年,舌淡苔白,脉细无力。治则宜扶土健脾,引火归原。宜用参苓白术散加减。党参补脾气,白术燥湿健脾,二药合用,益气补脾之功著,脾土健旺,则阴火自熄,为君药;怀山药能益气补脾,白扁豆(炒)能健脾化湿,薏苡仁能健脾利湿,二药助参、术健脾助运,共为佐;炙黄芪补气健脾升阳,升麻清热解毒升举阳气,二药共奏升阳举陷之效,促进溃疡愈合;陈皮理气健脾燥湿,增进食欲,肉桂引火归原,导热下趋,炙甘草益气和中,调和诸药。并予以苦参汤熏洗患处,苦参清热燥湿,解毒杀虫,更治二阴虫痒溃烂之疾。

案 8. 肝肾阴虚,内夹湿邪

金某,男,54 岁。2001 年 5 月 19 日初诊。

主诉:贝赫切特综合征 25 年。

现病史:患者患贝赫切特综合征已 25 年,当时主要表现为双下肢严重血管炎,疼痛剧烈,伴有皮损,巩膜充血,头痛不安,针刺试验阳性。经多家医院治疗有所缓解,但时有反复。现头晕麻木,重滞如裹,记忆力明显减退,午后低热,五心烦热,口腔黏膜溃疡,视物模糊不清,下肢皮肤色素沉着,伴有轻度浮肿,小便黄,大便溏,日行 1~2 次。口苦咽干,心烦失眠,苔薄白,脉弦数。

辨证:肝肾阴虚,内夹湿邪。

治法:养阴清热,燥湿开窍散瘀。

处方:山茱萸 12 g,熟地 12 g,干山药 12 g,泽泻 9 g,牡丹皮 9 g,白茯苓 9 g,

百合 7 枚,生地 12 g,炒苍术 10 g,黄芪 12 g,黄芩 9 g,甘草 6 g,石菖蒲 12 g,潼蒺藜、白蒺藜各 15 g。服药 7 剂。

二诊:诉头晕麻木、口腔黏膜溃疡等症均有明显减轻。门诊随访以原方出入,病情基本缓解,惟头晕时有发作,但较原先为轻,记忆力有所恢复。

按语:此证属肝失疏泄,湿热内蕴,久则阴虚内热,湿热互结。曾有报道路志正教授也提出从湿论治本病,他认为对于气阴两虚、湿热内蕴证,治宜益气阴,清湿热,理肝脾。狐蜜病表现为口咽及外阴处的溃疡暗红、糜烂灼痛且病情反复、迁延不愈;双目干涩红肿刺痛,视物模糊或视力下降;下肢或有红斑状结节;伴五心烦热,目眩,口苦咽干,心烦不寐,腰膝酸软;舌红少津或有裂纹,苔少或薄白,脉弦细或细数。此病案患者为狐蜜病慢性迁延期,多见肝肾阴虚之证,兼湿热之邪留恋,表现为虚实夹杂证,治疗应攻补兼施,扶正祛邪。治宜养阴清热,燥湿开窍散瘀。方选六味地黄丸合百合地黄汤。山茱萸、熟地、干山药滋阴补肾,填精益髓,又以泽泻利湿泻浊,防熟地滋腻恋邪;炒苍术、黄芩清热燥湿,加用黄芪补气升阳举陷;潼蒺藜、白蒺藜入肝,有祛风清肝明目的功效;石菖蒲化湿宁神益智。

（二）妇科杂病

案 1. 寒凝血瘀

陈某,女,27 岁。2015 年 1 月 26 日初诊。

主诉:闭经 3 个月。

现病史:患者诉平时月经周期不规律,或一月一行或两月一行,色暗,有血块,痛经,腰骶部发凉,现已 3 个月未至,否认怀孕可能。舌质暗、苔薄白,脉弦细。

辨证:寒凝血瘀。

治法:温经散寒,活血调经。

处方:当归 15 g,川芎 10 g,桃仁 10 g,红花 6 g,炮姜 3 g,炙甘草 6 g,橘核

10 g,荔枝核 15 g,青皮 10 g,小茴香 3 g,延胡索 15 g,益母草 15 g。14 剂,水煎温服,日 1 剂,日 3 次。

二诊:其母代诉现患者月经已至,行经第 5 天,小腹疼痛,月经量多。以归脾汤加减予之。

按语:根据患者的临床表现,可以明显看出,其为寒凝血瘀型闭经,故以生化汤主之。加红花、延胡索以助桃仁化瘀止痛调经;加橘核、荔枝核、青皮以助川芎行气活血调经;加小茴香以助炮姜温经散寒调经;益母草为调经之要药也。全方共奏散寒活血调经之功。

案 2. 冲任虚寒,瘀血阻滞

郑某,女,29 岁。2014 年 11 月 9 日初诊。

主诉:停经 3 个月。

现病史:患者诉月经已 3 个月未至,确定未怀孕,以活血行气等法治之不效,多梦,双脚及小腹怕冷,纳呆。舌质红,体胖大,苔薄白,脉沉弦乏力。

辨证:冲任虚寒,瘀血阻滞。

治法:温经散寒,活血调经。

处方:吴茱萸 6 g,桂枝 6 g,川芎 10 g,当归 15 g,赤芍、白芍各 15 g,牡丹皮 15 g,炮姜 3 g,法半夏 10 g,麦冬 10 g,丹参 15 g,阿胶(烊化)15 g,炙甘草 6 g。14 剂,水煎温服,日 1 剂,日 3 次。

二诊:患者诉经行已正常,诸症得减,惟仍多梦。继以此方加减调之。

按语:四诊合参,可知患者为冲任虚寒,瘀血阻滞且偏于正虚的闭经。故治以温经汤为主方。方中赤芍、白芍同用,既可活血调经,亦可养血调经;对于用丹参而不用党参,田玉美认为"一味丹参而功同四物",《神农本草经》中亦言其能"益气",且此时气虚的表现并不明显,故此处用丹参较为合适。

案 3. 气血虚弱

黄某,女,41 岁。2013 年 3 月 16 日初诊。

主诉:月经 3 个月未至。

现病史:患者诉 2012 年 12 月 5 日因行无痛人流术不彻底而行清宫术,至今月经未来潮,否认怀孕可能,面部长斑,苍白,口唇无华,睡眠浅,纳食一般,乏力,白带少。舌质淡、苔薄白,脉细。

辨证:气血虚弱。

治法:益气养血调经。

处方:党参 15 g,炒白术 15 g,茯神 15 g,炙甘草 6 g,熟地 15 g,砂仁(后下) 3 g,当归 15 g,白芍 20 g,黄芪 30 g,远志 3 g,五味子 6 g,陈皮 10 g,桂圆肉 15 g,黄精 15 g,合欢皮 10 g。14 剂,水煎温服,日 1 剂,日 3 次。

二诊:患者诉经水已至,量可,色淡,嘱其继续服药调理。

按语:本案患者流产后气血损伤,化源不足,故致闭经。气血不足,面部失养,故见面部长斑,苍白,口唇无华;心神失养,故睡眠浅;肺脾气虚,故纳食一般,乏力;下元失养,故白带少;舌质淡,苔薄白,脉细,皆是气血不足之象。故以此方主之。加砂仁以防熟地滋腻碍胃;桂圆肉补血养心;黄精配合欢皮,田玉美言其"可使人心情舒畅、欢乐无忧"以助祛斑。

案 4. 肝郁血虚兼瘀

郑某,女,44 岁。2016 年 2 月 20 日初诊。

主诉:月经不至 5 个多月。

现病史:患者诉情志抑郁,闷闷不乐,无精打采,面色晦暗无华,色斑较多,最后一次月经量少,色暗,如酱油色,曾有流产史。舌暗红,少苔,脉沉细。

辨证:肝郁血虚兼瘀。

治法:疏肝解郁,活血化瘀通经。

处方:柴胡 6 g,枳壳 15 g,白芍 15 g,炙甘草 6 g,当归 15 g,茯苓 15 g,炒白术 15 g,薄荷 6 g(后下),香附 15 g,天花粉 20 g,延胡索 15 g,丹参 15 g,焦山楂 20 g。14 剂,水煎温服,日 1 剂,日 3 次。

二诊:目前月经已至,量可,色偏暗,精神状态较前也有改善,嘱其将药服完,以后以逍遥丸自服调理,并嘱其移情易性,开阔心胸,舒畅情志。

按语:本案患者症状较为典型,为肝郁血虚型闭经,且其瘀滞之象也较为明显。故方中加延胡索、丹参、焦山楂以加强活血化瘀通经之功;加枳壳、香附助其行气解郁通经;加天花粉,以其能治疗少苔津亏,又能"补虚通月经";去生姜者,恐其温燥耗伤阴血也。

案5.痰湿阻滞兼有热象

周某,女,43岁。2014年10月19日初诊。

主诉:经水未至3个多月。

现病史:患者确定未怀孕,现诉小腹时有胀痛,阴痒,带下量多,色黄兼白,有异味,打嗝,大便黏,不成形,解之不爽。舌质淡红、苔白,脉沉弦。

辨证:痰湿阻滞兼有热象。

治法:燥湿化痰,清热通经。

处方:苍术、白术各10 g,陈皮10 g,厚朴15 g,炙甘草6 g,香附15 g,砂仁(后下)3 g,白鲜皮15 g,地肤子15 g,土茯苓15 g,忍冬藤20 g,连翘20 g,黄柏6 g,山药20 g。14剂,水煎温服,日1剂,日3次。

二诊:月经刚至,量少,阴部已不痒,带下色仍黄,嘱其继续服药治疗,清淡饮食,注意个人卫生。

按语:四诊合参,本案患者属痰湿阻滞之证,兼有热象。故加土茯苓、忍冬藤、连翘、黄柏清热祛湿;加山药可能有人不解,《药性赋》中言"山药而腰湿能医",山药还可防诸温燥祛湿药伤阴;白鲜皮、地肤子燥湿解毒止痒;加香附以助行气解郁,砂仁芳香化湿。全方共奏燥湿化痰、清热通经之功。

案6.肝郁气滞,瘀血内阻

某女,44岁,会计。1995年3月初诊。

主诉:月经前期乳房胀痛1年。

现病史:患者诉近一年来月经前期乳房胀痛,经期痛经,经血中有瘀血,且量多,月经后精神不振,嗜睡,肢体乏力。1991年发现有乙肝。舌苔薄白,脉弦涩。

辨证:肝郁气滞,瘀血内阻。

治法:疏肝理气,活血化瘀止痛。

处方:

① 月经前:当归 15 g,白芍 20 g,柴胡 6 g,茯苓 15 g,炒白术 15 g,炙甘草 6 g,川楝子 15 g,延胡索 15 g。7 剂,日 1 剂,水煎服,日 3 次。

② 月经期:炒蒲黄 6 g,五灵脂 10 g,当归 15 g,桃仁 10 g,炙甘草 6 g,炮姜 6 g,红花 10 g,丹参 20 g,茯苓 15 g,炒白术 15 g,黄芪 15 g。7 剂,日 1 剂,水煎服,日 3 次。

③ 月经后:丹参 20 g,茯苓 15 g,炒白术 15 g,白芍 10 g,当归 10 g,炙甘草 6 g,炙黄芪 30 g,熟地 20 g,砂仁 3 g(后下),远志 10 g,桂圆肉 10 g,炒枣仁 30 g,香附 10 g,橘核 10 g,荔枝核 10 g,青陈皮各 10 g。14 剂,日 1 剂,水煎服,日 3 次。

按语:对于此患者,田玉美谨守病机,结合舌脉,分三阶段进行治疗:经前期用逍遥散合金铃子散以疏肝;经期用失笑散、生化汤化裁以活血祛瘀而止痛;后期用归脾汤以资调理。如是治疗 2 个月,妇科疾病及乙肝均痊愈。

案 7. 气血郁滞

黄某,女,30 岁,医师。1989 年 11 月 2 日初诊。

主诉:子宫囊肿 2 年余。

现病史:1987 年 7 月患者 B 超检查提示子宫双侧附件囊肿,子宫后上方显示 3.2 cm×2.8 cm 囊肿,因保守治疗无效,同年 11 月行右侧卵巢及右侧输卵管切除术。术后仍时感腰部酸痛,月经期小腹胀痛。于 1988 年 9 月 B 超复查提示子宫囊肿仍在。左侧输卵管阻塞,遂服中药治疗(药物不详),未见好转。1989 年 10 月再查 B 超,子宫后上方见 1 个 3.4 cm×2.6 cm 囊肿,为非均质性,左侧输卵管阻塞。现腰痛,月经时小腹胀痛,血色紫暗,舌质暗淡、苔薄白,脉沉。

辨证:气血郁滞。

治法:活血化瘀,软坚散结。

处方:当归 12 g,川芎 10 g,煅牡蛎 20 g(另包先煎),制鳖甲 15 g(先煎),青皮 10 g,香附 12 g,浙贝母 10 g,川楝子 10 g,制乳没各 10 g,皂角刺 10 g,延胡索 12 g,茯苓 15 g,莪术 12 g,枳壳 12 g。进服 21 剂后复诊,诉诸症皆除,B 超提示:子宫及附件正常。

按语:子宫囊肿可归于中医的癥瘕。祖国医学早就有"石瘕"之名,《黄帝内经》云:"石瘕生于胞中,寒气客于子门,子门闭塞,气不得通,恶血当泻不泻,衃以留止。"又宋代陈氏《妇人大全良方》谓:"妇人腹中瘀血者,由月经闭积,或产后余血未尽,或风寒滞瘀,久而不消,则为积聚癥瘕矣。"于此,其病机明矣。盖囊肿为有形之物,阻于胞宫,碍气滞血,故月事以时下时则小腹胀痛,血色紫暗,舌质暗淡,亦为气血郁滞之明证。宗"留者攻之""结者散之"之理,拟以活血化瘀、软坚散结法施治。方中制乳没、莪术活血化瘀;延胡索、川芎行气活血;当归一味养血活血,使瘀去而不伤正;青皮、香附、枳壳行气解郁,助活血之功;皂角刺、浙贝母、煅牡蛎、制鳖甲软坚散结。

(三) 耳鼻喉

案 1. 肝胆湿热,邪毒壅盛

李某,男,40 岁。2002 年 7 月 8 日初诊。

主诉:左耳疼痛 1 周,流脓 3 天。

现病史:患者诉 1 周前饮酒后突感左耳内疼痛不适,略有耳鸣,后症状逐渐加重。症见左耳疼痛,耳鸣,耳内流脓,色黄,量多,左耳廓充血色红,耳前面颊红肿热痛,口苦,发热,小便黄,舌红,苔黄厚腻,脉弦数。

辨证:肝胆湿热,邪毒壅盛。

治法:清泻肝胆湿热,解毒排脓。

处方:龙胆草 10 g,黄芩 15 g,炒栀子 10 g,车前子 20 g,薏苡仁 20 g,生甘草 6 g,白芍 30 g,柴胡 10 g,金银花 20 g,连翘 20 g,当归 15 g,皂角刺 15 g,天花粉 15 g,蒲公英 30 g,制乳香、制没药各 10 g,穿山甲 10 g(另包),夏枯草 30 g。7 剂,水煎服。煎药前用冷水浸泡药物半小时后,先煎穿山甲半小时,后纳余药，将所有药物用大火煎开，小火再煎半小时，取汁 150 mL，共煎煮 3 次，分 3 次温服。嘱服药期间禁辛辣、厚味饮食及酒类。

二诊：诉服药 3 剂后未见耳内流脓及发热消失，耳红、耳痛及面颊红肿热痛明显减轻，口苦缓解，小便略黄，大便尚可，舌红、苔略黄，脉弦数。药用：黄芩 15 g，炒栀子 10 g，车前子 20 g，生甘草 6 g，白芍 30 g，柴胡 10 g，金银花 20 g，连翘 20 g，当归 15 g，皂角刺 15 g，天花粉 15 g，蒲公英 30 g，制乳香、制没药各 10 g，穿山甲 10 g（另包），夏枯草 30 g，生地 15 g。7 剂，水煎服，煎法同上。

三诊：耳痛亦消失，仅耳及面颊略红肿，舌淡、苔薄黄，脉弦细。药用：野菊花 50 g，金银花 30 g，黄芩 20 g，1 剂，各分包，泡茶用，为 7 天的量。

按语：患者体胖，平素喜饮酒，酒乃湿热之品，致体内湿热较盛，内寄脾胃，土侮肝木，下移肝胆，肝胆湿热壅盛，循经上蒸，而出现耳痛、耳内流脓等症。病内在肝胆，却外象耳，何也？因为耳乃足少阳胆循经之处。患者耳内流黄色脓液、耳红、耳痛、面颊红肿，自是肝胆湿热之象；舌红，苔黄、厚、腻，脉弦数，乃湿热之舌脉证。治疗原则是以清热解毒、利湿排脓为主。方药以龙胆泻肝汤、仙方活命饮合芍药甘草汤加减。其中龙胆草大苦大寒，重用，为君药，上泻肝胆实火，下泻下焦湿热，泻火除湿，两擅其功。黄芩、炒栀子助龙胆草泻火除湿，车前子、薏苡仁协龙胆草利湿排脓；金银花、连翘、蒲公英、生甘草清热解毒，夏枯草、穿山甲、皂角刺、天花粉软坚散结排脓；当归、生地、制乳香、制没药养阴活血，使邪祛而不伤正；湿热邪毒壅盛，则肝气不舒，但若方用苦寒渗利，会抑其条达，故用柴胡一味，一则疏畅肝胆气机以顾肝用，二则引诸药入肝胆；白芍配生甘草乃芍药甘草汤之用，一则缓急止痛，二则柔肝体实肝用。综观上方，杂而不乱，用之临床，药到病除。

案 2. 肝肾亏损，耳窍失养

王某，男，45 岁。2006 年 12 月 5 日初诊。

主诉：耳内隐痛 3 年，加重 1 个月。

现病史：患者 3 年来耳内隐痛时作时止，近 1 个月来耳痛加重，外耳道无流脓现象,伴耳鸣、听力下降。症见两侧耳痛、耳鸣伴听力下降,头昏,视物模糊,腰膝酸软,舌淡苔少,脉细弱。

辨证:肝肾亏损,耳窍失养。

治疗:培补肝肾,通利耳窍。

处方:生地 15 g,山药 15 g,枣皮 10 g,泽泻 10 g,牡丹皮 10 g,茯苓 10 g,阿胶 15 g(另包烊化),白芍 20 g,炙甘草 6 g,炒杜仲 15 g,补骨脂 20 g,蝉衣 3 g,当归 15 g,石菖蒲 6 g。14 剂,水煎服,每日 1 剂,分 3 次温服。阿胶不煎,烊化后用药汁冲服。

二诊:药后耳痛明显减轻,耳鸣次数减少,程度减轻,头昏、腰膝酸软好转,舌淡苔少,脉细。续守上方,14 剂,煎法同上。

三诊:药后耳痛消失,耳鸣不明显,仅头微昏,腰膝微酸,舌淡苔少,脉细。药用:生地 200 g,山药 150 g,枣皮 100 g,泽泻 100 g,牡丹皮 100 g,茯苓 100 g,阿胶 150 g,白芍 200 g,炒杜仲 150 g,补骨脂 150 g,当归 150 g,砂仁 60 g,炒白术 150 g。1 剂,用蜜熬膏,日服 3 次,每次 1 勺,温水冲服。

按语:耳为肾之上窍,肾元充实则耳窍聪,肾元虚损则耳窍闭,可表现为耳痛、耳鸣、听力下降等;乙癸同源,肝肾同属下焦,肾元亏虚则水不涵木,母病及子,导致肝阴血不足,不能濡养筋脉、目窍,而见腰膝酸软、视物昏花。本案症见耳痛,耳鸣,伴见头昏、视物模糊、腰膝酸软,是肝肾亏虚之证候;舌淡苔少,脉细弱,乃肾亏之舌脉证。方药以六味地黄丸、芍药甘草汤合青娥丸加减。其中六味地黄丸补肝肾,充耳窍;阿胶滋阴补血,养肝充肾;芍药配甘草即芍药甘草汤之义,一则缓急止痛,二则养肝补肾;杜仲、补骨脂合用,即青娥丸,补肝肾,强筋骨;蝉衣性轻清,一引药上行,二祛风疗耳鸣;石菖蒲化痰利窍;当归活血补血,正如《普济方》中说:"人之一身不离乎气血,凡病经多日疗治不痊,须当为之调血"。另外,在丸药方中加砂仁、炒白术健脾行气之品,一则因为所用之药(六味地黄丸、芍药甘草汤)多为滋腻之品,用上药则使补中有行,无补而滋腻太过;二即通过健脾益气,使后天充养,以养先天,补肾元。全方辨证准确,用药精当,可收药到病除之功。

案 3. 痰饮伏于肺窍，肺脾肾阳气虚

李某，女，46 岁。2004 年 12 月 17 日初诊。

主诉：鼻塞流涕 30 年。

现病史：清晨鼻塞流涕 30 年，涕清稀色白，起床活动 1 小时后，鼻道通畅无涕，每天定时发作，从不间断。刻诊见形体肥胖，纳少肢冷，舌质淡红，苔白腻，脉弦细缓。

辨证：痰饮伏于肺窍，肺脾肾阳气虚。

治法：温阳化饮，开通肺窍。

处方：干姜 10 g，桂枝 10 g，麻黄 9 g，白芍 10 g，甘草 6 g，细辛 5 g，法半夏 10 g，五味子 6 g，茯苓 30 g，补骨脂 15 g，杏仁 10 g，陈皮 10 g，白芥子 10 g，川芎 10 g，当归 9 g。日 1 剂，水煎服。服 7 剂后清晨鼻塞流涕明显好转，余症同前。

后守上方，麻黄减至 6 g，增五味子至 8 g，续服 7 剂。服药后清晨已无鼻塞流涕，纳少，形寒肢冷，余无不适，舌质淡红，苔薄白，脉细缓。治以健脾温肾，益肺固表。药用：黄芪 15 g，桂枝 10 g，陈皮 10 g，白芍 15 g，甘草 8 g，干姜 5 g，黑附片 6 g（先煎 1～2 小时），茯苓 15 g，砂仁 10 g（后下），炒白术 10 g，细辛 5 g，大枣 7 枚，补骨脂 15 g，山茱萸 15 g，炙鸡内金 10 g，川芎 10 g，当归 10 g。守方加减共服 3 个月，随访未复发。

按语：本病为肺气虚，卫外不固，外邪袭肺，津液停聚所致。《诸病源候论》曰："夫津液涕唾，得热即干燥，得冷则流溢，不能自收。肺气通于鼻，其脏有冷，冷随气入乘于鼻，故使津涕不能自收。"脾为肺母，肺气赖脾气充养，脾虚则肺虚，肺脾两亏，肾失资生之源而亏虚。因此，鼻鼽者不仅肺虚，而且脾肾亏虚。肺脾肾阳气虚，卫外不固，外邪袭肺，气不布津，津液停聚，日久而成痰饮，伏于肺窍。夜间入睡后，阳由动转静，则津停饮聚加剧，肺气失宣，故清晨鼻塞流涕；活动后阳由静转动，津布饮散，故鼻窍通畅。田玉美首用小青龙汤加味温肺化饮，宣肺开窍，麻黄、杏仁宣肃布津，茯苓、补骨脂健脾温肾布津，加白芥子、川芎、当归化痰活血通络。症状缓解后用黄芪桂枝汤加味温肾健脾，益肺固表，以资巩固。如此，顽疾得以康复。

荆楚中医药继承与创新出版工程·
荆楚医学流派名家系列（第一辑）

田玉美

创新成果

一、研创新方

(一) 肝炎 I 号

田玉美认为中药处方不可能面面俱到，应发挥中医长处，抓住主要矛盾，逐层解决。慢性乙肝患者本虚标实，健脾补肝的同时，针对湿热、瘀毒、水饮辨证施治，这样才能收到理想效果。田玉美结合慢性乙肝患者的病理特点及多年临床用药经验，组成治疗慢性乙肝的经验方——肝炎 I 号，药物组成：柴胡 6 g，白芍 20 g，枳壳 15 g，炙甘草 6 g，青陈皮各 10 g，山茱萸 10 g，五味子 6 g，金银花 15 g，连翘 20 g，炒白术 20 g，焦三仙各 15 g，牡丹皮 15 g，茵陈 20 g，垂盆草 20 g，败酱草 20 g，制鳖甲 20 g。组方选药思路：①首重辨证论治，根据慢性乙肝患者病因病机，立"清、疏、运、化、补"五大治则。②宗《金匮要略》之旨：肝病实脾，补用酸，助焦苦，甘味调之。③治疗黄疸及转氨酶升高从血分论治。组方以健脾疏肝、补肝柔肝、解毒活血药居多，重在健脾补肝，恢复中焦，标本兼顾，寓补于泻，以达补肝健脾、行瘀解毒之功。田玉美考虑慢性乙肝后期多有转肝硬化趋势，若患者脾胃功能尚可，酌加鳖甲、牡蛎、龟板等药味，以期逆转肝脏纤维化。对于肝区疼甚者酌加香附、延胡索疏肝理气止痛。黄疸及转氨酶升高者加重茵陈、垂盆草、败酱草用量，最大量可用至 50 g。

(二) 疏肝泻白散

在肺病方面，田玉美认为临证论治当分清虚实，自创疏肝泻白散治疗肝火犯肺之干咳，药物组成：柴胡 15 g，苏叶 6 g，法半夏 10 g，杏仁 6 g，厚朴 10 g，薄荷 3 g（后下），炒白术 20 g，白芍 15 g，茯苓 20 g，当归 20 g，生姜 3 片（后下），桑白皮 15 g，地骨皮 20 g，黄芩 10 g，甘草 6 g。

（三）胃保宁

在胃病治疗方面,田玉美提出甘温扶脾、防苦寒败胃、慎破气伤阴、忌碍胃滞脾、避免动血耗血、使用"拦截疗法"的治疗原则。在此治疗原则指导下,他自拟胃保宁治疗胃溃疡,取得了不错的疗效,药物组成:丹参 15 g,炒白术 20 g,茯苓 15 g,陈皮 10 g,法半夏 10 g,枳实 10 g,厚朴 10 g,鹿角霜 3 g,砂仁 3 g,焦山楂 15 g,神曲 15 g,延胡索 20 g,沉香 3 g,甘草 6 g。

（四）益肺四号

田玉美在治疗肺胀阳虚水泛证时,方用自拟益肺四号（熟附子、党参、葶苈子、苏子、车前子、丹参）,以求温阳利水、降气化痰、益气活血。《金匮要略·痰饮咳嗽》云:"病痰饮者,当以温药和之。""温",具有振奋阳气、开发腠理、通行水道之意。方中熟附子辛热,归心、肾、脾经,可回阳救逆,补火助阳,用于阳虚证。党参味甘性平,归肺、脾经,可补中益气,用于气虚证。两者配伍,具有温补心、脾、肾阳之功,兼可益气。葶苈子辛、苦,性寒,可泻肺平喘,利水消肿,多用于标实证,"肺之水气满急,非此不能除",既可泄水从大便而去,又能制约熟附子等药的热性,使之温而不过,以"和"为原则。苏子辛温,归肺、大肠经,可止咳平喘,为三子养亲汤之主药,有化痰保肺固本之效。两者配伍可起降气化痰平喘、行肺内水饮之效。车前子健脾固肾,具有泄水从小便而去的作用。丹参活血化瘀,用以治疗血瘀证候。

由此可见,益肺四号攻补兼施,气血同治,气降则痰消,血行则水消,用于肺胀阳虚水泛证,实谓对证下药。

（五）养胃理气汤

养胃理气汤药物组成:党参、茯苓、白术、陈皮、山药、莲子、薏苡仁、木香、砂仁、枸杞、杏仁、白扁豆。功效:健脾化湿,理气除胀。主治:各类慢性胃炎,尤治慢性萎缩性胃炎疗效显著。

临证可根据症状适当加减。胃脘胀满较甚者,加枳实、厚朴、槟榔,以行气除满;食少纳呆者,加焦三仙、鸡内金、炒莱菔子、佩兰,以消食化湿;嗳气呃逆者,加半夏、旋覆花,配服杏仁、炒莱菔子,以降气止呃;疼痛明显者,加延胡索、川楝子以行气止痛;病程日久,夹有湿热,症见舌红、苔黄腻者,加蒲公英、白花蛇舌草,以清热解毒化湿;瘀血内阻较明显,症见舌质紫暗,或有瘀斑,夜间痛甚者,加桃仁、泽兰、丹参;口苦、泛酸者,加白及、地榆,以保护胃及食管黏膜,并用西药吗丁啉、胃复安,以促进胃肠蠕动,防止胆汁、胰液等消化液反流。

田玉美认为,慢性萎缩性胃炎的发生与脾虚湿阻有关。湿浊中阻,胃失和降,故上腹痞满,嗳气频频。养胃理气汤由参苓白术散化裁而来,田玉美减升提脾气之桔梗,加和降胃气之杏仁,变健脾和胃、渗湿止泻之功为健脾化湿、行气除胀之用。田玉美在治疗上提出六点主张:①以甘温扶脾为第一要务。脾胃为后天之本和气血生化之源,且脾与胃互为表里,两者燥湿相济,升降相因,共同完成对水谷精微的输布、运行、排泄,故健脾化湿为其正治法。中药药理学研究发现,健脾和胃中药能调节人体免疫功能,非特异性地提高人体抵抗力。②清热泻火须防苦寒败胃。胃的受纳、腐熟水谷功能有赖于脾阳的温煦。苦寒药物易于克伐中阳,导致食欲减退,故在药物的选用上务必谨慎。田玉美喜用蒲公英、白花蛇舌草,较少使用清肺胃之火的黄连,即使使用,用量也不超过 6 g。临床研究证实,以上三种药物对幽门螺杆菌均有良好的抑制和杀灭作用。③理气消胀当慎防破气伤阴。胃阴是胃腑各种生理功能正常发挥的物质基础,须时刻注意固护胃阴。现代医学认为,慢性胃炎发生时,由于胃黏膜受损,胃酸、胃蛋白酶等消化液分泌减少,导致食物分解、利用障碍而出现腹胀。传统医学理解为脾虚湿阻气滞,用药以健脾化湿为主,酌加理气醒脾调气之品,反对攻伐太甚。在药物的选择上首选陈皮、砂仁、佛手,田玉美喜用木香,常规剂量控制在 3~6 g,认为木香"小剂量可理气,大剂量可破气"。④滋阴养血切忌碍胃滞脾。部分慢性萎缩性胃炎患者,因病变影响营养吸收,往往会出现贫血症状。对此,田玉美不主张使用大剂量滋阴养血药物,因恐滋腻太过,可影响胃之腐熟及脾之运化。而脾胃健运,气充则血旺,故主张专事健脾和胃即可。⑤活血化瘀应避免动血耗血。慢性萎缩性胃炎发生后，患者常常因气血亏虚而出现气虚血瘀症状，用药当以益气为主，以使气旺血行。必要时可加用调血行血药物。田玉美喜用丹参、泽兰、桃仁，认为桃仁活血润肠，有承顺胃气之功，偶尔重用莪术，但宜中病即止。⑥对不典型增生之慢性萎缩性胃炎，使用"截断疗法"以防止癌变，田玉美推崇杏仁、枸杞，以阻止病情进一步恶化。中药药理学研究证实，杏仁、枸杞含有 B 族维生素、β-胡萝卜素及锌、硒等微量元素，能逆转肠上皮化生及不典型增生。杏仁、枸杞含有苯甲醛及多种抗氧化剂，还具有稳定细胞膜、防止细胞突变的作用。

田玉美治疗慢性胃炎的经验，体现在养胃理气汤的遣药组方上：以大队的健脾化湿药物为主，针对病因，或行气解郁，或消食除胀，或活血化瘀，或清利湿热，以消除病理产物。用药虽简，却能取得良好效果，可谓"于平淡中见神奇"。

二、经方新用

（一）阳和汤

1. 病因病机分析

有学者认为：肾虚为强直性脊柱炎的发病基础，风、寒、湿、热、瘀是其诱发因素。《黄帝内经》云："邪之所凑，其气必虚。"故田玉美认为此病乃本虚标实之证，如《难经·二十八难》中提到："督脉者，起于下极之俞，并于脊里，上至风府，入属于脑"。其病位在腰督，"肝者，罢极之本，魂之居也，其华在爪，其充在筋"，"肾者，主蛰，封藏之本，精之处也，其华在发，其充在骨"，筋骨病责之于肝肾，且腰督为肾府，肝肾精血不足，阳气亏虚，肾督失充，筋骨失于温煦、濡养，故本病以肝肾阴精亏虚，兼阳气不足为本。

《黄帝内经》云："因虚邪之风，与其身形，两虚相得，乃客其形……其中于虚邪也，因于天时，与其身形，参以虚实，大病乃成。"肾督本虚，风寒之邪乘虚内侵脊柱、筋肉、骨节,与气血相结,致水液运行失常,痰湿内生,以寒为主者,寒性凝滞,故病疼痛。以风邪为主者,风性善行而数变,早期可见游走性关节疼痛,以腰骶部为主。兼湿邪者,湿性黏滞重着,可伴见腰背、肢体酸楚重着等症。

临床观察发现强直性脊柱炎晚期可并见关节红肿、疼痛等症,田玉美认为六淫之中,以风、寒、湿邪为外因,热、瘀则为病机演变过程中的内生病邪。故此病本于肝肾不足,属本虚标实之证。

2. 阳和汤方解

叶天士云:"夫精血皆有形,以草木无情之物为补益,声气必不相应,桂附刚愎,气质雄烈,精血主脏,脏体属阴,刚则愈劫脂矣。""血肉有情,栽培身内之精血。"田玉美认为非味厚之品无以填补骨髓,非血肉有情之品无以滋补精血,故方中重用味厚之熟地,滋补肝肾阴血,填精益髓;配以血肉有情之鹿角胶,补肾助阳,益精养血,两者合用,温阳养血,以治其本,共为君药。少佐肉桂、干姜以温阳散寒,除阴寒凝结之证。经络痰湿内存,以白芥子化痰通络,消肿散结。同时配伍少量麻黄,宣通经络,与诸温和药配合,可以开腠理,散寒结,引阳气由里达表,通行周身。甘草生用为使,解毒而调和诸药。补血与温阳并用,化痰与通络相伍,益精气,扶阳气,化寒凝,通经络,温阳补血以治本,化痰通络以治标。如上所言,强直性脊柱炎多属肾督亏虚,寒湿痹阻。故用阳和汤,补肾益督,化痰通络,方证合一,疗效确切。

然根据证型的差异,方应略有加减。如关节红肿灼热,为湿热痹阻,正邪交争,内生郁热,加连翘、青蒿、薏苡仁等清热利湿;如寒湿痹阻,气血不畅,脉络瘀阻,加牡丹皮、鸡血藤等化瘀通络。

(二) 六味地黄丸

六味地黄丸滋补肾阴,三补三泻,补而不滞,为补法之王道也,田玉美善用此方治疗各种疑难杂症,临床运用本方时需把握以下五点:①腰为肾之外府,故可用此方治腰膝酸软或疼痛,兼肾阳虚者可加青蛾丸,兼寒湿者可加甘姜苓术汤,兼瘀血或外伤者可加复元活血汤。②治下肢酸软无力,可加怀牛膝、五加皮、千年健等补肝肾、强筋骨药。③治咳喘之证,宜用补肾纳气之法,可用七味都气丸加厚朴杏子汤。咳喘久者,可加石榴皮、乌梅等收涩之品;痰多加二陈汤、川贝、浙贝母等化痰之品;咳嗽甚者加紫菀、款冬花、百部、白前、前胡、川贝等化痰止咳之品;哮喘甚者先用射干麻黄汤平喘,待其症缓再扶正。④治头面诸疾,上病下取。如鼻炎,多加苍耳子散,酌加细辛、徐长卿等通鼻窍之品。治咽喉红肿疼痛,属阴虚火旺者用知柏地黄丸加金银花、连翘、板蓝根、山豆根、大青叶、牛蒡子等清热利咽之品;若肺胃阴虚火旺,可加玄麦甘桔汤。治口腔溃疡,属阴虚火旺者,用知柏地黄丸和导赤散加味。治视物昏花,可加天冬、石斛、石决明、潼蒺藜、密蒙花、决明子等滋阴潜阳之品。治耳鸣,属阴虚阳亢者,多用耳聋左慈丸加味。⑤治眩晕属阴虚阳亢者,用此方加天麻、钩藤、夏枯草、生龙牡等平肝潜阳之品;若肾阴虚甚,可加二至丸。总之,抓住肾阴虚变生诸证的本质为运用本方的核心。

1. 补益肝肾,开窍明目,治疗黄斑病变引起的视物模糊

向某,女,54岁。2011年7月4日初诊。右眼视物模糊一年余。近一年来右眼感觉有飞蚊,视物模糊,双手发麻,面部发麻半月余,纳可,二便调,睡眠可,精神可,舌红苔黄,脉弦细。西医检查:右眼黄斑病变,高血压。拟六味地黄丸合天麻钩藤饮加减化裁,药用:生地15 g,山药20 g,山茱萸10 g,茯苓15 g,牡丹皮15 g,泽泻15 g,天麻15 g,钩藤10 g,石决明15 g,潼蒺藜15 g,杭菊花15 g,白附子3 g,木瓜15 g,炒鸡内金20 g,黄芪30 g,生龙牡(先煎)各30 g。14剂,水煎分服。

二诊:双手发麻明显好转,现右手无力、有胀感,目胀痛、视物模糊,膝关节沉重,纳可,二便调,舌红苔黄,脉弦细。上方去杭菊花,白附子加至15 g,炒鸡内金减至15 g,加石斛15 g、天冬10 g,14剂,水煎服。

三诊:现双手发麻消失,视物模糊好转,目胀,眼睑无力,寐可,二便调,舌红苔黄,脉弦细。上方去天麻、炒鸡内金、木瓜,钩藤加至15 g,黄芪减至15 g,加

木贼草 15 g、覆盆子 15 g、白芍 20 g,14 剂,水煎服。

四诊:目胀痛及视物模糊均有好转,下肢酸软乏力,精神不振,舌红苔黄,脉弦细。上方去生龙牡,白芍加至 30 g,14 剂,水煎服。

五诊:目胀痛,视物模糊明显好转,下肢酸软乏力好转,舌红苔黄,脉弦细。上方加川牛膝 10 g,14 剂,水煎服。

六诊:上述症状明显好转。上方去石决明,加密蒙花 15 g、五加皮 10 g,14 剂,水煎服。

七诊:目胀痛、视物模糊、下肢酸软乏力基本消失,饮食、睡眠、二便均正常,舌淡红苔薄白,脉细。继服上方 14 剂,后随访一年病情未复发。

按语:本病属中医视物模糊的范畴,属水不涵木证。即以肝肾阴虚为本,虚阳上亢为其标,《黄帝内经》云:"十二经脉,三百六十五络,其血气皆上于面而走空窍,其精阳气上走于目而为睛。"而肾藏精,肝主血,故肝肾精血亏虚使目失所养,视力渐降,视物模糊,日久则目系枯萎,玄府闭塞,神光熄灭而失明,眼底则见视神经萎缩的改变。治宜补益肝肾,平肝潜阳,开窍明目。田玉美以六味地黄丸合天麻钩藤饮加减化裁,其中六味地黄丸滋阴降火,天麻、钩藤、石决明、杭菊花、生龙牡平肝潜阳,加石斛、天冬、潼蒺藜助六味地黄丸滋阴明目,木瓜、黄芪舒筋通络,白附子上达头面祛风痰,待肝阳渐平,即去天麻、钩藤、石决明、杭菊花、生龙牡等平肝潜阳药,加白芍、木贼草、密蒙花平肝明目,加覆盆子补肾精明目,加五加皮、川牛膝补肝肾,强腰膝,且川牛膝还有引上亢之气血下行之效。诸药合用,标本同治,故疗效满意。

2. 滋阴降火,养胃润肺,治疗化疗后咽痛

胡某,女,58 岁。2010 年 7 月 25 日初诊。咽部疼痛 10 余天。诉 7 月 16 日因鼻咽癌化疗后咽部疼痛,扁桃体及上颚部充血,咽干,耳部有灼热感,疼痛,大便 7 日 1 次,干结,小便频数,寐差,舌淡红、苔白,脉细数。拟知柏地黄丸合玄麦甘桔汤加减,药用:知母 10 g,黄柏 10 g,生地 15 g,山茱萸 10 g,山药 15 g,泽泻 15 g,牡丹皮 15 g,茯苓 15 g,玄参 15 g,麦冬 10 g,桔梗 10 g,甘草 6 g,金银花

15 g,连翘 30 g,板蓝根 15 g,浙贝母 10 g,蒲公英 30 g,黄连 6 g。14 剂,水煎服。

二诊:咽部疼痛减轻,耳部灼热感、疼痛缓解,大便 3～4 日 1 次、干结,小便频数略减,舌淡红、苔白,脉细数。上方去浙贝母、蒲公英,加薄荷 6 g、山豆根 10 g、虎杖 20 g、火麻仁 15 g,14 剂,水煎服。

三诊:咽部疼痛、咽干明显减轻,上颚部及扁桃体充血消失,耳部灼热感、疼痛明显减轻,大便调。舌淡红、苔白,脉细。续守上方加减治疗 2 个多月,诸症消失。

按语:本病属于中医喉痹的范畴,辨证属阴虚火旺证。以咽部疼痛,咽干,口干,扁桃体及上颚部充血,或扁桃体肿大,小便频数、色红,脉细数为辨证要点。咽喉为肺胃的门户,如肺胃有蕴热,火热上炎,气血结于咽喉,可见局部慢性充血,黏膜干燥而发病。另外,肾水不足,虚火上炎,咽喉干燥,久而也可发为咽痛。咽痛的病变在于咽喉,但其病理形成与肺、肝、胃、肾有密切关系。本案患者为鼻咽癌患者,久病及肾,且化疗易伤人体正气,化疗后肺、胃、肾三脏之阴虚,虚火上炎,故田玉美以知柏地黄丸合玄麦甘桔汤为主方,玄麦甘桔汤滋肺胃之阴,降虚火利咽喉,知柏地黄丸滋肾阴降虚火。加金银花、连翘、板蓝根、蒲公英、黄连、山豆根、薄荷清热解毒利咽,加虎杖清热解毒,泻热通便,加火麻仁润肠通便。诸药并用,标本同治,共奏滋阴降火、养胃润肺之功。

3. 滋水涵木,利水化饮,治疗眩晕

张某,男,55 岁。2012 年 7 月 10 日初诊。眩晕 1 年余。10 年前体检发现患有糖尿病,近 1 年来时发头晕,眼前一过性黑点,精神不佳,腰部酸痛,双下肢瘙痒,颈项僵硬,口苦,便溏,纳寐可,舌红少苔,脉弦细。既往有糖尿病、高血压、腰椎间盘突出史。拟六味地黄丸合半夏天麻白术汤加减,药用:生地 15 g,山茱萸 10 g,山药 20 g,泽泻 15 g,牡丹皮 15 g,茯苓 15 g,天麻 15 g,夏枯草 30 g,炒白术 15 g,法半夏 10 g,焦山楂 20 g,葛根 15 g,薏苡仁 30 g,补骨脂 20 g,炒杜仲 20 g,桑枝 30 g,冬葵子 10 g。14 剂,水煎服。

二诊:眩晕减轻,服药后大便成形,舌红少苔,脉弦细。上方去法半夏,加金毛狗脊 10 g、白鲜皮 15 g、地肤子 15 g,14 剂,水煎服。

三诊:眩晕明显减轻,腰部酸痛、颈项僵硬减轻,舌红少苔,脉弦细。上方去金毛狗脊,14 剂,水煎服。

四诊:眩晕基本消失,腰部酸痛、颈项僵硬明显减轻,双下肢瘙痒减轻,复查血糖、血压,均控制良好,纳寐可,二便调,舌红苔白,脉细。续守上方去葛根,加天花粉 15 g,14 剂,水煎服。

按语:本病属于中医眩晕的范畴,辨证属水不涵木证,以眩晕日久不愈、精神不佳、腰部酸痛、舌红少苔、脉弦细为辨证要点。本案患者虽以阴虚阳亢为主,但亦兼有肾阳虚,腰为肾之府,故腰部酸痛,眩晕除有肝阳上亢之因外,亦兼夹有痰饮,阻碍清阳上达,故眩晕。《黄帝内经》:"髓海不足,则脑转耳鸣,胫酸眩冒,目无所见,懈怠安卧。"阐述了肾虚眩晕。《金匮要略》云:"心下有支饮,其人苦冒眩,泽泻汤主之。"阐述了痰饮眩晕,丹溪亦云:"无痰不作眩。"故田玉美以六味地黄丸合半夏天麻白术汤合泽泻汤合青蛾丸加减:六味地黄丸滋养肾阴,滋水涵木;半夏天麻白术汤合泽泻汤化痰饮,定眩晕;青蛾丸温肾阳,强腰膝。夏枯草助天麻平肝定眩;葛根、薏苡仁舒筋活络,治颈项僵硬;金毛狗脊温补肾阳,既治腰部酸痛,又治颈项僵硬;桑枝、冬葵子为田玉美治糖尿病必用之经验药对,且桑枝舒经活络、生津液、治瘙痒;白鲜皮、地肤子清热燥湿止痒;天花粉生津止渴。诸药合用,标本同治。

4. 补肾纳气,敛肺平喘,治疗鼻炎、哮喘

夏某,男,50 岁。2012 年 7 月 3 日初诊。过敏性鼻炎、哮喘反复发作 30 余年。近年来常发过敏性鼻炎、哮喘,发时则喉间如水鸡声,痰浓稠,量多,色白,鼻塞,流清涕,量多,打喷嚏,鼻痒,腰酸,夜尿 1～2 次,便溏,舌淡苔白,脉细滑。拟六味地黄丸加减,药用:生地 15 g,山药 30 g,山茱萸 10 g,泽泻 15 g,茯苓 15 g,牡丹皮 10 g,五味子 6 g,杏仁 15 g,厚朴 20 g,炒苍耳子 10 g,辛夷花 10 g,白芷 6 g,薄荷 6 g,细辛 3 g,徐长卿 15 g,红参 6 g。14 剂,水煎服。

二诊：现哮喘略减，痰量减少，鼻塞减轻，舌淡苔白，脉细滑。上方去薄荷，加苏子 15 g，补骨脂 20 g，14 剂，水煎服。

三诊：喉间哮鸣音明显减轻，痰量明显减少，鼻塞、流清涕、打喷嚏均减轻，腰酸减轻，夜尿 1 次，仍便溏，舌淡苔白，脉细滑。上方去杏仁、厚朴、苏子，加炒白术 15 g，红参加至 10 g，14 剂，水煎服。

四诊：哮喘、喉间哮鸣音基本消失，痰量明显减少，鼻塞、流清涕、打喷嚏均明显减轻，腰酸、夜尿均改善，大便成形，舌淡苔白，脉细。上方炒苍耳子减为 6 g，辛夷花减为 6 g，加薏苡仁 30 g，14 剂，水煎服。后其子特来相告，患者症状均消失。

按语：本案属中医哮喘范畴，辨证属肾不纳气证。以喘息日久、痰多、色白、腰酸、舌淡苔白、脉细滑为辨证要点。《证治汇补》把本病的病机精辟地归纳为"内有壅塞之气，外有非时之感，膈有胶固之痰"。故每当风寒之邪侵袭时则会引动伏痰以发为哮喘之疾，田玉美认为哮喘当"发时治上，平时治下"，本案患者属本虚标实之证，以肾虚为本，伏痰、肺气上逆为标，故田玉美以七味都气丸为主方补肾纳气平喘。《伤寒论》云："喘家作，桂枝汤，加厚朴杏子佳。"故田玉美治哮喘多用厚朴、杏仁。用炒苍耳子散发散风寒，宣通鼻窍，加细辛温化寒饮，宣通鼻窍，发散风寒，一药三用，加徐长卿祛风止痒，宣通鼻窍，田玉美治疗鼻炎喜用苍耳子散加此二味。加苏子降气平喘，加红参温阳益气健脾，加补骨脂温肾纳气，加炒白术健脾益气，且红参、补骨脂、炒白术有实大便之功，诸药并用，疗效满意。

（三）桂枝茯苓丸

桂枝茯苓丸由桂枝、茯苓、牡丹皮、桃仁、赤芍组成，乃汉代张仲景所创，主治妇科癥瘕，具有温阳利水、化瘀消癥之功效。田玉美灵活运用桂枝茯苓丸加减治疗妇科杂病，效果良好。

案 1. 子宫肌瘤

李某，女，43 岁，已婚，育一子。2002 年 10 月 17 日初诊。诉月经不规律，经量过多,伴小腹部疼痛,腰膝酸软。带下量多、色黄,近期(10月5日至9日)月经量多色暗,夹有血块。平素畏寒,纳呆寐差,小便频,大便偏干,舌质暗红、苔灰,脉弦涩。B超显示:子宫 4.6 cm×5.9 cm×5.8 cm,子宫后壁有 2.5 cm×2.5 cm 大小的强回声光团。经某医院确诊为子宫肌瘤。因不愿手术而求助于中医。辨证为气滞血瘀,血不归经,结为癥瘕。治以活血祛瘀,化癥消瘕。处方:桂枝、红花、三棱、莪术各 9 g,茯苓、牡丹皮、赤芍、白芍、当归、延胡索、炒鸡内金各 15 g,川芎、甘草各 6 g,制香附、广木香各 12 g。14 剂,日 1 剂,水煎服,日 2 次。二诊时,患者月经来潮,经量可,色红,有小血块,小腹部疼痛减轻,但乳房胀痛,守上方去三棱、莪术、红花,加丹参、荔枝核各 15 g,加刘寄奴 12 g,加橘核 10 g。14 剂后症状明显好转,复查 B 超显示子宫肌瘤为 1 cm×1.2 cm。再服 14 剂,症状基本消失。

案 2. 卵巢囊肿

王某,女,32 岁,已婚。2002 年 11 月 13 日初诊。诉左侧少腹及小腹部疼痛,月经量多色暗,有血块,经行 7~9 天,腰膝酸软,带下量多色黄。口干不欲饮,纳呆,寐可,二便调,舌紫暗,苔薄白、根腻,脉沉细涩。B 超探查示:子宫 4.6 cm×4.9 cm×4.8 cm,子宫壁稍有增厚,左侧附件有 3.3 cm×4.2 cm 大小囊性包块。辨证为气滞血瘀,湿热蕴滞胞络,血不归经,瘀血凝滞日久,积而成块。治以活血化瘀,软坚散结,缓消癥块,佐以利湿。处方:桂枝、三棱、莪术各 9 g,茯苓、牡丹皮、赤芍、白芍、海藻、昆布、当归、生地、延胡索各 15 g,焦三仙各 15 g,制香附、广木香各 12 g。14 剂,日 1 剂,水煎服,日 2 次。二诊时上述症状有所好转,上方去三棱、莪术,加刘寄奴、炒杜仲各 12 g,加黄芪、炒白术各 15 g。再服 14 剂,症状基本缓解。

案 3. 子宫内膜异位症

赵某,女,36 岁,已婚。2002 年 12 月 13 日初诊。诉小腹部剧痛,连及胁下,遇寒或月经期加重,甚则汗出,月经量少色暗,无血块,经行 2~4 天,腰膝酸痛,带下量多色白,舌紫暗、苔薄白、舌边有瘀点,脉沉细涩。B 超探查显示:子宫壁增厚，子宫内可见大小不均的光点。辨证为寒凝胞宫，气滞血瘀，不通则痛。治以温经散寒，活血化瘀，佐以疏肝理气。处方：桂枝、三棱、莪术各9g，茯苓、牡丹皮、赤芍、白芍、熟地、当归、制乳没、延胡索各15g，焦三仙各15g，刘寄奴、制香附、广木香各12g，甘草6g。7剂，日1剂，水煎服，日2次。二诊时上述症状有所好转，惟有畏寒之感较甚，续上方，去三棱、莪术，加丹参、炒白术各15g，川楝子、炒杜仲各12g，高良姜3g。14剂后症状告失。

子宫肌瘤、卵巢囊肿、子宫内膜异位症均属中医的"癥瘕积聚"范畴。《灵枢·水胀》曰："石瘕生于胞中，寒气客于子门，子门闭塞，气不得通，恶血当泻不泻，衃以留止，日以益大，状如怀子，月事不以时下。"《金匮要略·妇人妊娠病》曰："妇人宿有……而得漏下不止……为癥痼害。"《景岳全书·妇人规》曰："瘀血留滞作癥，惟妇人有之，其证则或由经期，或由产后，凡内伤生冷，或外受风寒，或恚怒伤肝，气逆而血留；或忧思伤脾，气虚而血滞；或积劳积弱，气弱而不行。"上述三案均采用桂枝茯苓丸加减治疗，但因基本病机不同，故治疗亦有区别。在温阳利水、化瘀消癥的基础上，案1重在理气散结，案2重在化痰软坚，案3则以温经散寒为主。田玉美精于临床，辨证准确，用药谨守法度，故常获佳效。

（四）半夏泻心汤

半夏泻心汤见于《伤寒杂病论》，原文为："但满而不痛者，此为痞，柴胡不中与之，宜半夏泻心汤。"吴昆在《医方考》卷1中提到："伤寒下之早，胸满而不痛者为痞，此方主之。伤寒自表入里……若不治其表，而用承气汤下之，则伤中气，而阴经之邪乘之矣。以既伤之中气而邪乘之，则不能升清降浊，痞塞于中，如天地不交而成否，故曰痞。泻心者，泻心下之邪也。姜、夏之辛，所以散痞气；芩、连之苦，所以泻痞热；已下之后，脾气必虚，人参、甘草、大枣，所以补脾之虚。"成无己《伤寒明理论》："凡陷胸汤，攻结也；泻心汤，攻痞也。"气结而不散，壅而不通为结胸，陷胸汤为直达之剂；塞而不通，否而不分为痞，泻心汤为分解之剂。所以谓之泻心者，谓泻心下之邪也。痞与结胸有高下焉。结胸者，邪结在胸中,故治结胸,曰"陷胸汤"。痞者,留邪在心下,故治痞曰"泻心汤"。黄连、黄芩均味苦寒,《黄帝内经》曰:"苦先入心,以苦泻之。泻心者,必以苦为主,是以黄连为君,黄芩为臣,以降阳而升阴也。半夏味辛温,干姜味辛热。"再者,"辛走气,辛以散之。散痞者,必以辛为助,故以半夏、干姜为佐,以分阴而行阳也。甘草味甘平,大枣味甘温,人参味甘温。阴阳不交曰痞,上下不通为满。欲通上下,交阴阳,必和其中。所谓中者,脾胃是也,脾不足者,以甘补之,故用人参甘草大枣为使。以补脾而和中。中气得和,上下得通,阴阳得位,水升火降,则痞消热已,而大汗解矣。"方有执《伤寒论条辨》:"痞则其变之轻者,以其轻而痞于心,故用半夏泻心汤。半夏、干姜,辛以散虚满之痞;黄芩、黄连,苦以泻心膈之热。人参、甘草甘以益下后之虚,大枣甘温,润以滋脾胃于健。曰泻心者,言满在心膈而不在胃也。"

田玉美认为半夏泻心汤用于治疗中气虚弱、寒热错杂、肠胃不和之痞证,其临床辨证要点为心下痞满,或呕吐,肠鸣下利,纳呆,微渴,苔腻微黄。此五者但见一证便是,不必拘泥。

1. 失眠

龙某,男,46 岁。2005 年 5 月 17 日初诊。患者诉 8 年前生意失败,导致妻离子散,始出现入睡困难,经中西医治疗后,未见好转,现几乎彻夜难眠,哪怕劳累后睡着也频频做梦,伴见进食后呃逆阵作,腹胀,纳呆,心烦易怒,手足心烦热,舌淡苔白,边有齿印,脉沉弦。辨证为寒热错杂,治以平调寒热。处方:法半夏 10 g,黄连 6 g,黄芩 10 g,炒枣仁 30 g,知母 10 g,川芎 10 g,茯神 15 g,生姜 3 片。水煎服,每日 1 剂。二诊:患者服上方 7 剂后即见效,守方加减月余告病愈。

2. 不孕

张某,女,26 岁。1998 年 9 月 21 日初诊。患者自诉婚前曾人工流产,后结婚 3 年一直未孕,其爱人精液常规、精液生化、精液免疫等方面检查未见异常。公婆每天指桑骂槐,导致其情绪压抑。3 年来虽一直到处寻医,但未见实效。患者平素胃脘嘈杂胀满，手足冰冷，大便不成形，行经期间，乳房胀痛，月经量少，夹有血块，舌红、苔薄黄腻。曾做相关检查，结果显示输卵管粘连不通，已行手术疏通。辨证为寒热互结，胞宫受阻。处方：法半夏 10 g，黄连 6 g，黄芩 10 g，柴胡 6 g，当归 10 g，白芍 15 g，白术 15 g，茯苓 15 g，炙甘草 6 g，薄荷 3 g（后下），生姜 3 片。服 7 剂，心情变好，胃部不适减轻，守方加党参 10 g，香附 6 g，砂仁 6 g。又服 7 剂，月经来潮，量变多，未见痛经、乳胀，守方加减半年后怀孕，后顺产一女婴。

（五）黄连阿胶汤

黄连阿胶汤出自《伤寒论》少阴病篇："少阴病，得之二三日以上，心中烦，不得卧，黄连阿胶汤主之"。本方共由黄连、黄芩、芍药、阿胶、鸡子黄五味药组成。尤在泾认为："少阴之热，有从阳经传入者，有自受寒邪久而变热者。曰二三日以上，谓自二三日至五六日或八九日，寒极而变热也。至心中烦不得卧，则热气内动，尽入血中，而诸阴蒙其害矣。盖阳经之寒变，则热归于气或入于血；阴经之寒变，则热入于血而不归于气，此余历试之验也。故用黄连、黄芩之苦，合阿胶、芍药、鸡子黄之甘，并入血中，以生阴气而除邪热。"赵明锐曰："黄连阿胶汤证之心烦不得卧与足少阴肾经、手少阴心经都有密切关系，肾属水，心属火，水升火降，则心肾既济而能安寐，肾水不足，心火有余，水不升，火不降，心肾不交，所以心烦不能安寐。欲求安寐，必当除其心烦，而欲除其心烦，尤必须滋其肾阴，制其心火，黄连阿胶汤正具有这样的功能，所以临床用于治疗阴虚阳亢、心肾不交所致心烦不得眠有卓越的效果。"柯韵伯认为："此病发于阴，热为在里，与二三日无里证而热在表者不同。少阴受病当五六日发，然发于二三日居多。二三日背恶寒者，肾火衰败也，必温补以益阳；反发热者，肾水不藏也，宜微汗以固阳。口燥咽干者，肾火上走空窍，急下之以存津液。此心中烦不得卧者，肾火上攻于心也，当滋阴以凉心肾。"刘渡舟认为："此证每晚当阳入于阴之时，则烦甚而不能卧寐。"

田玉美认同刘渡舟的观点，认为黄连阿胶汤临床辨证要点为心烦不宁、舌红、脉细数或弦。方中黄连、黄芩清心火、除烦热;芍药、阿胶滋肾阴、填精血;鸡子黄养血润燥。诸药共用,可滋阴降火安神,通过加减配伍,可以治疗多种病症。

1. 便血

陈某,女,68 岁。2000 年 8 月 21 日初诊。患者性格孤僻,虽生育 4 个儿子,但与儿媳均相处不来,经常发生争执。3 天前与大儿媳争吵后出现黑便,量不多,伴心烦易怒,形体消瘦,手足心热,耳鸣腰酸,舌红少苔,脉细数。胃肠钡餐检查未发现异常;大便潜血试验阳性。辨证为阴虚火旺,扰动阴络。治以育阴清热、滋阴降火之法,处方:黄连 3 g,黄芩 6 g,阿胶(烊化)9 g,白芍 10 g,鸡子黄 1 枚,百合 10 g,熟地 10 g,知母 6 g。服药 7 剂,未见黑便,原方加逍遥散,再服月余,诸症消失。

2. 失眠

董某,女,32 岁。1996 年 4 月 6 日初诊。患者 1 个月前顺产一男孩,生产过程中因难产曾侧切。产后因照顾小孩等问题与家婆时常争吵,又乳水不多,小孩嗷嗷待哺,致使心烦失眠。现症见入睡困难,多梦易醒,神经兮兮,烦躁不安,手足心热,盗汗,舌红少苔,脉弦细。辨证为肝郁化火、灼伤阴液,治以疏肝泻热,养阴安神。处方:黄连 3 g,黄芩 6 g,阿胶(烊化)9 g,白芍 10 g,鸡子黄 1 枚,金铃子 15 g,延胡索 15 g,炒枣仁 30 g。7 剂后,睡眠好转,加郁金 10 g、香附 6 g、当归 10 g,调理月余,烦躁不安等症状消失,后以益气活血之法收效。

三、现代研究

(一)中药治疗单纯性肥胖 47 例临床观察

单纯性肥胖症者,日渐增多,已引起国内外医药界的重视。但目前对其治疗尚缺乏有效措施。田玉美用中药治疗 47 例,取得了较好的疗效。

1. 一般资料

(1)药物来源与组成 使用湖北中医学院药厂研制的"减肥茶"和中联制药

厂（现为国药集团中联药业有限公司）生产的"体可轻"。①"体可轻"药物组成：法半夏、陈皮、白茯苓、川芎、炒苍术、炒白术、车前草、炒泽泻、冬瓜皮、大腹皮、枳壳、炙香附、茵陈。②"减肥茶"药物组成：生首乌、山楂、石决明、夏枯草、锦鸡儿、莱菔子、茶叶。

（2）治疗方法　"体可轻"每日 3 次，根据体重情况每次服 45～50 粒（约 10 g）。"减肥茶"每月一斤，泡茶饮。3 个月为一疗程。

（3）病例选择　根据《实用内科学》中我国健康人的身高和体重标准，凡实际体重超过标准体重 20% 以上者作为观察对象。纳入研究病例 47 例，男 10 例，女 37 例，患者最小年龄 25 岁，最大年龄 63 岁，大多在 40～60 岁之间。患者最长病程 23 年，最短 1 年，以 10 年以下者最多。

（4）肥胖分类标准　一般以超过标准体重 20%～30% 者为轻度肥胖（21 例）；超过 31%～40% 者为中度肥胖（11 例）；超过 40% 以上者为重度肥胖（15 例）。

（5）合并症　其中高血压病 10 例，肾结核 1 例，糖尿病轻型 1 例。

实验室检查：对 47 例均检查了总胆固醇、甘油三酯、脂蛋白定量，其中总胆固醇＞250 mg/dL 6 例，甘油三酯＞120 mg/dL 13 例，脂蛋白＞750 mg/dL 7 例。

2. 疗效

47 例中，体重下降的患者 43 例，总有效率为 91.5%。其中，显效 3 例，有效 40 例，无效 4 例。服药后，浮肿乏力、肢沉均有不同程度的好转，且血脂水平也有不同程度的下降，其中，总胆固醇水平下降者 6 例，甘油三酯水平下降者 9 例，脂蛋白水平下降者 4 例。10 例合并高血压者治疗后有 5 例血压下降。

3. 典型病例

案 1

王某，男，51 岁，肥胖 10 余年，头昏头痛多梦，下肢浮肿，行走时心悸、气促，腹胀胸闷，睡眠时鼾声如雷。检查：对称性肥胖（体重 100 kg，身高 172 cm），血压 130/90 mmHg,甲状腺不肿大,心律偶不齐,每分钟 86 次,两肺无啰音,腹围 120 cm,腹壁厚 9 cm,下肢凹陷浮肿,舌质微红、苔白腻,脉滑。血脂正常,尿糖阴性,胸透示心肺无异常,心电图示多发性室性早搏,服"减肥茶"一斤 1 个月后复查体重,减了 5 kg,继服 2 个月后,体重减至 90 kg,由体重超过标准体重 50% 下降到超过 38%,服药后血脂、心电图无异常,心悸、气促、胸闷也相应好转。

案 2

沈某,55 岁,退休工人。15 年来因肝炎、慢性肾盂肾炎长期服中药,逐渐肥胖、浮肿、乏力、肢沉、头昏头痛、出汗等。检查:苔白,脉沉细,身高 1.54 m,体重 78.5 kg,为重度肥胖。服"体可轻"14 瓶(每瓶约 1000 粒)后,体重下降至 73.5 kg,症状消失。

4. 讨论

单纯性肥胖症为代谢性疾病之一,为脂肪代谢紊乱所致。从祖国医学理论来说,本病的形成,尤以脾为关键。脾主中州,为四运之轴,虚则中阳不振,运化失常,水谷之气不能化为精微,反而停聚为湿为痰,致使身体逐渐肥胖。田玉美围绕痰湿这个病机,注意健脾理气、渗湿利水、消食导滞通便,疗效颇佳。经临床观察,无明显副作用,仅个别患者服药后胃部不适及泄泻,如适当减少服药量,此症状则可消失。由此,田玉美初步体会到化痰祛湿、消食导滞、通便可以调节机体水盐代谢,减少糖脂类在体内的吸收合成,增加糖脂类氧化分解,并从二便排出。

(二)结肠康治疗慢性非特异性溃疡性结肠炎(CNUC)的实验研究

1. 材料

(1)动物

健康杂毛家兔一只,雄性,体重 3 kg;健康 Wistar 大鼠 20 只,雌雄各半,体重(180±20)g;健康 Wistar 大鼠 56 只,雌雄各半,体重(200±20)g。

（2）药物

结肠康由乌梅、党参、黄连、当归、细辛、木香等组成,将上药提油、煎汁、浓缩制成结肠康混悬液;SASP(柳氮磺胺吡啶)片,用研钵研细,用 100 目筛筛过,配成混悬液。

2. 方法

（1）抗原的制备

将 20 只体重为(180±20) g 的 Wistar 大鼠处死,取其自肛门起约 5 cm 的结肠黏膜,制成 20 mL 生理盐水组织匀浆(用匀浆器进行匀浆)。再用离心机离心,取上清液 2.5 mL,与弗氏完全佐剂 2.5 mL 按 1:1 混匀,在杂毛家兔皮下注射该混合液 5 mL。15 天后取结肠匀浆液 2.5 mL,与弗氏完全佐剂混匀,重复注射 1 次。30 天后测其抗体效价,经颈动脉取血、凝固,并析出血清,然后再低速离心得抗原血清。

（2）动物分组

将 56 只体重为(200±20) g 的 Wistar 大鼠按雌雄随机分组,各组均为 14只(雌雄各半),第 1、2、3 组分别作为造模组,第 4 组为正常空白组。

（3）模型制作

用以上制备的抗原加弗氏完全佐剂 1:1 混匀,对第 1、2、3 组每只大鼠分别皮下注射该抗原 1 mL,15 天后用原法加强注射 1 次。30 天后再用酸化牛磺胆酸钠 1 mL(80 mmol/L)对左半结肠局部刺激约 30 分钟。24 小时后随机抽取 8 只大鼠(每组 2 只),处死后取其结肠。病检确认结肠出现充血、水肿、急慢性炎细胞浸润、杯状细胞减少、腺体破坏及可见溃疡形成等一系列变化后,模型即成。造模期间,每天观察大鼠大便性状、饮食、毛发、活动状态。

（4）给药方法

第 1、2、3 组均为模型动物,分别为结肠康组、SASP 组、模型空白组。第 4组为正常空白组。

①结肠康组:对每只大鼠用结肠康混悬液灌胃,1 次/天。②SASP 组:对每

只大鼠以 SASP 灌胃,1 次/天。③正常空白组与模型空白组:对每只大鼠以自来水灌胃,1 次/天。以上各组均给药 15 天。

（5）检查指标与方法

给药前,对每只大鼠分别从眼眶取血查 Ea-RFC、Et-RFC、LTR、IgG。用药 15 天后（用药期间观察症状改变）,分别从眼眶取血,检查项目同前。实验结束后断头处死全部动物,剖取结肠标本,以 10% 福尔马林固定后做病理切片检查。均采用 t 检验或 χ^2 检验统计方法。

3. 结果

（1）实验大鼠的主要症状及体征变化

模型动物于 1 周左右出现黏液稀便,2 周左右更严重,可见脓血便、消瘦、食欲减退、畏寒、毛发无光泽、懒动等。经给药后,结肠康组及 SASP 组症状均有不同程度的改善（未进行统计学处理）。

（2）实验大鼠免疫指标变化

造模后免疫指标 Ea-RFC、Et-RFC、LTR 水平降低,IgG 水平升高;治疗后,结肠康组、SASP 组中的 Ea-RFC、Et-RFC、LTR 水平均有不同程度升高,IgG 水平均降低;治疗后,比较结肠康组与 SASP 组的 Ea-RFC、Et-RFC、LTR、IgG 结果,均没有统计学意义（$P > 0.05$）。

（3）病理切片观察

①正常空白组:大鼠结肠黏膜上皮完整、连续（但不整齐）,腺体排列规则、结构清楚、分泌功能活跃,黏膜、固有膜内血管纤维间质正常,肌层无异常。

②模型空白组:大鼠结肠黏膜可见不同程度的灶性糜烂,黏膜腺体破坏,黏膜及黏膜下有大量炎症细胞（淋巴细胞、浆细胞、巨噬细胞）浸润;淋巴细胞散在分布,处于增殖状态（质多,核大,染色质稀疏）;黏膜层变薄,黏膜下固有层局部充血、水肿、纤维增生。

结果显示:①CNUC 大鼠模型复制是成功的。②结肠康、SASP 治疗该病均有效,其中结肠康组疗效有优于 SASP 组的倾向（$P > 0.05$）。

4. 讨论

结肠康系湖北中医药大学田玉美以乌梅丸化裁研制而成的纯中药制剂。结肠康治疗 CNUC 的可能机制如下。

①免疫调节作用：CNUC 主要为免疫功能异常所致，或与变态反应有关，可能是体液免疫增强和细胞免疫功能减弱（实验结果表明：IgG 水平升高，Ea-RFC、Et-RFC、LTR 水平降低）。结肠康中的党参有增强机体免疫功能和巨噬细胞吞噬功能的作用，对 T 细胞玫瑰花环形成有促进作用，同时对细胞免疫和体液免疫有调整作用；而细辛有免疫抑制和抗变态反应作用；当归、黄连等亦有增强免疫作用。诸药合用，有助于帮助免疫功能恢复正常。

②改善血液高凝状态：CNUC 与血液高凝状态呈正相关，即血液高凝状态（血瘀证）与 CNUC 损伤有密切关系。结肠康中的乌梅、黄连、当归等有活血化瘀之功，能改善血液高凝状态和局部血液循环障碍。现代药理研究表明，当归有改善外周微循环、扩张血管、抗血小板凝聚和抗血栓的作用。木香、党参、黄连均有抑制血小板聚集和解聚功能，有助于改善血液高凝状态，达到减轻CNUC 损伤的目的。

③消除炎性介质、细胞因子对结肠黏膜的损伤作用：可使其炎症反应减轻，改善肠管运动，保护黏膜。结肠康中党参对结肠黏膜花生四烯酸代谢中环氧化酶、血栓 A2 合成酶、PGI2 合成酶等有不同程度的抑制，并可减少炎症介质的生成，减轻炎症反应。

④能改善结肠血流量，增加营养物质供给，加快废物的清除，使损伤的结肠黏膜上皮细胞功能得到较快恢复。

⑤对结肠黏膜的保护作用：结肠康中乌梅有明显的收敛作用，当它与黏膜创面接触后，能沉淀或凝固局部的蛋白质，使表面形成较为紧密的保护层，有助于局部创面愈合或保护局部免受刺激。

⑥抗感染及清除细菌产物：结肠康中黄连、木香有明显的抗感染和抗细菌毒素作用，减少细菌产物——甲酰化肽弥散进入固有层而造成损伤。

四、教学改革

1. 对本学科教材与教学活动现状的分析

1963 年,国家组织编审了《金匮要略讲义》(通称二版教材),从无到有,体现了系统继承和古为今用的原则,开创了在高等中医药院校设置该学科和进行教材建设的历史。四版教材在继承的基础上,局部体现了仲景的学术思想,名曰《金匮要略选读》。衡阳会议重申了"继承为主",以二版教材为基础统编的五版教材,具有较高的学术水平,推动和发展了对仲景学说的研究。但从二版到五版,存在着教材内容封闭、形式单一的问题,停留在原文解析和注家考评的基础上,就现象论现象。其教学方法以教师讲授为主,虽有病案讨论、学生上讲台等尝试,但毕竟受时空限制,理论与临床脱节,难以摆脱从书本到书本的桎梏,不能深化延展,弊端甚多。

根据多年来对本学科教学效果的调查,89％的学生认为:学《金匮要略》就是死背条文,应付考试;由教师通篇讲授,看不到患者的具体形象和疗效。学生学无兴趣,这不能不说是教材和教法上存在的问题。倘若墨守成规,教学质量必然下降;倘若不加强《金匮要略》的理论实质教学,临床医学则难以发展,中医精华就不可能全面继承。教学改革迫在眉睫。

2. 深化本学科教学改革的构想

对《金匮要略》教材,应在原有的突出本学科理论系统性、完整性的基础上,利用科研手段揭示其丰富的内涵,摒除教学内容和表达形式的封闭性,摆脱以阐释"宏文奥旨"为目的的经院哲学式的教学方法的束缚。提倡对学科本身内容和发展方向进行实事求是的研究,培养学生的动手能力,引导他们将书本理论与临床实践相结合。

(1)教材内容须删节增补

原教材体例一般沿袭原文、释义,或加校勘、词解、按语、选注、医案举例等

田玉美

项目。建议在突出原著理论特点的前提下,删减部分考据性质的内容,增补现代研究的内容。

①可精简选注,其有关内容宜纳入"解析"中,以缩减篇幅。

②"释义"和"按语"应有机地糅合在一起,使内容简洁明了。

③《金匮要略》和《伤寒论》重复达 27%,勿再做大量引证论述。

④篇首增补教学大纲内容,使学生尽早明了教学目的与要求。

⑤重点介绍原著学术特点,如突出阐明治未病的预防医学思想,通过生动的实例,联系原文中论述的病因和防护调理措施,说明如何对胸痹、肺痿、消渴等病进行三级预防,建立防治结合的概念。

⑥增设"现代研究"栏目,包括老中医临床经验、科研成果、实验教学、学科新发展、研究方向等综述内容,尤其对已在医疗和科研中被应用的新技术、新理论,应予评价,但不宜引用原文,只作文摘和索引。

五版教材在内容编排上较为合理,但在体例上可做如下调整:按教学目的与要求、基本概念、原文、词解、解析、现代研究的顺序进行。与其他学科的衔接在基本概念、解析和现代研究部分中体现,但要注意避免与《中医内科学》重复。

(2)教材表述形式应多样化、现代化

将部分篇章编制成视听教材,突破时空限制。通过展示画面、字幕和解说,将病变形成、发展及治疗经过与效果全部在课堂上再现,从而较好地解析教材中不易讲透的疑难点,解决临床教学中常遇到的典型病例少、学生人数多的矛盾。开设反映本学科特点的实验课,除保留一定量的验证性实验外,根据专业特点开设新实验。例如,以防治中风、胸痹的方剂为主,开展仲景方药临床监护的研究;加强作用于心脑血管药物的实验;进行有关方剂的药物量效关系曲线测定的实验;但要防止与"中药学""方剂学""伤寒论"的实验课重复。

(3)使用三个结合教学法

如果以教师为中心的教学思想不变,再新的教材充其量也只能起现代化注入式作用。因此,必须更新教学模式,实行以临床问题为引导,原著与典型病例相结合,传统理论与现代研究相结合,自学与讲授相结合的主动启发式教学法。

下文以运用视听教材为例,说明三结合教学法的课堂运用步骤。

①根据大纲的要求及教学内容,教师编制好视听教材,学生预习原著。上课时,画面推出本篇标题及各种类型的典型病例。画外音配合字幕说明主诉、病史、客观体征,并引出本篇讨论的范围、基本概念等,提出较粗浅的临床问题。

②学生按所提的问题,参照原文自学或小组讨论,写出发言提纲,由代表发言,展开讨论,并反馈自学中遇到的问题。在这一阶段,要求初步读懂原文,了解疾病特点、辨证论治的原则等。

③教师针对学生反馈的问题进行答疑,介绍典型病例、检查手段、诊断、治疗经过、病后转归等,并提出属于原著内涵和外延的探讨问题。如本篇的理论特点、原文理论的依据及现实意义等。

④学生再次自学、讨论,回答和反馈问题(方式同前),若无新问题,则由教师高度归纳该篇内容要点,讲解在自学、讨论中出现的问题,通过视听教材介绍老中医经验、科研成果、学术动态、参考书目、杂志文摘等。

同时,教师可选择有代表性的、观点不同的参考文献、注家评述,教学生课后自学。要求学生写读后感和评语,以此作为教师了解教学效果、深化教学内容、改进教学方法的依据。

几个回合的反复,由浅入深,循序渐进,紧紧围绕原文精神进行分析、讨论,既充分发挥了教师的主导作用,又充分调动了学生的智力潜能,激发了学生自主学习的积极性与探索性。教师还可以通过对确诊与误诊病例的分析、体征与辅助检查、治疗结果的展示,使试题形象化、规范化。

此外,配合教学内容组织学生走出课堂,深入社会,深入临床,也是激发学生学习动力、扩大学习容量、提高教学质量的有力措施。

3. 本方案实施的可行性

《金匮要略》教学改革应吸收国内外先进的科技成果和有益文化,提倡多学科渗透,使西医学及边缘学科能为我所用。

许多院校已采取视听教材、病案讨论、药理实验等教学改革措施,但由于教学模式未变,依然很难达到预期的效果。

大事记

1928 年 11 月 30 日　出生于湖北省仙桃市中医世家。

1934 年 9 月 30 日　跟随其父于家中进行私塾学习。

1938 年 12 月 31 日　其父病故,转跟祖父学医,读文。

1945 年 12 月 31 日　拜当地名医王国瑭(长于中医内外科)、童万金(长于中医内科理论)为师。

1949 年 12 月 21 日　加入沔阳县卫生协会,先后任区卫生协会常委,副主任等职。

1951 年 7 月 31 日　在沔阳县防汛指挥部,负责防汛抗洪人员的医疗工作。

1955 年 11 月 30 日　组织成立解家乡中医互助组,任组长。

1956 年 12 月 31 日　解家乡中医联合诊所成立,任所长。

1957 年 12 月 31 日　解家乡中西医联合诊所成立,任所长。

1958 年 2 月 28 日　沔阳县解家乡卫生院成立,任该院分管业务的副院长。

1958 年 12 月 31 日　通过考试进入湖北省中医进修学校 409 班学习,担任学习委员。

1959 年 6 月 30 日　提前毕业留校,被分配在金匮内科教研组。

1959 年 7 月 31 日　受组织委派去丹江口地区参加伤寒与痢疾流行病的防治工作。

1959 年 12 月 31 日　赴山东省中医进修学校参加全国正骨师培训班的学习,为期六个月。

1960 年 11 月 30 日　与湖北中医学院的 180 余名师生先后赴荆门,在荆门的八个区防治浮肿、干瘦、子宫脱垂、闭经四大疾病,达八个月之久。

1960 年 12 月 31 日　在湖北中医学院附属医院内科三病房从事临床工作,并进行临床教学,兼任学校夜大的内科教学老师。

1971 年 7 月 31 日　由当时的湖北中医学院工军宣队委派去神农架分院工作。

1978 年 12 月 31 日　由神农架分院返回学院金匮教研室任教。

1981 年 12 月 31 日　晋升为副主任医师。

1983 年 8 月 26 日　晋升为副教授。

1984 年 6 月 30 日　任金匮教研室主任。

1984 年 11 月 30 日　任《金匮集释》副主编,该书由湖北科学技术出版社出版。

1986 年 12 月 31 日　被湖北函授大学聘请为该校中医专业的教学顾问,同年又被武昌区中医院聘请为技术顾问;任学位评定委员会委员。

1987 年 12 月 31 日　晋升为教授(主任医师)。

1991 年 5 月　被中华人民共和国人事部、卫生部、国家中医药管理局确定为继承老中医药专家学术经验指导老师。

1993 年 12 月 31 日　被湖北省教育委员会聘请为湖北省高等学校教师职称评审委员会医学科学审议组成员。

1993 年 10 月　享受国务院政府特殊津贴。

1997 年 1 月　被中华人民共和国人事部、卫生部、国家中医药管理局确定为全国老中医药专家学术经验继承指导老师。

2003 年 12 月 31 日　被湖北省委保健委员会办公室聘为湖北省委保健委员会中医保健专家组成员。

2006 年 12 月 31 日　被广东省江门市中医院聘请为客座教授。

2007 年 12 月 31 日　被国家中医药管理局评为全国老中医药专家学术经验继承工作优秀指导老师。

2011 年 12 月 30 日　被湖北省人力资源和社会保障厅和湖北省卫生厅授予"湖北中医大师"称号。

2012 年 12 月 30 日　被国家中医药管理局确定为"全国名老中医药专家传承工作室建设项目专家"。

参考文献

[1] 周梅.田玉美从豁痰养阴治疗郁证经验举隅[J].湖北中医杂志,2020,42
　　(2):17-19.

[2] 王刚.田玉美从肝论治免疫性血小板减少症经验[J].中医药导报,2019,
　　25(15):120-121,125.

[3] 刘茜.田玉美"六法"治疗脾胃病经验[J].湖北中医药大学学报,2018,20
　　(6):105-109.

[4] 柯尚生,田玉美.田玉美以温病"卫气营血"理论辨治带状疱疹的经验[J].
　　世界最新医学信息文摘,2018,18(88):231,233.

[5] 刘茜.田玉美常用药对总结[J].湖北中医杂志,2018,40(10):25-27.

[6] 杨磊.田玉美治疗鼓胀经验介绍[J].新中医,2018,50(9):248-249.

[7] 杨磊.田玉美教授治疗闭经的经验[J].光明中医,2018,33(16):2337-2339.

[8] 林连美,徐伟,李云海.田玉美辨治水肿病临证经验[J].湖北中医药大学
　　学报,2018,20(2):113-115.

[9] 胡刚明,李重,徐伟,等.田玉美教授治疗慢性乙型病毒性肝炎的临床思辨
　　经验[J].时珍国医国药,2018,29(2):451-452.

[10] 徐伟.田玉美教授辨治水肿病的学术思想和临床经验研究[D].武汉:湖
　　　北中医药大学,2017.

[11] 吕烈洋.田玉美教授治疗不孕症学术思想及临床经验研究[D].武汉:湖
　　　北中医药大学,2017.

[12] 何生华,张智华.田玉美治疗便秘验案三则[J].湖北中医杂志,2016,38
　　　(12):31-32.

[13] 吕烈洋,李云海,蔡蓉.名老中医田玉美治疗狐惑病经验总结[J].光明中医,2016,31(18):2647-2649.

[14] 许向阳.田玉美教授治疗脾胃疾病学术思想及临床经验研究[D].武汉:湖北中医药大学,2016.

[15] 何洋.田玉美教授治疗肝病的临床经验研究[D].武汉:湖北中医药大学,2016.

[16] 杨磊.田玉美教授对药探析[J].国医论坛,2016,31(1):41-42.

[17] 范永升.金匮要略[M].北京:中国中医药出版社,2016.

[18] 何洋,李云海,王丽君.田玉美以五行"水色"立论辨治杂病经验[J].湖北中医杂志,2015,37(12):21-22.

[19] 许向阳,周霜,李云海.田玉美从五脏论治情志胃痛浅析[J].湖北中医杂志,2015,37(9):22-23.

[20] 罗伟杰,胡伟,田玉美.田玉美教授治疗肺癌经验[J].湖北中医杂志,2015,37(1):24-25.

[21] 李乐,徐云生.田玉美辨治中风病的临床经验[J].湖北中医药大学学报,2013,15(6):66-67.

[22] 李云海.田玉美治疗不寐经验撷拾[J].中国中医药信息杂志,2013,20(10):79-80.

[23] 李云海.田玉美活用六味地黄丸治疗疑难杂症验案[J].辽宁中医杂志,2013,40(9):1917-1919.

[24] 周功述.田玉美治疗胃体巨大溃疡病案一则[J].湖北中医杂志,2013,35(6):27.

[25] 李云海,刘建忠,张雪荣,等.田玉美教授临床诊疗经验总结[J].湖南中医杂志,2013,29(4):31-32.

[26] 杨志刚.田玉美教授运用经方治疗杂病医案2则[J].吉林中医药,2012,32(12):1280-1281.

[27] 桑红灵,李云海.田玉美养肾阴辨治疑难杂病的经验[J].湖北中医杂志,

2012,34(5):30-32.

[28] 高秀伦,左天,尹锦楠.田玉美治疗系统性红斑狼疮经验[J].河南中医, 2012,32(4):425.

[29] 桑红灵,李云海.田玉美教授辨治皮肤病的临床经验[J].中医学报, 2012,27(3):307-308.

[30] 彭颖.田玉美教授治疗腰痛的经验[J].光明中医,2012,27(1):33-34.

[31] 湖北省卫生厅,湖北省中医管理学会.湖北中医大师名师传[M].武汉: 湖北人民出版社,2012.

[32] 杨佳.田玉美教授治疗痛风经验[J].光明中医,2011,26(11):2198-2199.

[33] 高小威,朱庆伟.田玉美教授治疗鼻衄验案[J].光明中医,2011,26(11): 2317-2318.

[34] 杨佳.田玉美教授治咳嗽验案1则[J].国医论坛,2011,26(3):16-17.

[35] 桑红灵.田玉美教授运用温肝理气活血法治疗妇科疾病的临床经验[J]. 中医药通报,2011,10(1):20-22.

[36] 胡刚明,万彬彬.田玉美治疗强直性脊柱炎的临床经验[J].湖北中医杂 志,2010,32(1):33-34.

[37] 胡刚明.田玉美儿科验案举隅[J].湖北中医杂志,2009,31(4):20-21.

[38] 陈国权.纳"秀才"之才为"大医"之医——小记名医田玉美攻书临证之道 [J].湖北中医杂志,2008(5):3-5.

[39] 湖北中医杂志编辑部.名医田玉美[J].湖北中医杂志,2008(5):67.

[40] 龚卯君.田玉美临床验案三则[J].实用中医药杂志,2007(11):725.

[41] 王刚.田玉美治疗过敏性紫癜验案一则[J].湖北中医杂志,2007 (11):17.

[42] 张一炼.田玉美治疗癫痫症验案[J].亚太传统医药,2007(2):69.

[43] 盛国光.田玉美辨证用药组方思路探析[J].湖北中医杂志,2006(6): 24-25.

[44] 曾江琴,蒋跃文,田玉美,等.田玉美从五脏辨治盗汗[J].湖北中医学院

学报,2006(1):61.

[45] 范恒,段雪云.田玉美教授治疗原发性不孕症中医周期治法经验[J].贵阳中医学院学报,2005(4):4-6.

[46] 张一炼.田玉美运用天花粉治疗消渴兼证[J].湖北中医杂志,2005(12):14-15.

[47] 郭刚恒,丛姗,李文娟,等.田玉美运用养胃理气汤治疗慢性萎缩性胃炎经验[J].湖北中医杂志,2004,26(8):16-17.

[48] 刘茂材.田玉美教授运用桂枝茯苓丸治疗妇科病验案[J].湖北中医杂志,2004(2):19.

[49] 熊家平,刘青,梅柏松.田玉美辨治消化系疾病的经验[J].湖北中医杂志,2001,23(3):11-12.

[50] 刘青.田玉美诊治酒精性肝硬变腹水的经验[J].中西医结合肝病杂志,2000(6):36.

[51] 熊家平,刘青.田玉美痛证经验3则[J].江西中医药,2000(4):8.

[52] 刘青,熊家平.田玉美辨治急性呼吸窘迫综合征的经验[J].湖北中医杂志,2000(4):3-4.

[53] 范恒,段雪云,张小红,等.结肠康治疗慢性非特异性溃疡性结肠炎的实验研究[J].湖北中医学院学报,2000(2):13-15.

[54] 熊家平,刘青.田玉美名老中医用药经验拾零[J].新中医,1999,31(10):19-20.

[55] 蔡代中,刘青,熊家平.田玉美论肺胀阳虚水泛证治[J].湖北中医杂志,1999,21(10):443.

[56] 刘青,熊家平.田玉美辨治病毒性肺炎经验[J].湖北中医学院学报,1999,1(3):49.

[57] 熊家平,刘青,梅柏松.田玉美教授辨治疑难杂证学术经验[J].陕西中医,1999,20(6):264-265.

[58] 熊家平,刘青.田玉美辨治急性胆囊炎的经验[J].辽宁中医杂志,1999,

26(5):197.

[59]　熊家平,刘青,汪斌.田玉美治疗胃痛的经验[J].湖北中医杂志,1998,20
　　　(4):8-10.

[60]　熊家平,刘青.田玉美教授治疗咽喉痛经验[J].浙江中医学院学报,
　　　1998,22(4):27-28.

[61]　熊家平.田玉美对急性胰腺炎的辨证用药经验[J].中国中医急症,1998,
　　　7(3):124-125.

[62]　熊家平,刘青.田玉美教授治疗慢性乙型肝炎的经验[J].中西医结合肝
　　　病杂志,1998,8(2):119-120.

[63]　祁守鑫.田玉美治疗气虚便秘的经验[J].安徽中医临床杂志,1998,10
　　　(2):99.

[64]　熊家平.田玉美治疗急性胰腺炎经验介绍[J].浙江中医杂志,1998
　　　(2):53.

[65]　陈国权,李桂香.田玉美治杂病经验拾萃[J].甘肃中医,1997,10(2):
　　　10-11.

[66]　祁守鑫.田玉美老中医临证经验[J].光明中医,1996(5):19-21.

[67]　祁守鑫.田玉美治疗慢性胃炎的经验[J].国医论坛,1996(5):20.

[68]　李晓峰.随田玉美老师侍诊心得[J].光明中医,1996(3):20.

[69]　李桂香,陈国权.田玉美用单验方治病经验拾粹[J].家庭中医药,1996
　　　(3):24.

[70]　祁守鑫.田玉美临证经验撷菁[J].湖北中医杂志,1995(6):2-3.

[71]　祁守鑫.田玉美教授诊治血证经验举隅[J].陕西中医,1995(6):263-264.

[72]　田玉美.肺胀病病因证治述要[J].湖北中医杂志,1995(1):32-33.

[73]　成肇仁.田玉美教授辨治疑难血证经验撷要[J].辽宁中医杂志,1993
　　　(7):6-7.

[74]　成肇仁,祁守鑫.田玉美辨治胆石症的经验[J].中西医结合肝病杂志,
　　　1993(2):36-37.

田玉美

［75］ 祁守鑫,成肇仁.浅谈田玉美的治学经验和方法［J］.湖北中医杂志,1993(2):2-4.

［76］ 邵冬珊.田玉美治疗疑难杂证验案二则［J］.新中医,1992(4):43.

［77］ 邵冬珊.田玉美临证治验［J］.中医函授通讯,1992(2):39.

［78］ 邵冬珊.田玉美治疗胃脘痛经验［J］.湖北中医杂志,1992(1):2-3.

［79］ 邵冬珊.田玉美治疗疑难杂证验案举隅［J］.湖北中医杂志,1990(5):4-5.

［80］ 杨新中.田玉美血证验案一则［J］.湖北中医杂志,1987(2):12-13.

［81］ 余惠民.田玉美教授治疗内科杂病的经验［J］.陕西中医,1989(6):243-244.

［82］ 湖北中医学院编志办公室.湖北中医学院院史 1959—1986［M］.武汉:武汉出版社,1989.

［83］ 余惠民.田玉美教授学术经验浅窥［J］.湖北中医杂志,1988(5):5-7.